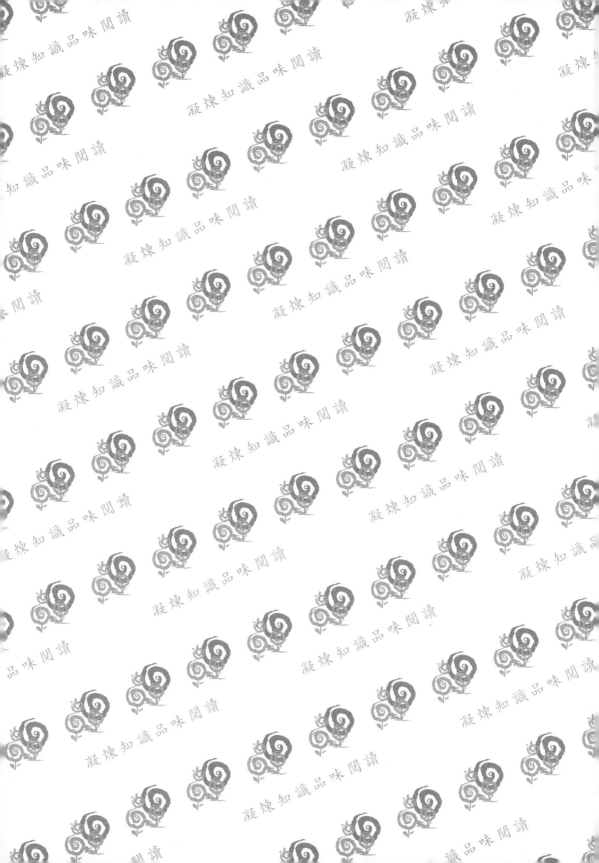

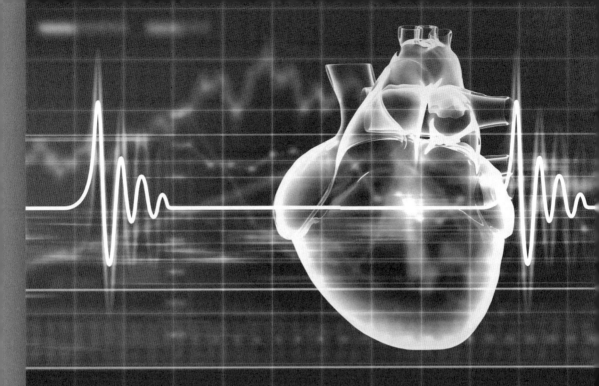

# 功能醫學
# 新思維
## 破解心血管病難題

五南圖書出版公司 印行

哲學的任務不在於更多地觀察人們尚未見到的，而是去思索人人可見卻無人深思過的事。

——叔本華

作者是我的大學同學，雖不是同一個專業，但在不斷接觸的過程中，時有較深入的學術交流。本書是作者十五年心血的結晶。我懷著驚喜閱讀了這本書，此書展示了作者非同一般的創新能力，他從心肌缺血與代償入手，嘗試解決心血管病難題。

作者以全新的視角探索心血管病難題，集中討論了心血管病的病因問題，提出了作者獨到的見解。作者在書中引入了心臟生理學的邏輯關係，提出了定性研究的策略，指出了醫學統計學的不足之處，打破了臨床醫學量化研究和統計學研究一統天下的局面。近年來，美國《循環》雜誌的系列姊妹期刊中增加了《循環：定性與結果》，標誌著定性研究得到了國際學術團體的認可，表明作者的努力是有科學價值的。

全書自始至終體現了系統醫學理論的各項原則和方法論，並根據系統理論引入了功能主義的理論原則，建立了功能主義醫學研究的新思維和新的研究模式。作者把複雜的心血管病理論變得相對簡單，建立了條理清晰、統一的心臟病理論模型，提出了各種心臟病的邏輯病因。

全書的另一個特點是把中西醫理論協調起來了，將它們在系統論和資訊理論的高度，合理地融合在一起了。至少在理論上初步澄清了中西醫理論之間矛盾的由來和本質，指明了中西醫相結合的共同原則和方法論，為兩者共同解決醫學難題開闢了一條可行的道路。現代醫學與中醫學各有各的優勢，如何取長補短、相互促進或融合發展，還有許多地方值得研究和探討。可以預期，如果站在科學哲學的高度，融合中西醫，將會給彼此帶來無限的發展空間。

本書或許還有不夠成熟之處，一些認識和說法有待於深入研究，但是作者的創新思維和對中醫學的執著和熱愛令我敬佩。我願意將本書推薦給大家。

殷海波

2018年1月

# 現在已經具備了解決心血管病難題的條件

　　看到這本書的題目，要解決心血管病難題，可能會有人質疑：你有什麼資格來討論這麼大的問題？

　　最初，筆者絕對沒有這樣的考慮，但是在退休之後，比較自由，有時間、有精力充分思考心中醞釀已久的專業問題，不是為了什麼具體、特別的目的，至少幾十年混跡於臨床超音波領域，總要給自己一個清楚的總結吧。特別是能夠在首都醫科大學附屬北京安貞醫院這樣的知名三甲醫院從事心臟超音波的檢查工作，總要明白這項技術在診斷心臟病方面到底有多大價值。雖然說心臟的超音波檢查是必不可少的技術，可是比起冠狀動脈造影在臨床的應用，它總是給人以某種可有可無的感覺。眼看著這麼多的心臟病患者苦苦掙扎在病痛的折磨當中，我時時在想：超音波心圖技術可以為心臟病患者的診治再多做些什麼嗎？各種心臟病資訊已經通過螢幕展現在我們的面前，為什麼我們找不到更好的對策解決這些難題呢？為什麼現代醫學擁有如此多的輝煌成果，卻說不清楚許多心臟病的病因呢？例如，大部分高血壓病都是原發性高血壓，發病的病因不清楚。心肌病、心臟衰竭、猝死的病因也一直是學術界的懸案。我們一直把冠狀動脈的狹窄看作是冠心病的病因，並把冠狀動脈攝影看作診斷冠心病的黃金標準。冠心病真是冠狀動脈狹窄造成的嗎？那冠狀動脈狹窄又是什麼原因造成的

呢？除了高血壓病以外，高血脂、糖尿病的病因又是什麼呢？這些疾病之間有什麼內在的聯繫嗎？冠心病可以恢復正常嗎？臨床醫學爲什麼總要依賴統計學的方法進行論證呢？循證醫學究竟給我們帶來了什麼呢？人體科學到底應該如何研究更好呢？

多年以來，冠心病和高血壓病的患者人數在國內外都是有增無減，患者低齡化趨勢明顯。要想更好地預防和診治這些疾病，我們就必須了解各種心血管病的病因。解決心血管病的問題始終離不開病因的討論，可是現實中我們卻很少討論心血管病的病因。

對心血管病病因的模糊認識可能凸顯了現有醫學研究方法學的不足，或反映了診斷標準的邏輯混亂。例如，高血壓的診斷標準，雖然每個人的血壓在一定條件下隨時可以發生變化，但它卻擁有一個似乎永遠不變的診斷標準。該診斷標準長久地指導著臨床高血壓病的診療工作，醫生用統一的標準評價全世界人的血壓。其實血壓是帶有強烈個性化色彩的生理指標，使用這樣的固定標準評價不同人的血壓似乎是不合情理的。我就這個問題請教了許多研究高血壓病的專業醫生，他們都表示血壓標準應該因人而異。

對心血管病病因和方法學的模糊認識，以及對某些心臟病診斷標準的模糊認識，一直阻礙著心血管疾病研究，以至於不可能對患者進行徹底治療，預防也無從下手。於是，患者只能「終生服藥」。但高血壓病、冠心病有日益嚴重的發展趨勢，心臟衰竭仍然猖獗，猝死事件頻頻發生，醫生卻無能爲力！

我是超音波影像專業的醫生，每天看著各種不同的心臟（包括健康的和病態的心臟）不停地在眼前跳動，內心有很多疑惑和想法。後來，我梳理出60個原則性問題（既涉及基礎醫學，也涉及臨床醫學），對比分析，深入思考。超音波專業在診斷先天性心臟病方面有些優勢，但在診斷冠心

病時確實不如冠狀動脈攝影，因爲冠狀動脈攝影可以提供決定性的診斷資料，所以超音波專業得不到臨床的高度重視。在診斷高血壓病的時候，甚至還不如血壓計的診斷有用。超音波心圖儀提供的最重要指標就是左心室的射出率，它可用來評估心室的收縮功能，但是其測量過程卻包含了檢查人員太多的主觀因素。即使測量同一個人的心功能，不同的檢查人員也會得到不同的結果，有時差別還很大，況且它還不能直接顯示冠狀動脈狹窄的部位和程度。

但超音波心圖是我以及我的同行們的終生職業。我一邊觀察著患者的痛苦表現，心中回顧著患者的病情，一邊努力思考著心肌受損的可能的機理。

在多年從業過程中，我閱讀了許多科學哲學書籍，特別是有關系統論的著作，系統論著作講到的許多原理與中醫理論殊途同歸，證明了中醫理論的科學性。這與國內不少人批判中醫理論的情況大相逕庭。莫非中醫理論能成爲突破心血管病醫學難題的一個新思路？

超音波心圖儀的螢幕是心臟病資訊匯聚的平臺。超音波心圖儀測量出來的所有資料可以將螢幕上的圖像資訊整合起來，所有的心臟資訊都可以和患者的痛苦產生聯繫。

結合臨床解剖學知識考慮，冠心病的病因應該是心肌受壓迫，這樣形成的心肌缺血也應該是其他心臟病共同的病因，而且都是在正常的心臟搏動過程中逐漸形成的。我把這樣的想法告訴了北京安貞醫院心臟外科陳英淳教授，他是安貞醫院第一位博士後導師，他給了我極大的支持，鼓勵我把研究成果寫出來。

我隨後產生了一系列的想法，如果這樣的邏輯推理可以確定冠心病的病因，那麼其他心臟病的病因是否也可以參照這樣的方式進行探索呢？如果邏輯推理的研究方式有助於病因的確認，依賴統計學方法的研究爲什麼

就不行呢？如果現有心血管醫學理論始終無法確認任何心臟病的病因，那麼，爲什麼不引進新的研究方法呢？

十五年前，我就把對統計學的某些質疑告知多位心血管病專業的教授們，他們竟然都沒有提出否定的意見。從那時起，我意識到邏輯分析和邏輯思維可能有助於我們解決心血管病醫學難題。至少在尋求心血管病的病因方面，應該引入邏輯學的方法，而不能單純依靠統計學。

我一直潛心學習醫學方法學、醫學哲學，並使之與臨床醫學難題、心臟病形成的各種因素、患者的表現聯繫起來，思考有關疾病的可能病因及其論證過程。退休以後，我更有時間和精力深度思考。

既然從理論上接受了邏輯學的方法，我在實踐中立刻著手驗證它。因爲大量的冠心病和心肌缺血的就診者都在等待一種確切的解釋：他們急切地想知道他們身體的不適和症狀是心臟病的表現嗎？但心血管病專著和教科書都沒有講解如何利用超音波心圖診斷心肌缺血和冠心病。但臨床研究工作離不開這項技術，測量心臟的收縮功能還要依靠它，因爲沒有更好的指標可用。超音波心圖技術可以提供許多有關心臟的資料，它可提供最全面、最生動的資訊，很少受干擾。超音波心圖技術的臨床應用絕不僅僅侷限於測量心臟運動的資料。

2003 年，我看到了香港中文大學 J. E. 桑德森（J. E. Sanderson）教授在歐洲《心臟》雜誌發表的文章《舒張功能性心臟衰竭是事實，還是虛構》，對舒張性心臟衰竭提出了根本的質疑，我認爲很有道理，但是沒有說透，該文只有質疑，卻沒有解決問題。儘管如此，這篇文章說明在心臟功能研究方面存在著不同認識，它潛在地支持了我從心功能入手剖析心臟病問題的設想。一直以來，關於舒張功能的一系列臨床研究都是獨立於收縮功能的概念進行的，這不但沒有解決臨床難題，還給臨床帶來了一些新的難題。作爲自己的專業，我希望從超音波心圖技術中得到更多、更有價

值的資訊，能夠更多地幫助臨床醫生、幫助患者。我更努力、更積極地思考相關問題，記錄相關資訊，並將研究成果應用於臨床工作中，我的工作得到了許多患者的鼓勵。

此外，英國哲學家羅素關於系統論的一篇文章也給了我很大的啓示：如果應用系統論的觀點解決心血管病問題，就必須改造目前醫學研究的思維方式和研究方法。爲此，我特別學習了錢學森教授關於人體科學的系統論解釋和山東中醫藥大學祝世訥教授關於系統醫學的論著，認識到醫學研究應該從統計學方向轉向系統醫學和邏輯醫學的方向上來，同時也理解了中西醫長期爭論的癥結在於他們對人體的基本認識不同，在於是否承認人體是個開放的活系統。解決醫學難題的關鍵，可能主要在於糾正思維方法和研究方法的偏頗，而不在於某些具體的醫學難點尚未解決。如果中醫、西醫能夠在系統論的基礎上攜手工作，那不正是我們所追求的一種眞正的學術和諧嗎？如果能夠在這些方面做些工作，如果可以減少猝死的發生，就能有效地預防心臟病，這是每個心臟病專業醫生份內的責任，也是件令人高興的事！但在高興之餘，我也不免擔心，脫離大家熟悉的研究方式，經過單純的思考就能發現眞理嗎？沒有費工、費時的動物實驗，沒有嚴格的數據參考也能算醫學研究嗎？通過嚴密的邏輯推理，結合解剖學、生理學、病理學、超音波醫學、臨床心血管病學等知識，眞能得出心血管病的邏輯病因嗎？

我嘗試寫了幾篇文章，但是按照一般醫學論文的格式很難撰寫成文，寫了也很難發表。因爲在現實中，一篇醫學論文如果沒有統計學的資料是很難發表的。醫學雜誌一般只接受統計學、循證醫學的研究成果，更強調所謂的證據。

後來，國外一家醫學雜誌的一位審稿人給了我一個建議：學術專著更便於表達系統深入的思想。因爲引入了系統論的觀念，我的研究取得了本

質性的突破：人體是一個有機體，結構是一個整體，功能也是一個整體，自身的各種功能也應該是透過某種邏輯關係聯繫在一起的。各種複雜的生物現象、複雜的規律，都是邏輯性地相互依賴著，都是多因素共同存在，互為因果關係的。各種疾病的病因也有其內在的邏輯一致性。還原論的思維方式割裂了所有疾病病因的內在聯繫，在邏輯上是說不過去的。我懷著探索之心，開始著手把臨床的所見、所思記錄下來，這初步確定了本書的架構。以探索病因為主，目的是預防疾病，從根本上解決醫學難題。由於人體系統和所有疾病的整體性，心臟缺血和代償是各種心臟病的共同病因，因此解決各種心臟病不宜分步走，不宜各個擊破，應該整體解決。

　　我是從超音波醫師角度對心臟病理論提出自己的看法的。第一章主要闡述結構醫學的侷限性和功能醫學的思路。第二章從收縮與舒張功能的關係入手，展開了一系列的關於心臟功能的邏輯性的思考。有趣的是，在螢幕上所觀察到的關於舒張功能的現象沒有變，只是認識方法不同了，其結論竟然與那些已知的心臟舒張功能理論有了很大分歧，所得結論雖然不是主流觀點，但是它指明了一個系統性的研究方向，提出了一套解釋各種心臟病病因的邏輯方法，開啟了一種認識心功能的思路。

　　第三章討論了冠心病，第四章討論了高血壓病，這兩部分是無論如何也不能分開的。因為冠心病的本質是心肌缺血，而高血壓病的本質涉及對缺血心肌的代償作用。心肌的缺血和代償是形影不離的兩個方面，它們構成了心臟最基本的功能單位，並參與了所有心臟病的功能惡化、代償和恢復的過程。在這樣的討論中，並沒有涉及醫學研究的大數據問題，雖然目前各種醫學研究似乎都喜歡用大數據來證明研究過程的科學性和結論的可靠性，我的研究也缺少動物實驗、統計學方法等醫學研究的標誌性因素，可是我對自己所得出的結論有一種邏輯上的滿足感和信心，提出了每一種疾病的邏輯病因，其概念和理論也很有說服力。釐清了收縮性心臟衰竭和

舒張性心臟衰竭的關係，這對於統一理解心臟功能有十分重要的意義，可以解釋更多的臨床症狀，使臨床工作更淺顯易懂了。

但是這樣的研究還是醫學研究嗎？這不能只用傳統的研究方法來評價，只要透過這種方法所得到的結論能夠指導更多的醫學實踐，就應該算是醫學研究的進步。醫學的研究方法不能無視被研究對象的系統性質和特徵。

醫學研究對象的性質是什麼？這個問題本身是個典型的哲學問題。醫學研究也不能脫離哲學的思考。人體是一個開放的、複雜的巨系統，因而醫學研究也必須遵守開放系統的所有規律。我國著名的物理學家、「中國航太之父」錢學森教授早在 20 世紀 80 年代初就反覆提倡人體科學的系統思維，他特別肯定了中醫理論的科學性，並認為今後的醫學研究應該走系統研究之路，而中西醫之間的理論衝突恰恰是由於二者對人體的基本認識不同，以至於對醫學研究所應遵循的策略和選擇的方法也有所不同。奧地利生物學家、哲學家貝塔朗菲（Ludwig von Bertalanffy, 1901-1972）就針對此研究而出版了《一般系統論》的著作。將這些現代科學哲學的重大成果應用到醫學之中，可加速推動現代醫學的發展。我現在終於理解了，中醫學早在兩千多年前就擁有了現代醫學發展的各項系統理論的要素，在現代醫學的發展中，確實具有不可低估的重要意義。在中醫是否是科學的爭論中，中醫理論一直受到極大的誤解，儘管中醫理論早就指出心血管病是可以預防和治癒的。

第五章介紹了系統醫學的整體原則，建立了邏輯統一的理論模型，為隨後的各章奠定了共同的理論基礎。本章主要強調了什麼是理想的科學理論的標準，追求科學的大統一是學者的最高境界。「在黑格爾看來，對真理的認識和反映，絕不是幾個分析性結論或結果的教條所能窮盡的。只有從認識的全過程的各個環節整體的、有機統一的歷史中，才能構成真理的

整體的生命。」關於人體的整體性，貝塔朗菲還對還原論思維把人體割裂開來進行研究的基本策略進行了批判，要求從整個有機環節、整個全域的發展中認識有機環節的具體存在，研究運動狀態的變化和統一過程中的各個環節。按照一般系統論的觀點，最終科學都要走向統一。

整體統一性的研究策略已經深入到科學哲學界和某些生物醫學學科的研究中。前面四章的內容已經顯示了心肌缺血和代償的整體的功能變化過程。高血壓病不能和冠心病分開研究，收縮與舒張功能也不能分離。第五章從系統論的高度總結了整體觀念的重要性，並說明各個局部功能環節的來龍去脈，這是系統論的基本原則之一。當我們能夠從人體的生理學自然而然地走進臨床醫學的時候，也就等於從人體的整體功能的統一性當中來考察各個疾病的病因和機理了。所以，疾病的病因不是在一次又一次對每個醫學命題單獨論證以後，根據許多的分析累加得到的，而是根據大量的現象，努力發現它們的共性，合理設定假說，在此基礎上努力構建邏輯統一的理論系統之後得到的。因為客觀事物的規律並不是透過直接觀察得到的，直覺和認識之間還有很大的差距，認識事物還需要反覆深入的思考過程。最終目的是建立起一個完整的理論體系。

本書探討的是一種理論，經過實踐證實才能成為真正的科學理論。在實踐中要按照生理邏輯關係進行論證，這樣的醫學論證才可以稱為統一性論證，它將擁有最大的理論說服力（詳見第八章）。

20世紀40年代以來，以系統科學和複雜性探索為主要代表的新興學科的誕生，標誌著人類科學研究進入了一個新的歷史時期，科學發展正經歷一場歷史的轉變。和以往幾次重大科學革命一樣，這次科學變革也將改變世界的科學遠景，革新傳統的科學認識和方法，引起科學思維方式的重大變革。

完成了第五章的寫作，嘗試建立統一的心血管病功能模型，我對本

書有了信心：既然一些並不怎麼合乎實際的觀點可以寫入教科書，那麼，我也可以用一本書來澄清一些混亂的認識，還疾病的發生、發展的本來面目，努力尋找疾病的可能病因。在目前各種醫學專業相對獨立、相互難以溝通的醫學研究體制中，幾乎很難整體解決心血管病問題。事實上也不存在「最後一個醫學問題」，與其毫無希望地等待那個不存在的一天，不如實際做起來，就像討論舒張功能那樣，把各個心臟病之間的相互關係羅列出來，探索其內在規律。

當然，解決醫學難題遠不是一己之力可以完成的。把這些思考公之於眾，也只是希望引發深入的討論。醫學理論是受惠於全民的理論。醫生們是專職研究和維護大眾健康的專業團隊。好的醫學理論必須努力嘗試解決醫學難題，並能夠喚起醫生和患者雙方的積極性，為大眾所接受。只有高舉解決問題的大旗，才能把有限的人力、物力和財力匯聚到一起，少走很多彎路。解決大問題，才能證明系統醫學有充分的臨床價值。參照前面四章的理論推演，加上第五章的理論鋪墊，形成了統一的醫學邏輯思維，第六章論述了心肌病，第七章論述心因性猝死，這都是順理成章之事，剖析了這些疾病發生和發展的規律，我們能從這幾章的內容中看到有效預防心臟病的希望。猝死是一種特殊的心臟事件，它不同於心臟衰竭，也不同於一般的死亡，它兼有二者的某些共性。它已經成為直接危害人體生命的最嚴重的心臟事件。其中不僅涉及了猝死的可能機制，也提及了一種捶擊胸前區更有效的搶救方法。

本書無心專門論證中醫理論的科學性，但使用中醫的術語和邏輯來說明中醫是科學的並不會讓更多的人接受它，就像每個母親都誇自己的孩子好，而別的母親卻不同意一樣。但是，如果在設法應用系統理論解決醫學難題時，發現它的各項原則總是與中醫的各項理論原則相一致，那麼我們也不能埋沒中醫的科學價值。在寫作的關鍵點簡單提及相關的中醫理論，

用楷書的形式列於其後，作爲參考，讀者可以自行評價，看看中醫理論是科學，還是僞科學？在寫作中，我盡力避免直接講述中醫學的陰陽五行的概念，這不是我力所能及的事情，只講中醫的理論原則還是可以的，因爲這不是對中醫的學術探討，只是提出個人見解，算是對與醫學學術密切相關的科學哲學的探討。

在寫作過程中，竟然無意間發現我所應用的系統理論原則與中醫學中已經十分成熟的觀點很吻合。在恰當的邏輯點上適時地引述中醫的說法，不也是對中醫理論科學性的證明嗎！另一方面，中醫的原則可能也有助於我們拓寬解決難題的思路。錢學森院士早在 1984 年就反覆告訴我們：「隨著系統科學在中國的傳播和研究，我越來越清楚地認識到，中國傳統思維方式的本質性特徵是系統論性質的。」

如果按照此種系統認識，中西醫理論自然能夠進入相互融合的境界，那麼，解決醫學難題的坦途也就擺在眼前了。記錄每一天的思考心得，再對照現代醫學的內容，不斷發現新問題。提出問題就是一種成功，問題沒有提出，就不可能解決。愛因斯坦認爲，科學定律不是從直接經驗得來的，而是人類頭腦用其自由發明出來的觀念和概念所做的創造。奧地利物理學家恩斯特‧馬赫（Ernst March，1838－1916）認爲科學研究應盡量用簡明的思維，對事實做出盡可能完善的陳述。在整體條件下講清楚人體的各種疾病的病因和發病機理，用盡量少的假說，盡量概括多的生物學現象，這是建立好的醫學理論的重要途徑。

但是，如何證明透過假設的方法形成的新理論呢？從根本上講，既需要實踐和哲學的論證，也需要邏輯學、認識論方面的論證。什麼是醫學的科學論證？這是醫學研究的核心課題。把這個題目專門放在第八章討論，主要探討新的醫學論證途徑和方法（非統計學論證方法）。所有的醫學論證都是爲了說明命題的科學性，但是，值得注意的是，並非每一個命題或

假說都得到科學論證就能確保整體理論的科學性。這是系統論給我們的忠告。這就必須探討新的與生物醫學有關的論證方式、方法。回過頭看一看前面的八個章節，的確走過了一些方法的創新之路。在澄清了功能醫學的各個論證要素之後，於第九章撰寫心臟衰竭的內容，就成了水到渠成之事。

然而，這樣的創新之路並沒有走完，隨著認識的深入，有關醫學功能主義研究的認識也會更加深入，更加完善。第十章特別提到了人的心理狀態應該是心臟病的總體病因。這些內容一定會成為全書的關鍵，也是論證的難點。第十一章對全書的內容進行了總結。當醫學理論澄清了心臟病的病因以後，會對心血管病醫學現狀帶來重要變化，這自然涉及解決「看病難、看病貴」的社會焦點問題，涉及「醫改」。「醫改」的受益主體應該是醫生和患者，「醫改」的目的在於花更少的錢，讓更多群眾的健康得到更好的維護。

如果說中醫理論是經歷了兩千多年的實踐考驗而得到確認的系統醫學理論的話，它所提供給我們的各項原則在解決心血管病方面值得我們認真參照、學習。作為一個中國醫生，理應有先天的文化優勢解讀中醫學的認識和理論。按照系統的理論原則理解醫學難題，可能會更容易找到解決難題的辦法。此外，超音波設備實際已成為任何人都可以利用的觀察和思考心臟病難題的平臺。

在實際工作中，我不斷地與患者交流，像朋友一樣地與患者溝通，談他的病情、他的痛苦。不斷有患者明確表示支持我把這條路走到底是我最大的動力。在患者面前，我深深地體會到了醫生的責任。他們把解決痛苦的希望交給了你，把不能與家人說的話都說給你聽，似乎只有你才是他們最信任的人，此時你還有什麼理由不用你最大的努力幫他們解除痛苦呢！每當談到患者內心最敏感的心結時，常常會讓患者激動不已，因為有這些

心結的患者平時也不便講出來，而你理解了他，他覺得你是他的知己。這是改善醫患關係的重要契機，患者對醫生的信任也是有效預防心臟病的必要條件。在患者面前應該把你感悟到的對疾病的認識都告訴他們，得到他們的確認。如果是好的理論，就應該有利於醫患溝通，並很快得到患者的認可，結成防病、治病的統一戰線，就像一部好的文藝作品應該得到不同人的理解和接受一樣。有人說醫生可能會言多必失，那應該歸咎於過去的醫學理論沒有能夠充分闡釋疾病的因果關係，過去的醫學理論很難讓醫生說清患者痛苦的來龍去脈，就像一個陌生人問路，得到的是含糊其辭的回答，當然令人失望又掃興，而合理的邏輯醫學能夠幫大多數患者理解他們所關心的事情。

　　我不是哲學家，也不是邏輯學家和科學哲學家，沒有能力更多地討論哲學和邏輯學問題，但是為了解決醫學難題就不能迴避與哲學和邏輯學相關問題的研究，不能迴避對系統論、控制論、資訊理論的學習。如果本書在解決心臟病難題的總體設計中有不足和錯誤之處，那一定是因為個人才疏學淺；如果能夠給同行們貢獻某些有意義的提示，我也就心滿意足了。幸好本書的目標和努力的方向都很明確，有了這個目標，就可以爭取得到醫學各領域同行們的批評和指教。在臨床醫學領域裡，需要把現代醫學的各項認識轉化為系統認識，但是，沒有任何現成的經驗和理論可以依賴，不是把中醫理論直接翻譯出來就能解決問題，更不能指望每一個醫學假說馬上得到充分的直接論證，但是我有信心地走上一條創新之路，並獲得總體上的成功。

　　上述這些思考來自筆者多年的超音波診斷工作經驗，來自筆者多年對患者超音波心圖的觀察，超音波心圖技術是我最好的助手。

　　超音波心圖儀只是一面神奇的鏡子，把心臟的活動準確、客觀地展示在檢查人員面前，提供的都是第一手資料。設備是為人服務的，如何分

析、認識疾病是每個操作醫生的責任，不應該人云亦云；超音波診斷是一個討論和對話的平臺，不只是測量的工具；操作員更不應該受到設備的限制，受到書本上的理論左右。診斷是治療的基礎。從功能主義研究的角度看，用超音波心圖儀診斷心臟病，在診斷心肌缺血，同時獲取心臟功能的各種資訊方面，優於其他心臟的檢查方法。從超音波心圖儀的螢幕上可以看到心臟的整體功能，功能和解剖的資訊相互交融，讓我體會到現代科學的「三論」（資訊理論、系統論、控制論）原則的正確性，也可以感受中醫理論原則的正確性，這所有的觀察和思考都是系統醫學理論的助力。

　　值得一提的是，中醫理論從來沒有提倡讓患者終生服藥，也沒有說什麼疾病不能預防，更沒有不知道的疾病病因。相信系統論和功能主義的研究策略會成為中西醫相結合的共同基礎，它們的合作前景將一片光明。

　　本書按照通俗易懂的原則，盡量把繁雜的醫學概念解釋得更清晰，把複雜的病因、病機解釋得更直白。本書基本上沒有增加新概念，努力理清統一的邏輯線索，希望非心血管病專業的醫生也能夠接受、理解，沒有醫學專業背景的普通群眾也能夠明白。努力使之成為醫生和患者近距離交流的平臺。患者會更加注意醫生的建議，醫生也會更加集中精力提高醫學素養，善於傾聽，專注于每個患者的病情的診治。

　　本書的另一個明顯的特點是透過心肌缺血和代償的概念提出了大多數重大的心血管疾病的形成機理，也使全書理論渾然一體，初步建立了心血管病的統一模型。希望人們也會像接受冠狀動脈狹窄的病因一樣接受這個理論模型。除第一章外，本書其餘章分別設立了摘要、臨床醫生的思維誤區、針對性的邏輯分析、醫學理論再認識、系統理論探討五節。摘要一節是本章的簡介，方便讀者選擇性閱讀用，因為每個人關心的內容不同，而且長期以來醫學教育都是以疾病為單位進行講解的。臨床醫生的思維誤區一節記錄了來自臨床的觀察所見，在針對性的邏輯分析中充分展示邏輯分

析方法的實用性，從臨床已知疾病的資訊中分析得到一系列新的認識。而醫學理論再認識一節則是經過了邏輯分析之後的結論及其應用。因為邏輯的方法不同於統計方法，所得到的結論也完全不同。系統理論探討一節對與該章相關的醫學理論進行了整理。

　　本書涉及哲學、邏輯學、生理學、心理學等學科的概念、方法，按照通俗的原則對這些理論進行介紹，點到為止，不做過多深入的探討，以減少誤解。本書力求做到所有的講述都有充分的理論依據。如果其中一些結論能給臨床醫生帶來有益的啟示，如果真的讓許多人推遲冠心病和其他心臟病的發病時間，那將是筆者的最大的期盼。轉變原有的醫學思維模式，提出醫學研究的新途徑，促進醫患關係的和諧，這是本書寫作的初衷。

　　正是因為當前醫學理論本身的不足，才促使人們探索新理論。系統醫學和邏輯醫學使我們對人體的系統特性有了更深的理解，有了發現各種疾病的真正病因的機會。正像人們研究「永動機」那樣，科學家正是在製造永動機失敗以後，才明白了不可能製造這種機器的原因，才促成能量守恆定律的發現，繼而又解釋了永動機製造的不可能性。

　　我國著名心血管病專家鄧開伯教授早在 2001 年 1 月，在他所主編的《國際心血管雜誌》上說了以下語重心長的話，可作為激勵我們每個心臟科醫生努力奮鬥的座右銘：

　　　　本期是本刊 21 世紀的第一期，值此展望未來，尤感責任重大。全球化的心血管病業已成為人類健康之大敵。這提示，新世紀必須對其發生和發展的趨勢有深刻的認識，並找出對策。這將是每一個心血管醫學專家的職責。

　　正如 H. J. 韋倫（H. J. Wellens）教授近期在權威醫學期刊《柳葉刀》

中的《心臟病學的走向》一文論述的那樣：「心臟病的診斷和治療雖有很大進步，但大多數方法只是治標，雖能提高人的生活品質和延長壽命，但很少能根治疾病，希望下一世紀以『治本』方法逐漸取代『治標』方法，最後透過預防使心血管病明顯減少甚至消失」。這段話肯定了 20 世紀在心臟病學方面所取得的重大成就，同時也指出了現有方法治標不治本的侷限性。這種非病因治療學（症候群治療學），消耗了巨大的人力、物力和財力，全世界用於心臟病治療的經費已逾萬億美元。不言而喻，隨著科學技術的發展，新世紀心臟病學的根本任務將轉向「治本」。

耿世釗

於首都醫科大學附屬北京安貞醫院

目錄

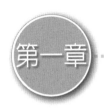

第一章

# 緒　　論

　　結構醫學有一個鐵律：結構變化是功能改變的基礎。只有人體器官的結構發生了病理變化，才能夠確診疾病，結構的異常才導致了功能的異常。以冠心病診斷為例，只有確認了冠狀動脈的阻塞或狹窄，才可以確診冠心病。在未明確冠狀動脈狹窄時，對病情的任何推測都不足為據。所以，冠狀動脈攝影技術就成了診斷冠心病的黃金標準。幾乎所有心臟病患者也都會依此來檢測自己的冠狀動脈是否狹窄。再以癌症診斷為例，確診仍然要以確認癌細胞為依據，所以，顯微鏡下的病理細胞學檢查就成了癌症診斷的決定性技術。

　　功能醫學是針對目前的結構醫學而言的，功能醫學強調的是生物功能主導著生物種群的進化，因而也主導著個體的生長發育，甚至主導著疾病的發生、發展的過程。它的研究策略也是功能主義的。功能主義的概念目前已經出現在哲學、認識論和心理學領域。有人或許會問，結構醫學的成就有目共睹，為什麼還要在臨床工作中建立功能醫學？

## 第一節　結構醫學的侷限性

　　我們目前所擁有的醫學成果都應該歸功於結構醫學，它使我們理解

了人體的解剖結構及其生理功能，使我們初步理解了生老病死的過程，破除了許多迷信的認識，使我們初步了解了各種疾病的病因、診斷和治療方法，了解了一系列心臟病的特點，也了解了癌症、遺傳疾病，代謝性疾病、傳染病等，特別是幫助我們根治了絕大部分的一類急性傳染病，為人類造了福。然而，它給我們遺留的問題也不少，結構醫學在心血管病領域也存在不少問題。

**第一，它沒有告訴我們絕大多數心臟疾病的病因。**

在人體疾病的病理結構出現變化之前，有漫長的功能惡化的過程，不了解功能的變化，就很難了解它們的病因。不了解真正病因，心血管病就不可能得到根治。如果說狹窄的冠狀動脈是冠心病的病因，那麼，狹窄的冠狀動脈進行內科支架或外科搭橋或繞道手術之後，解決了一時的狹窄，但是冠狀動脈在一年內發生再狹窄的可能性高達 30%，這是臨床的共識。造成冠狀動脈狹窄、再狹窄的原因才是冠心病的真正病因。根治和預防冠心病需要了解其病因，冠狀動脈狹窄只是加重心肌缺血的環節。再如心肌病，更是被看作不知原因的不治之症，其自然病程被認為只有 3～5 年。我們也不知道高血壓病、心因性猝死（sudden cardiac death）等的病因，這些疾病已成為威脅人類健康和生命的無形的殺手。預防心臟病，必須了解它們的病因。

**第二，結構醫學的診斷標準忽略了疾病早期的功能性改變，不能實現早期診斷。**

眾所周知，疾病的診斷標準是區分疾病和健康狀態的分界線，它反映了醫學理論對疾病的基本認識。

臨床普遍應用的心臟病的診斷標準強調了病理性結構變化的必要性。

大多數初診爲冠心病的患者都被要求做冠狀動脈攝影的檢查。如果患者冠狀動脈沒有狹窄，醫生就要求患者回家觀察，而這樣的觀察常常讓患者等到的是危及生命的急性心臟事件，隨後就是急診搶救，搶救成功，是患者的幸運，搶救不成功，患者就失去了生命。相信任何人都不願意接受這樣的命運考驗。目前的實際情況是：因爲診斷標準的滯後，心臟科醫生主要忙於放支架和手術搭橋，實施治療的目的也僅僅是爲了解除病理改變，所以心臟病的急診患者越來越多，發病率和死亡率居高不下。

縱觀高血壓病的全過程，它沒有專屬的病理解剖的改變，於是高血壓病就成了病因不明的原發性高血壓病，治療方法只有降壓，所有的患者都被要求終生服藥和「規範」用藥。心因性猝死更是因不能發現其專有的病理解剖的變化而成爲永遠無解的難題，連診斷標準都沒有。而現實的臨床情況是高血壓病、冠心病的患者越來越多，發病年齡也有明顯的年輕化趨勢。

現有的診斷標準大多忽略了疾病早期的功能性改變，所以不能實現早期診斷。

**第三，結構醫學理論的滯後，導致醫生工作的被動和忙碌。**

儘管政府和醫界都在加強建立預防研究機構，開展預防工作。但結構醫學理論講不清病因，疾病的預防和根治就無從談起；若不能結合每個患者的實際情況解釋症狀，宣傳預防工作就等於隔靴搔癢。

不能夠說明疾病的病因就無法眞正實現預防疾病，這樣的責任看上去主要在於醫生，可是什麼樣的醫生需要對此負責呢？恐怕沒有人負得起這樣大的責任，因爲他們都被侷限在一個個狹窄的專業範圍以內，各自忙於自己的專業。醫院的各個專業很難協同作戰。況且大醫院的醫生接待病人已經筋疲力盡了，誰有時間想別的專業的事情？如果有誰不小心犯了診療

錯誤，患者可以隨時舉報，醫生必須隨時準備爲自己無過錯舉證，因爲在
醫療行業有「舉證責任轉換」的規定，醫生們更要小心謹愼，有些人專門
給醫生挑毛病，萬一出了點事，會給自己帶來麻煩，幾年的努力都白費了，
何苦呢！

　　正常的內臟結構可以完成正常的生理功能，結構發生了變化當然會引
發異常的功能改變。但是這只是說對了問題的後一半，對疾病發生過程的
前一半道理沒有講。在人體解剖結構改變之前，必定先有功能惡化的漫長
過程，使患者產生各種臨床症狀。在現實中，許多患者的症狀和感受得不
到合理解釋，常令患者對醫生感到失望。這樣的臨床實際恰恰是因爲醫學
理論的滯後，即結構主義理論的不足。

### 第四，目前醫院的建制不利於發展功能醫學。

　　醫院建制也是按照目前的結構醫學理論安排的。例如，心臟內科主
要針對的是冠心病、高血壓及高血壓性心臟病，因爲這兩種病的患者太多
了；還有風溼科，主治風溼性疾病。雖然不同的疾病擁有各種不同的病理
結構，看似互無關聯，然而事實上，不同個體對不同心臟疾病有各自的易
感性，不同的心臟病之間有密不可分的內在的功能性聯繫。忽視這些聯繫
正是現代醫學的不足，是結構主義研究的不足。現代醫院的建制則強化了
這樣的理論和思維方式，各科醫生的思維方式和研究內容也相應地被侷限
在一個狹小的範圍。例如，患者頭暈，高血壓科醫生懷疑患者血壓有問
題，神經科醫生懷疑患者有腦缺血，骨科醫生懷疑患者有頸椎病。如何
統一認識該患者的病情是大醫院醫生們最頭疼的事，弄得不好就會耽誤治
療，一方面可能誤治沒有病的患者，另一方面可能貽誤對眞有病的患者的
治療。每個患者的疾病都是多種因素的綜合表現，或是多種疾病共同作用
的結果。

　　近來，全國各地的「健康檢查中心」如雨後春筍般紛紛建立起來。它們的責任應該是早期發現正常人群的健康問題，以求盡早採取預防措施。然而，只要醫生們仍然執行結構主義的診斷標準，就不可能及時發現每個人的早期病變。結構醫學理論無視早期功能惡化階段，任何特殊的診治行為都會受到指責，在學術領域內的討論也不敢越雷池半步，打擊個人的防病、抗病的積極性，因而無法落實政府的預防疾病的各項醫療政策。

　　當然，無論個人還是人群，在認識未知事物時，總是從表面最簡單的、少變化的結構開始的。我們目前只處於醫學認識的初級階段，我們也絲毫不否認現代結構醫學已經取得的輝煌的成就，但是，我們同樣不能忍受目前的醫學現狀，因為結構醫學強調了臨床診斷的確定性，而忽視了早期診斷的重大意義。結構醫學理論不僅指導著海峽兩岸的醫學實踐，也指導著全世界的醫學實踐，帶來了很多問題，因此世界很多國家都需要進行醫療改革。

　　迄今為止，醫學院的學生入學後學的第一門醫學課程就是解剖學，接下來的課程是生理學。這樣的安排能幫助學生理解人體的結構及其生理功能的關係，但是在生理水準的關係中沒有明確區分結構與功能誰處於引導發展和進化的地位。而在臨床疾病研究中，在深入探求疾病病因的過程中，必須澄清到底是結構引領功能的發展還是功能引領結構的進化。這是結構主義思維與功能主義的思維方式的分水嶺。雖然結構醫學理論已經發展成為龐大的理論體系，功能主義的醫學理論只能說剛剛開始起步，但是二者屬於人類認知水準的不同階段。功能醫學理論擁有廣闊的未來。

## 第二節　　功能醫學的對策

　　改變結構主義的醫學理論和醫學研究路徑並非易事，它涉及了人類認

識的發展問題。生物結構相對於功能變化簡單多了，以結構變化解釋複雜的人體功能的變化，實在勉為其難。反過來，如果站在功能的立場上看待解剖結構的變化，問題反倒簡單。功能主義的研究可以使本來十分複雜的生物現象簡單化，這是解決醫學難題的利器。我們可以把生物的各種結構看作是日常最重要的、重複性特別強的基本功能組織化、器官化的結果，目的使生物更加適應其生存環境，功能效果最好，相應的能耗代價最小。如魚有鰭和尾，鳥有翅，人有發達的頭腦和思維。功能主義研究的優勢在於它更符合達爾文的進化論，這是結構醫學無法比擬的。

　　認識人體疾病的本質也要走功能醫學之路。結構主義理論不能解釋許多疾病病因，功能醫學新理論應運而生。早在 1949 年，奧地利生物學家貝塔朗菲出版了《一般系統論》，他告訴我們人體和所有的生物都是活的系統，每個系統都是一個整體。形成整體的關鍵不僅在於結構，也在於不同結構之間的功能聯繫。而現代醫學的結構主義思維方式恰恰只強調了結構，把複雜的疾病看作獨立的概念，不了解它們的功能性病因，沒有考慮疾病之間的必然關係。實驗證明，人體各種疾病因素以及各種疾病之間的關係都是人體的整體性決定的。例如，不考慮冠心病和高血壓病之間、各種心臟病之間、心臟的收縮與舒張功能之間的關係，人體各種疾病也就失去了內在的聯繫。如果在醫學研究之初，就沒有把人當作一個整體來看，最終便不能了解它們的共同病因。這是形成「頭疼醫頭，腳疼醫腳」的結構主義治療原則的根源。以患者的終生服藥為代價來彌補醫學理論的不足，這是患者的悲哀，也是醫學的悲哀。

　　而功能醫學恰恰就是要糾正這樣的偏差，希望彌補結構醫學的不足。所以，可以預測結構主義的研究勢必由功能主義研究所取代。如 20 世紀美國心理學家威廉·詹姆斯（William James, 1842-1910）出版了《心理學原理》之後，功能主義心理學就成了國際心理學發展的主流。

功能醫學具有如下特徵：

（1）以功能主義研究貫穿始終，主要研究生物功能狀態及其病理性功能改變。擁有功能性的理論內核，是該理論的核心內容，在一般情況下，內核不會改變。如心肌的缺血和代償，以及功能的恢復和惡化。在理論內核的外周是可以變化的理論保護帶，應以解釋與內核密切相關的各種生物現象和疾病過程爲主要內容（詳見第九章）。

（2）功能主義的研究充分考慮並包容結構主義研究的合理的成果，同時有能力發現和糾正結構主義研究的偏差和錯誤，形成一套更能體現各種疾病本質的系統醫學理論。它首先強調理論的定性研究和系統研究，全面執行系統理論規定的各項研究方法和研究策略。

（3）功能醫學不僅僅把生物功能研究作爲重要內容，更重要的是它站在功能變化的立場上看待、揭示生物功能和結構的本質。它是以系統理論爲指導，匯集並有效組織所有生物資訊，以探討疾病病因爲主要任務，並最終以建立完整、統一的功能性生物醫學模型及其理論爲目標的醫學模式。

（4）功能醫學將努力改變目前的以治療和搶救爲主要任務的被動的醫療模式，它擁有整合醫學多學科研究成果的綜合能力，力求把臨床解剖學、生理學、心理學、病理學、病理生理學、神經科學合理地整合在一起，提出心身醫學新模式，努力建立一種符合醫學邏輯的理論醫學，提高醫療水準，滿足人民群眾更高的醫學需求。

# 第三節　　建立功能醫學理論的可能性

功能主義的生物醫學是科學哲學領域的新課題，它是人們對生物醫學產生更深入認識的成果，它是認識疾病本質和疾病病因的必經之路。確認

了真正的病因才可以從根本上預防和治療心血管疾病。貝塔朗菲已經為我們提出了完整的系統理論，還有著名科學家錢學森也早在 1984 年就開始宣講系統人體科學。這些成果已經成為改造現有醫學理論的有力武器。

解決心血管病醫學難題需要多學科醫生們的共同努力，需要更多地了解臨床第一手資料，只有這樣才有可能找到具體的解決醫學問題的方案。臨床心臟病的防治一旦出現了突破，就會有更多的其他專業的醫生加入醫療改革的運動中來。在此之前，需要改變的是我們常用的思維方式。這需要醫生們學習和接受系統理論，支持功能醫學的研究。系統理論是生物學和哲學的科學結晶，它告訴我們醫學研究只能走系統研究之路，所以，破解醫學難題應該首先從哲學層面，從認識論的層面開始研究。結構醫學已經為我們準備了足夠多的醫學資料，它們之中的絕大多數都是寶貴的資訊。我們的任務是正確運用系統理論和方法，改造現有的結構主義理論，創新功能主義理論。

我們首先要加強對心臟功能變化的總體規律的認識。統一認識和評價心臟功能的各種資訊，強調心臟及其疾病的整體性。心臟病不同於肝臟疾病，心臟是一個運動器官，影像學儀器能夠充分提供心臟和血流的全部資訊，而且還可以反覆檢查，追蹤其功能變化，供我們公開討論。認識和理解心臟功能已經不再是無法逾越的難題了。

我們不需要逐一建立各個疾病的因果關係，而是要充分掌握各種疾病之間內在的邏輯關係，包括冠心病和高血壓病、心臟衰竭的內在聯繫。由此可知，預防心臟病不是逐一解決的，而是總體一起解決的。能夠預防心肌缺血的發生就能夠預防冠心病、高血壓病、心肌病、心臟衰竭，甚至預防猝死。因為這些疾病的本質都源於心肌缺血這個共同的功能性原因。

醫學理論的改革需要每個醫生和患者的積極參與，當臨床醫生可以為每個患者講解他的每一個臨床症狀的來龍去脈時，患者們都會珍惜這樣的

機會。這也是改善醫患關係的重要途徑，相信有了每個人的積極參與，預防心臟病一定會成功。

美國心臟協會（American Heart Association, AHA）和美國中風協會（American Stroke Association, ASA）是世界權威的心腦血管病研究組織，我一直與其進行著學術交流，已經建立了密切的通信聯繫。上述觀念得到了他們的高度評價，被認為是顛覆性的理論。特別是 AHA，近期在著名的《循環》（*Circulation*）系列雜誌中增加了一本新雜誌──《循環：定性研究和結果》，顯然，他們肯定了定性研究心臟功能的成果。

值得一提的是，在研究過程中，我不斷發現和證實中國的中醫理論是系統醫學理論的典範，中醫可以為我們的醫學研究提供許多重要的參考。

完成預防心血管病這樣的重大任務所遇到的困難首先並不是來自於醫學本身，而是醫生們的認知，很多醫生不了解系統科學理論與功能主義研究策略，也不太清楚科學哲學。

只要不同學科的醫生都掌握了上述科學哲學和系統醫學的共同認知原則，他們就會融洽地走到一起，實現各專業研究的無縫連結，最終形成統一的心血管病醫學模型。這些模型的成功建立，可以為解決其他領域的醫學難題提供經驗。在臨床醫生沒有得到上述認知之前，傳統的觀念和行為可能會成為工作的阻力。克服這些固有的認識，為醫生們講解新的思維方式和解決問題的方案，是本書的任務，也是本人寫作的動機。

## 第四節　解決「看病難、看病貴」問題的構想

儘管現代心血管病醫學要求患者終生服藥，規律服藥，但不能實現對各種心血管病的根治和預防。採用功能醫學的研究策略，對各種心血管病的功能惡化進行預防，安放了支架的冠狀動脈就有可能不再狹窄；確診了

冠心病的患者也有可能在形成充分的冠狀動脈側枝循環後摘掉冠心病的帽子（冠狀動脈從外觀上看，就像扣在心臟上的一頂帽子，故而得名），可以恢復正常人的生活，甚至長壽。總之，解決心血管病難題的重點主要不是事後對各種疾病進行治療，而是隨時精確診斷和評價心功能，並採取個性化的預防措施，實踐預防為主的醫學方針，使患者不得心血管病。功能主義心血管病理論模型很可能對預防其他領域疾病有重要的借鑒意義，例如，預防中風、老年癡呆、癌症等。

　　心血管病的功能主義研究並不排斥結構主義研究的成果，它可以在實踐和理論中檢驗原有理論的合理性，也可以保留既往所有科學的醫學概念和理論，甚至還可以發現和糾正其不科學的部分。例如，藉由簡單的邏輯分析就可以發現當前有關心臟舒張功能的概念是錯誤的，需要修改後才能應用。新的理論將會使多數人不再只關心冠狀動脈是否狹窄，而是給他們提供一整套個人化的保健養生知識。醫生和患者隨時互動，監測心功能的變化、防止惡化，使人健康長壽。不是民眾不願意預防疾病，只要充分鼓勵他們的積極性，給他們以信心，所有的人都會接受醫生的幫助。這樣的局面一定會使「看病難和看病貴」的問題得到根本的緩解。醫學理論自身的進步將會更有效地滿足民眾日益提高的健康和生活品質要求。「累心就會得心臟病，養心就有可能長壽」，雖是一句生活用語，但也是一個嚴格論證的道理。如今已成為國人都會自然接受的道理。因為「累心」「養心」這樣的辭彙，並不見於西方用語。中國人作為東方思想的傳承群體，很容易接受整體思想和功能主義研究的辯證思維，接受系統醫學，每個人都可以因此而長壽。可以預言，中國在今後的若干年內帶給世界的更大貢獻，不是武術、乒乓球運動，更不是古老的四大發明，而是功能主義的心血管病醫學和全新的預防醫學。

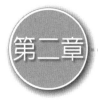

第二章

# 心室的收縮與舒張功能不可分割

## 摘　　要

　　釐清舒張功能的概念是爲了理順它與收縮功能之間的關係，更清楚地了解收縮功能和舒張功能的臨床意義。在此基礎上，才能夠認請功能主義爲主導的醫學生物學理論的價值，它不同於當前醫學理論中以結構主義爲主導的醫學理念。從第二章開始討論心臟功能，這裡的討論更強調邏輯分析，呈獻給讀者的是與臨床已知的收縮與舒張功能不同的邏輯關係，試圖建立另一種舒張功能的概念。

　　心室功能只有收縮和舒張兩種功能。現有的舒張功能理論是根據超音波心圖技術所顯示的二尖瓣舒張期 $E$ 峰的血流速度降低、$A$ 峰血流速度增高建立起舒張功能異常概念的。如果左心室收縮功能的異常也可以導致舒張期 $E$ 峰血流速度的降低和 $A$ 峰血流速度的增高，那麼，$A$ 峰血流速度和 $E$ 峰血流速度的這種變化就不能代表心室的舒張功能的異常，因爲收縮功能異常也能產生同樣的變化。這是一種基本概念的邏輯混亂。討論心臟功能必須注意：心室舒張功能受到收縮功能狀態的嚴格約束。如果忽略了應有的邏輯約束，就不能反映它們之間的眞實的情況。進而，基於舒張功能基本概念的其他概念和推理就都需要重新討論，如舒張性心臟衰竭。

如果把 $E$ 峰和 $A$ 峰都卜勒血流速度的概念變成容量的概念，能更真實地反映舒張功能及其與收縮功能的關係。現代醫學理論中廣泛存在割裂性思維的問題，值得我們認真反思。

# 第一節　臨床醫生的思維誤區

每個心血管病患者心中可能都有很多的問題，如我的冠狀動脈堵塞了嗎？我有沒有得冠心病的危險呢？我有沒有得別的心臟病的危險？我的血壓正常怎麼也頭暈呢？這類問題不但反映了心血管病牽動著每一個正常人和患者的心，也說明每個人的心中對當前的醫學理論還有許多疑問。醫生從各個方面、多角度地為患者做解釋，

卻總有不盡如人意的地方。患者似乎懂了些什麼，又似乎沒有完全明白。就這樣，患者的症狀持續著，不斷地往返於醫院和公司、家之間；醫生們繼續忙於開處方、做手術；患者們忙著服藥、接受手術。他們都知道：吃藥是為了治病，而且他們也知道應該終生服藥和按時服藥。就這樣，人人都為維持健康狀態而努力著。可是，人體的健康怎麼能用藥物長期維持？患者經過藥物治療能夠恢復到何種程度呢？在醫院的急診室裡，醫生們總是忙得不可開交，而且至今沒有看到任何可以緩解醫生們壓力的跡象。對於這樣的情況，人們已經習以為常了，醫生們忙於日常工作，患者們也努力適應這樣的局面。許多老病號已經積累了經驗，常常帶藥回家，避開醫院的嘈雜環境，在家裡一邊用藥，一邊觀察。所謂觀察，也就是等待，許多患者等到的是有一天突然心臟功能惡化，然後接受醫院的搶救。這是因為沒有人可以告訴你冠心病或者高血壓病可以在某一時刻好轉起來，可以逐漸扔掉病號的帽子，真正回到健康人群中。無人預判心臟惡性事件是否還會發生？何時發生？於是形成了今天這樣的治療現狀，患者

越治越多，發病年齡也趨於年輕，而且，許多患者的心臟功能逐漸惡化，在心臟衰竭的邊緣徘徊。

據陳偉偉、高潤霖、劉力生報導，2017 年 6 月，中國大陸的心血管病患者已經達到了 2.9 億人，高血壓患病人數為 2.7 億。問題出在哪兒？恐怕就出在我們的理論沒有講清楚心臟疾病的病因是什麼，沒有講清楚許多心臟病之間的關係。不知道病因，就只能是對症治療。病因的本質是一種因果關係，這樣的因果關係可能就潛藏在不同的疾病的功能逐漸惡化的過程中。不了解疾病的病因，是否是因為我們的研究方法存在問題？而在實踐中，我們可能因為一直在追求證實某些局部的問題而忽略了整體的研究，或者因為對統計學的過於依賴才沒有提出真正的病因。

## 一、舒張功能基本概念中的邏輯錯誤

心臟的主要功能除了收縮功能就是舒張功能，至於心臟所擁有的內分泌功能，應該次要得多。近年來心臟收縮功能研究已經退居次席，似乎收縮功能研究已經走到了盡頭，沒有什麼可研究的了。但是各種心臟病的病因都不知道，臨床醫學任重而道遠。在研究舒張功能的過程中，有兩個認識需要糾正：①過去用血流速度判斷舒張功能是不合理的，而應該使用二尖瓣流入血的血流速度－時間積分來判斷舒張功能；②舒張期的 $E$ 峰和 $A$ 峰的血流頻譜不僅表現了舒張功能，它還受收縮功能的極大影響。

一般認為正常左心室的二尖瓣流入血的 $E$ 峰血流速度應該大於 $A$ 峰血流速度（圖 2-1），所以把 $E$ 峰血流速度＜ $A$ 峰血流速度作為判斷舒張功能降低的標準，甚至這已經成為了定義舒張功能異常的基本依據。然而，從已知的心肌的病理生理學理論來看，如果心室發生了任何微小的收縮功能降低（不是舒張功能異常），就可以使心室出現微量的殘留血，即

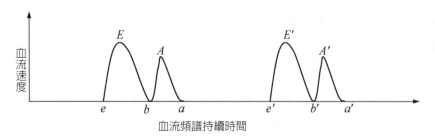

圖 2-1　正常二尖瓣血流頻譜

　　在正常二尖瓣頻譜中，當前的理論根據 *E* 峰血流速度高於 *A* 峰血流速度定義舒張功能的概念。在其基線上的同一週期的 *e* 點和 *a* 點之間的時間段（*e─a*）代表了一個舒張期內的 *E* 峰和 *A* 峰血流持續時間，兩者共同代表了經二尖瓣口流入左心室的血流持續時間。而 *a* 點與下一週期的 *e*′ 點之間（*a─e*′）的時間段代表了兩個不同舒張期之間的時限，主要是收縮期的時限。正常心臟 *e─a* 間期與 *a─e*′ 間期之間的比例大致不變，前者稍短於後者

　　心室的前負荷增加，心室內的舒張末期壓力增高，可使房室間的壓力差減小。隨後才是心房內壓力和容積的增加。結果是二尖瓣的 *E* 峰血流速度降低，*A* 峰血流速度反應性增高。因此，由收縮功能降低引起的 *E* 峰血流速度小於 *A* 峰血流速度的超音波心圖的表現是不應該當作舒張功能降低進行討論的！

　　由此提出了一個嚴峻的問題：代表二尖瓣流入血的 *E* 峰血流速度＜ *A* 峰血流速度的超音波心圖都卜勒頻譜高度不能作為心室舒張功能異常的有效指標。因為這些變化並不一定來源於舒張功能，也可能來源於收縮功能的降低。所以，把 *E* 峰血流速度＜ *A* 峰血流速度作為舒張功能異常的定義，甚至進而提出了舒張性心臟衰竭，並據此建立了一系列的專屬於舒張功能的概念和認識，有悖於心臟生理學和病理生理學常識，因而這樣的概念不能成立。

　　上述分析表明舒張功能的研究已經在兩個層面上出現問題：一是並不了解心室舒張功能的真正生理學意義；二是用舒張期二尖瓣血流速度的

變化來區分這種功能的正常或異常是不對的。如果舒張功能的基本概念發生了錯誤，據此產生的後續研究成果，如舒張性心臟衰竭的概念，也必然是錯的。因為只有正確的前提才有可能經過有效的邏輯推理得到正確的結論。邏輯的前提發生錯誤提示後續的推論和結果可能有誤。儘管有的結果貌似有理，但是基本概念的錯誤總會在後續的關於心臟功能的各種研究中不斷地表現出來。

　　如僅僅根據二尖瓣流入血的血流速度變化判斷舒張功能，忽略了血流頻譜的時間因素，於是，把流入血 E 峰的減速時間的延長當作舒張功能降低的表現。其實，這是舒張功能努力代償收縮功能的表現，是舒張功能增強的表現。

　　把 E 峰血流速度降低伴有時間延長、A 峰高尖、時限較短的現象看作舒張功能異常的假性正常化的表現。其實，這也是正常的舒張功能代償的一種常見的形式。

　　如果僅根據二尖瓣血流速度變化來判斷舒張功能降低，因其血流資訊的敏感性強，同時代表收縮功能的射出分率值（ejection fraction, EF）又顯示正常，於是，就推測舒張功能受損總是早於收縮功能受損。這個推論也是不成立的，因為它從根本上把心臟兩種功能割裂開了。

　　諸如此類的誤導性認識需要逐一解釋清楚，還舒張功能的本來面目。此外，心血管理論引用了大量工程學的概念，例如，順應性（Compliance）、鬆弛性（Relaxation）、僵硬度（Stiffness）等，生搬硬套，實際上干擾和誤導臨床醫生對生命現象的正確理解。

## 二、對舒張功能的孤立性分析

　　發生上述兩種邏輯混亂問題的根本原因，是由於舒張功能的研究從一

開始就脫離了收縮功能的研究。根據錯誤的基本概念進行的推理，推論一般也是錯誤的。以此爲基礎的整個舒張功能理論體系也是值得懷疑的。

對心臟的收縮功能和舒張功能而言，無論心臟健康與否，兩者之間的關係都是不可分割的。從生理學的角度看，舒張功能應該是收縮功能的準備階段。正是心臟的舒張功能把充分的回心血量接收到心室內，心室的收縮才有可能把一定的血量輸送到全身各部位。心室的收縮功能完成了循環系統的主要的供血任務，同時它間接地體現了舒張功能的生理作用。心臟的收縮和舒張過程共同構成了一個完整的心動週期。它們之間的關係是十分明確的，也十分簡單。兩者之間的關係也不可能顛倒，或者被任意抵消，或者誇大其中一個功能的作用。在這樣的關係中，收縮功能直接體現並完成了循環系統的任務，而舒張功能只能作用於收縮功能。

這裡必須強調：研究心臟的收縮功能，不能忽略循環系統的目的和任務。心臟雖然重要，它只是循環系統中的一個成員，包括血管在內的所有屬於循環系統的組成部分都只能履行好自己的職責，而不能有絲毫的越軌行爲。所有器官各盡其責，它們之間的功能協調關係自然就形成了。這種協調工作是高效完成循環系統任務的必要條件，也是體現心臟生理功能的必要條件。這裡提到的循環系統的目的和任務，是對收縮功能的約束條件，而收縮功能是對舒張功能的約束條件。

所以，對舒張功能的研究必須結合收縮功能才能完成。而在實踐中，舒張功能的研究恰恰是脫離了收縮功能而單獨進行的，已經割裂了兩者之間的不可分割的關係。說它們的關係是不可分割的，是因爲舒張功能在任何時候都是爲心臟的射血運作的。個別地研究舒張功能，必然忽略了收縮功能對舒張功能的決定性影響和制約關係。這樣，單獨研究舒張功能的每一個步驟，以及由此得到的主要結論都不可能再與收縮功能相應的研究結果協調了。而且它們再也沒有機會體現兩種心臟功能間的密切關係了。正

所謂差之毫釐，謬以千里。因此，在我們當前的理論中才會出現舒張性心臟衰竭和收縮性心臟衰竭共存的奇怪現象，似乎兩者真是互不相干的兩個概念，事實上舒張性心臟衰竭是不存在的概念，至今也沒有充分的資料可以證明兩種心臟衰竭的關係，臨床上根本無法區分兩種心臟衰竭。

基礎概念錯誤再加上單獨地對舒張功能進行研究會不斷衍生出許多個別的概念，得到許多專屬於舒張功能的概念，如所謂的順應性降低、假性正常化、鬆弛性降低以及舒張性心臟衰竭，其衍生的概念和理論體系也將錯誤百出。為了解釋這些概念又衍生出各種關係，這些衍生物更不可能再融入心臟功能的整個理論體系中。

即使我們測量的醫學資料都是正確的，但人們對這些資料的解釋也可能是錯的。例如在單獨地研究舒張功能的過程中，醫生們總結了各種動物實驗所測量到的資料，並結合對超音波心圖圖像的理解，儘管動物實驗的實測資料都是正確的，但人們的解釋錯了，用以上工程學概念定義舒張功能異常本身就是不合理的，不符合生物醫學原理。另外，對超音波心圖檢查結果和各種都卜勒頻譜的解釋也必須合乎醫學邏輯，對所有的相關醫學因素都不能忽視，對它們之間的相互作用關係也必須有清醒的認識。

# 第二節　針對性的邏輯分析

本書在論證任何命題時有意避開了統計方法，代之以邏輯分析和定性研究的方法。因為本書的直接目的是要找出各種心臟病的邏輯病因，而統計學的方法對此沒有幫助（詳見第八章）。對此，筆者會結合後續相關各章的醫學內容逐步加以說明。

臨床醫生不僅單獨地研究心臟的舒張功能，事實上，對心臟的收縮功能也是個別研究的。研究收縮功能時完全不考慮舒張功能的情況，那是

因爲收縮功能只提供全身供血的服務，一旦發生供血困難，收縮功能可以透過大腦向舒張功能發號施令，或者說只能求助舒張功能的代償作用。而舒張功能研究不能不考慮收縮功能的需求，因爲舒張功能只對收縮功能負責。它們共同努力才能推動血流的運行，且保持運動方向不變，它們各自的服務關係不可改變。

## 一、收縮功能與舒張功能之間的容量關係

只有強調心臟的收縮功能對舒張功能的約束關係，我們才能正確認識舒張功能。那麼如何體現兩者之間的關係呢？如果從二尖瓣血流頻譜看，它是由 $E$ 峰和 $A$ 峰兩個脈衝波組成的。每個脈衝波都包含血流速度（縱坐標表示）和時間（橫坐標表示）兩個因素。現有的理論只談到了 $E$ 峰和 $A$ 峰的血流速度變化，忽略了時間的因素。至於爲什麼忽略了時間因素，所有的著作都沒有提及。從理論上講，血流速度的時間積分恰恰可以代表血容量，所以，根據二尖瓣 $E$ 峰和 $A$ 峰的血流容積的變化建立舒張功能的概念更爲合理。

假如我們在討論舒張功能的概念時，加入了時間因素，即形成了二尖瓣流入血的容量關係，根據容積的變化判斷舒張功能正常與否，並建立起舒張功能的基本概念，比用二尖瓣流入血的血流速度變化表示舒張功能更符合實際情況。因爲二尖瓣 $E$ 峰和 $A$ 峰的血流速度雖然發生於舒張期，但不具有專一界定正常舒張功能的作用，以及區分心臟舒張功能正常與異常的能力。只要流入血的容積的變化才有這樣的特性。換句話說，完成循環系統的功能或者說系統的任務、目的需要通過容量關係傳遞資訊，相互影響，並且最終是以滿足血容量的需求爲標準判斷收縮或舒張功能的正常與否，其根據如下所述：

（1）心臟的收縮功能和舒張功能可通過容積的關係相互表示其功能狀態，二者相互匹配，又相互制約，心室的搏出量、心輸出量都是以容量爲計量單位的。

（2）心室的舒張末期容積就是它的收縮容量變化的起始點，它的收縮末期容積也是它的舒張容量變化的起始點。心室前負荷主要用舒張末期容量來表示，心臟的舒張功能在任何時候、任何條件下都必須無條件地接受收縮功能留給它的容量狀態。收縮功能的任何變化首先體現爲容量的改變。

（3）心室的搏出量必然等於舒張期二尖瓣的流入血量，不能多也不能少，此時兩種功能處於平衡狀態，並通過容量表現；無論是在生理條件下，還是在臨床病理條件下，只要相對強大的收縮功能一時出現了容量改變，就會通過容量關係影響舒張功能，會發生相應的容量代償性改變。

（4）血液的流動容量總是與壓力相伴的，二者在心臟功能的討論中都要同時體現出來。血液受到力的作用才會發生血流速度的變化，只講血流速度，不談容量和壓力，不利於舒張功能的討論。用容量的概念來描述人體對血供的需求，有利於討論心功能問題。在研究心臟功能的方法中，壓力－容積環（簡稱壓－容環）的方法是最有生命力的研究方法，因爲它眞實地反映了心動週期中壓力和容積的同時變化，高度概括和準確表達了兩種指標的相互依存和不可分割的關係。

（5）機體對血液的需求是用容量的多少來評價的，收縮功能是否滿足機體的需求要看最終的容量供給情況。對舒張功能最合理的評價，也是透過測量心室充盈期的暫態的容量指標完成的。而舒張功能與收縮功能的匹配正是通過容量關係的變化不斷調整體現出來的。心臟的射出功能出現了任何障礙，機體將根據心室內容量和壓力的變化對心室肌和心房肌的功能進行統一協調。已知在主動脈弓部和頸動脈竇部存在的壓力感受器和在

血液循環的靜脈側、心房、肺動脈和心室內膜存在的牽張受體證明了兩種功能的相互協調是由回饋機制保障的。心肌的「異長自身調節」和「同長自身調節」都是容量調節，心房是「心臟的體積感測器」。

（6）在任何情況下，二尖瓣 $E$ 峰血流速度降低，$A$ 峰血流速度都會反應性地升高，它們的共同目的是為了保持心室的流入血總量不變。根據兩種心功能的容積關係，可以對都卜勒頻譜的各種變化（如 $E$ 峰減速時間延長等）做出更為合理的解釋：$E$ 峰血流速度降低時，時間自然延長，表示心肌保持舒張狀態，是耗氧的活動，目的是增加二尖瓣流入血的機會，保持流入血量不變。目前卻被解釋成了舒張功能降低的表現，這顛倒了是非。

（7）二尖瓣血流頻譜的 $E$ 峰、$A$ 峰雖然發生在舒張期，可是心臟的兩種功能在時間上是連續的，決定了收縮與舒張功能的連續性。當前的理論恰恰忽略了舒張期血流頻譜的任何變化都受到收縮功能狀態的嚴格約束和限制（圖 2-2）。

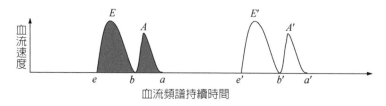

圖 2-2　根據二尖瓣的血流速度－時間積分定義舒張功能

根據二尖瓣血流速度－時間積分定義舒張功能（相當於圖中曲線 $eEb$ 和 $bAa$ 與橫坐標圍成的陰影面積，分別代表 $E$ 峰積分和 $A$ 峰積分，積分的形式表示血容量的概念，它包含血流速度和時間兩個基本因素，它們都會影響收縮與舒張功能的關係。血流速度－時間積分的形式比單純血流速度的形式能更真實反映心臟收縮與舒張功能之間的關係

　　如果把舒張期二尖瓣血流的 $E$ 峰的容積大於 $A$ 峰的容積視爲正常的舒張功能，它包含了血流速度和時間兩種因素。也就是說，時間和血流速度兩個指標的乘積形式顯示 $E$ 峰≥ $A$ 峰，就表示舒張功能正常。其中包含 $E$ 峰血流速度降低但是舒張時間延長的情況，這種情況一直被認爲是一種舒張功能異常（假性正常化）。其實按照血容量構建的舒張功能概念看，它是完全正常的舒張功能的代償表現。如果只通過血流速度的變化判斷舒張功能，就相當於把時間因素和收縮功能對舒張功能的影響忽略了，這歪曲了收縮與舒張功能兩者的眞實關係。

　　（8）心血管動靜脈系統內的壓力感受器和容量感受器是資訊探測裝置，它們共同對血容量和壓力，對心室壁和血管壁力學因素進行監測和調節，是機體功能自動調節回饋環的關鍵裝置，以實現內環境穩定，也是維持血壓穩定的關鍵裝置。

　　（9）血液的不可壓縮性、容積的穩定性是心臟進行容量代償的基礎（詳見第三章）。

　　（10）心肌的弗蘭克－斯塔林（Frank-Starling）定律。此定律爲心肌最重要的功能特性定律之一，是指各種有效循環血量迅速增加時，心肌收縮力相應增強。它顯示了一種容量誘發的心肌功能自動調節機制。例如，如果爲心臟病患者過度輸液，或心臟手術後補充體液過快，都可以使循環血容量快速增加，或者因心臟收縮功能降低而使液體被動滯留，心肌整體可自動加強收縮力，以排除過量液體，恢復心臟功能平衡。這不但顯示了保持體液平衡的重要性，也表明心肌在一定程度上有能力通過體液容積調節心臟功能的平衡。

　　心臟的兩種功能之間的容量關係更主要體現在舒張功能對收縮功能一時降低的代償作用。這個關係將貫穿本書所有的心臟病的討論之中。

## 二、收縮功能與舒張功能之間的解剖統一性和能量統一性

為了進一步認識舒張功能，有必要進一步從運動機理方面對心臟的功能關係做更為深入的探討。

### 1.解剖關係

從心肌的組織結構和心肌纖維的微觀結構上看，完全不存在專門執行舒張功能的運動結構。我們已經清楚地了解了心肌收縮運動的詳細結構、機理及其耗能過程，並沒有發現另一套運動機構單獨處理某一種心臟功能。從理論上講，收縮功能和舒張功能只能靠同一套運動結構完成，這樣才能有效地保證二者精確、協調地配合，在機體對心臟功能進行回饋性調控時，這顯得尤其重要。心肌的收縮與舒張運動在任何心動週期中都要嚴格按照時間順序依次進行，甚至在嚴重心律失常的條件下也可以保障血液的正常流向。相反，如果有不同的運動結構各自完成收縮或舒張運動，就會形成收縮與舒張功能的組織結構上絕對的分離狀態，而使兩種分離的功能和運動嚴格地匹配是十分困難的。現實中，體內同一套神經體液控制系統和機體的回饋機制，同一套運動執行機構是使舒張功能和收縮功能精確匹配的物質保障。根據形式邏輯的不矛盾律，在任何瞬間，心室只能執行一種功能，可能是收縮功能，或者是舒張功能，同一套心肌不可能在同一時間執行兩種對立的功能，這避免了兩種功能的衝突和混亂。這使得心臟的運動機構和功能調節系統不但結構簡化，而且在體內高效運行，符合生物最小能量原理。

透過簡單實驗即可驗證：如果完全破壞或切斷運動結構，使之不能完成收縮運動，那麼舒張運動也將完全喪失。這充分說明心臟的兩種功能是相互依賴，不可分割的。

## 2. 能量關係

　　除了使用同一套運動結構作爲完成兩種對立運動的共同的解剖基礎，心肌在兩種運動中所消耗的能量也來自相同的能源供應。這就是說心肌運動所消耗的能量並不專屬於收縮功能或舒張功能。這一點聽起來似乎無關痛癢，但是如果考慮心肌的收縮運動要克服較大的前、後負荷，因而能量消耗一定遠遠大於舒張功能的能量消耗，考慮到兩種運動互無交叉，藉由邏輯推理可知：一旦心肌自身供血不足，能量供應發生障礙，首先受到影響的應該是收縮功能，而絕對不應該是舒張功能。而且，收縮功能受損以後，可以在很長的時間範圍以內，只要能夠滿足舒張功能的相對較低的負荷與低能耗的條件，就完全可以保持舒張功能不受損傷。臨床上經常可以看到收縮功能受損的現象，如各種心臟病和心臟衰竭；不可能只看到舒張功能的代償機制的受損，而收縮功能正常，因爲舒張功能的代償作用只能伴隨收縮功能的受損而存在。這樣看來，現有的舒張功能理論認爲舒張功能損傷既可以單獨存在，也必然早於收縮功能的損傷，是完全沒有道理的。只要心肌能夠完成它的收縮功能，就一定能夠完成它的舒張功能。從受損心肌的恢復過程來看，如果兩種功能都受損了，也應該是舒張功能先於收縮功能恢復。認爲「所有的心臟衰竭患者都有舒張功能的異常」的結論是不符合邏輯的。

　　事實上，在正常的生理情況下，心臟的舒張功能爲心室提供充分的回心血量，而在一時心肌缺血的條件下，它還要承擔重要的代償作用（詳見第三章）。舒張功能不僅在生理條件下受到收縮功能的約束，在心肌缺血時更要完成對收縮功能的代償作用。收縮功能對機體供血，舒張功能對收縮功能供血，體現了一種單向的後勤保障作用。無論心臟功能正常與否，都要遵循這樣的原則，不應該說生物醫學沒有定律，這就是很嚴格的定律，沒有例外。醫學研究違背了這些原則一定會犯錯誤。

## 三、收縮功能與舒張功能之間的力學關係

已知心肌舒張功能是耗能過程。現在的問題是：心肌舒張時所產生的抽吸力的降低是否是導致 $E$ 峰降低的原因？答案是否定的。心肌舒張時的抽吸力幾乎對 E 峰血流速度沒有影響。理由如下：

如果「抽吸力」減弱可以降低 $E$ 峰血流速度的話，主要應該改變的是 $E$ 峰的加速時間。也就是說，伴隨 $E$ 峰降低的是加速時間的延長，而不是減速時間的延長，同時表現為 $E$ 峰值降低並後移。然而，事實上在任何情況下 $E$ 峰的加速時間都沒有延長過，也就是峰值沒有後移。相反，通過超音波心圖儀可觀察到：伴隨 $E$ 峰降低的只有 $E$ 峰減速時間的延長或 $E$ 峰、$A$ 峰的融合，說明 $E$ 峰的形成只與房室間的自然壓差有關，與心室抽吸力大小沒有很大關係。心室舒張期的主動耗能主要是為了維持 $E$ 峰舒張期減速時間的延長，即增加 $E$ 峰的持續時間，以努力提高二尖瓣 $E$ 峰流入血量。這正是心室舒張功能加強的表現，以代償收縮功能的降低。正是收縮功能的降低才降低了 $E$ 峰值。注意：這裡充分體現了血流速度和時間因素同時參與了舒張功能。

另一個重要的現象是：觀察並比較心房纖顫（房顫）病人的二尖瓣 $E$ 峰血流速度和主動脈瓣血流速度（房顫時沒有 $A$ 峰），$E$ 峰血流速度（頻譜高度）大體一致，快速房顫患者尤其表現出高度一致，而主動脈血流速度絕對不齊，兩者形成了鮮明的對比。

在房顫狀態下，心室的絕對不規則的收縮，必然伴有絕對不規則的舒張。心室不規則的收縮力可以產生絕對不規則的主動脈射出率速度，但是，不規則的舒張期抽吸力並沒有產生同樣不規則的 $E$ 峰血流速度。說明心肌抽吸力的改變並不是 $E$ 峰血流速度改變的主要原因。

其原因也很簡單：因為在心動週期中有等容收縮期和等容舒張期的存

在。它們分別出現在二尖瓣、主動脈瓣膜打開之前，是心室容量不變的短暫的過渡時期。因爲心室的射出分率遠遠大於心室舒張的抽吸力，所以，等容收縮期無法改變強大的心室射出分率所決定的主動脈血流速度的不一致性，但是等容舒張期可以在很大程度上削減抽吸力的不均勻，使 E 峰血流速度變得相對整齊。

## 四、收縮功能與舒張功能之間的時間關係

舒張期在前，收縮期在後才能完成一個心動週期，這只能說明舒張功能不能直接參與對全身供血，所以，不可能產生所謂的「舒張功能不全或舒張性心臟衰竭伴有正常的收縮功能」的現象。這是一個典型的邏輯悖論。因爲無論心臟衰竭有何種原因，心臟衰竭就是指身體對血液容量的要求沒有得到滿足的特定結果。收縮功能正常意味著身體對血液的需求已經得到滿足，不能僅根據心臟舒張功能降低的表現確定舒張性心臟衰竭的概念。那麼，所謂的舒張性心臟衰竭與正常射出分率（ejection fraction, EF）就是自相矛盾的，它是實際上不存在的現象。臨床僅僅根據 *EF* 值在正常範圍判斷心室的「收縮功能正常」也是不充分的，這一定是忽略了 *EF* 值對收縮功能的高估（詳見本章第三節）。

對時間因素的忽視反映了現代醫學理論對功能過程的忽視。任何生物功能過程都會占用時間。沒有了時間的概念，就會把原本密切聯繫在一起的功能過程割裂開來，使各種生理因素的複雜變化過程變爲支離破碎的孤立的現象。這種忽視時間因素的現象在臨床病理、生理研究中隨處可見，給我們的研究帶來了許多誤導。例如心肌蟄伏（myocardial hibernation）、心肌功能喪失（myocardial stunning）等現象都被看作是無緣無故出現的現象，並被統一稱爲「再灌注損傷」，這又是一個明顯的悖論（詳見第四

章）。這裡有必要強調的是，時間概念不是可有可無的，它反映各種現象的來龍去脈，在我們的功能醫學研究中，我們將努力恢復時間概念，努力恢復人體的各種生物現象的真實的過程，這是解釋疾病的真實病理過程的必要條件，也是尋找疾病功能性病因的基本條件。在隨後的研究中，筆者將隨時提示：任何生物現象，只要它發生在生物活體身上，就都不能脫離生物的過程。這可能也是結構醫學思維方式的一個明顯不足之處。

## 五、不能用正常動物模型討論異常的心臟舒張功能

在我們面臨心臟舒張功能異常時，另一個基本前提就是心室已經處於相對的收縮功能降低狀態，至少是心臟處於亞健康狀態。它已經脫離了心臟的完全的生理狀態。如上分析，心臟功能首先面對心肌射出分率相對或絕對降低的情況。前者如心肌缺血，後者如心肌所面臨的阻力增加。這是臨床研究心功能異常的共同前提。事實上，這個共同前提在臨床研究中常常被遺忘了，或者說，在研究具體的細節的時候被忽略掉了，所以臨床研究無法理解冠心病和高血壓的力學病因。第三章和第四章就以心肌缺血為前提，這才有可能為這些疾病找到病因。從中可以發現臨床的疾病狀態不是獨立存在的，它只是脫離了生理水準的功能狀態。主要不應根據形態變化討論功能，而是從研究之初就要努力把握從生理到病理的功能關係的變化。這是功能醫學研究的特點之一。

在研究舒張功能的過程中，我曾經讀過這樣的文獻報導：「動物實驗的資料顯示：心肌的前負荷增加時，二尖瓣的 $E$ 峰血流速度增加；相反，當前負荷減少時，$E$ 峰血流速度降低」，這樣的現象與臨床所見到的現象完全相反。臨床超音波心圖所觀察到的患者多是有症狀前來就診的，他們中的大部分人可以觀察到局部室壁運動的異常。儘管心臟的壓力代償性反

應（詳見第四章）可能會使整體心室的收縮功能看起來正常，得到正常的射出分率（*EF* 值）的測量值，但是它並不能完全掩蓋其局部心肌的受損和局部室壁運動異常。也就是說，心肌的局部受損與正常的射出分率（*EF* 值）的測量值可以並存。如果僅憑正常的射出分率就否認了心肌局部缺血的事實，那就完全否認了心臟的代償活動的存在。要知道臨床判斷心臟的收縮功能正常與否，主要根據 *EF* 值是否大於 50% 的臨界值。大於 50% 認爲是正常的，小於 50% 被認爲是收縮功能降低，但是它遠遠不能隨時隨地、精準地反映真實的收縮功能的細微變化。射出分率的概念只把各種收縮功能劃分爲正常與異常，而心肌缺血隨時發生或消失，它是一個連續的細微變化過程。

　　臨床上真實的收縮功能降低仍然表現爲前負荷增加，使房室間的壓差減小，表現爲 *E* 峰血流速度降低的過程。但是，如果使用正常的動物製作模型，對舒張功能異常進行實驗觀察，這本身又是一個悖論。人爲地增加正常動物的心臟前負荷，必然引起正常心臟的強烈的排斥作用。正常的心臟將充分調動儲備的收縮功能，加強收縮，以盡快排出額外的負荷。這時所引發的回饋作用也是正常機體的自我保護作用，只能夠透過加強收縮運動排出多餘的前負荷，而不是像缺血心肌那樣藉由容量代償解決前負荷額外增加的問題。此時人爲增加前負荷不但使二尖瓣的 *E* 峰血流速度增加，而且心率也要加快，主動脈血流速度也會增加，正常心肌的收縮功能也被加強。與之相反的是，當心肌受損以後，也有心室的前負荷增加，但是心室有自然的增大的過程，心肌才能通過弗蘭克－斯塔林定律調動心肌的儲備力，保持心室收縮功能整體不降低。此時增加的前負荷總要使房室間壓差減小，*E* 峰血流速度只能減小，*A* 峰血流速度必然增加；雖然心率也會增加，但是主動脈血流速度的降低將成爲區別正常心臟和缺血的心臟的關鍵。所以，用正常動物做實驗，透過人爲地增加心臟的前負荷，是不

能觀察到病理條件下的舒張功能的反應的，所得到的只能是被加強的收縮功能的反應。這是使用正常的動物做實驗，企圖觀察臨床病理性舒張功能變化的一種必然的邏輯錯誤。這說明用動物實驗評價舒張功能異常時需要製作合理的動物模型。人爲地給正常動物增加前負荷形成的動物模型不能達到觀察舒張功能異常的目的。這樣的動物模型只會產生誤導作用。錯誤模型的製作者忽略了一個基本事實：心臟的病理性的舒張功能狀態只能發生在收縮功能降低的基礎上，所以，不能用正常心臟的動物製作模型並進行觀察。

　　或許我們從中可以體會到爲何許多人接受了「舒張功能性心臟衰竭」的概念，如果他們在動物實驗中也使用了正常的動物製作模型，就可能產生錯誤的心臟衰竭概念。如果收縮功能先減弱，首先引起的是心室內的壓力增加，隨後才有心房內的壓力升高，這個順序不可能顛倒。這種房室間壓差的減小是形成 $E$ 峰血流速度降低的根本原因。臨床見到的所有的前負荷增加都只能表現爲 $E$ 峰血流速度的降低。說明製作舒張功能異常的動物模型同樣需要了解舒張功能對收縮功能的依賴作用。

## 六、嘗試建立舒張功能的新概念

　　超音波心圖技術可以觀察心臟的心肌、血流和瓣膜運動，是對臨床所見各種現象做出科學解釋的理想平臺，也是可以提出相應概念的平臺。用超音波技術重新解釋舒張功能，目的就是整體重新認識心臟功能，以及時、準確地評價各種心功能狀態（包括心臟衰竭和猝死前期在內）。這將成爲重新解釋所有心臟病和各種心臟現象的基礎，也是探討心臟病的因果關係，有效預防心臟病的根據。

　　根據上述分析，筆者嘗試重新描述心臟的舒張功能。

　　心室的舒張功能直接服務於收縮功能，它只能通過收縮功能間接參與血液循環。收縮功能正常時，每次心室舒張所得到的回心血量必然等於心室的每搏量，這是心臟收縮與舒張功能平衡的表現。這樣的平衡將可以保障心臟在較高效的供血效果和較低的能量消耗的狀態之中工作。一旦心肌的供血遇到了困難，或絕對缺血，或相對缺血，舒張功能都將迅速地開始對降低了的收縮功能進行代償，協助心臟平穩地完成收縮功能，直到心臟功能達到新的平衡狀態為止。在兩種功能達到新的平衡之前，心臟處於舒張功能代償尚不充分的狀態。舒張功能對收縮功能的代償首先體現在容量代償方面，這種代償需要一定的時間，但是這種代償付出的代價相對較小。而心臟的壓力代償雖然對心肌缺血的反應也很快，但是代償的代價較高，短期內代償的能力有限。在舒張功能代償尚不充分的時間段，可以表現為二尖瓣 $E$ 峰血流速度－時間積分的降低和 $A$ 峰血流速度－時間積分的升高。在實驗中，從都卜勒超音波心圖上，我們的確看到了這樣的 $E$ 峰和 $A$ 峰的頻譜變化的現象。

　　圖 2-3 說明，二尖瓣流入心室的血量必須在較短的時間內，以 $E$ 峰和 $A$ 峰的雙峰形式盡快流入左心室。在 $E$ 峰沒有充分的時間展示出來的情況下，$A$ 峰就已經啟動了，形成了二者融合的過程。這證明了心室內的壓力上升，壓力代償同時在發揮作用。這也證明舒張功能代償只在收縮功能異常時產生作用（詳見第三章）。對此，透過血流頻譜，我們能更清楚地理解在心肌缺血的條件下心臟的血流動力學變化。這也是我們在研究各種心臟病時必須恰當地引入都卜勒超音波心圖技術的原因。因為它可以為各種心臟功能的研究提供重要的血流動力學的資訊，使我們可以更準確地把握心臟功能的細微變化，也可以使我們更正確地理解各種心臟功能變化之間的力學原理。

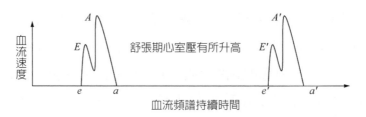

圖 2-3　舒張功能異常的二尖瓣血流頻譜

　　在舒張功能異常的血流頻譜中，除了常見的 $E$ 峰血流速度－時間積分降低，$A$ 峰血流速度－時間積分升高以外，還可以見到在兩個舒張期之間的 $a—e'$ 間期相對增加，這反映了舒張期心室的壓力升高的狀態。只是這種相對延長的時限常常被加快的心率所掩蓋。此外，$E$ 峰與 $A$ 峰逐漸融合也證明舒張期的時限被壓縮了，即 $e—a$ 間期的相對縮短，它表示心室內壓的上升和心肌的某種缺血狀態，心室收縮功能已經降低，代償尚不充分。於是在 $E$ 峰沒有充分的時間表現出來的情況下，$A$ 峰就已經啓動了，形成了二者融合的趨勢。


　　從圖 2-1 和圖 2-3 中可以看出，心室的壓力性代償作用首先使心室的壓力普遍上升，無論收縮期還是舒張期的壓力都出現了上升。舒張期的心室壓力的上升可以使房室間的壓差變小，$E$ 峰血流速度降低，$A$ 峰血流速度自然升高；心室收縮前的心室內壓升高的另一個作用就是使二尖瓣的開放時間稍微延遲，就是 $E$ 峰和 $A$ 峰的總的流入左心室的時間相對縮短，即 $e—a$ 的時限相對縮短，而 $a—e'$ 的時限稍微延長。可以理解爲：心室壓升高使舒張期二尖瓣的開放受阻，在開放時間縮短的時限內，心房將血液擠進左心室。在 $E$ 峰的頻譜中還包含了一部分 $A$ 峰的流入量，這也促使 $A$ 峰血流速度和血流速度－時間積分都有所上升。當 $E$ 峰血流速度－時間積分＜$A$ 峰血流速度－時間積分時，可以認爲舒張功能降低。其本質只是舒張功能的代償作用尚未充分展開，只要時間足夠，只要隨後沒有新的心肌受損，總會逐漸達到充分代償的目的，即取得收縮與舒張功能的新平衡。

　　總之，利用超音波心圖的都卜勒技術對血流資訊的敏感性，心臟舒張功能的概念可由二尖瓣血流的 $E$ 峰和 $A$ 峰血流速度－時間積分及其變化來定義，可以精確反映收縮功能的降低和舒張功能的代償情況。當 $E$ 峰血流速度－時間積分≥$A$ 峰血流速度－時間積分時，它代表了舒張功能的代償是有效而充分的，心臟的收縮與舒張功能開始進入臨床平衡狀態。

　　心室的舒張功能可以表現爲如下的各種不同的狀態：

　　當 $E$ 峰的血流速度和血流速度－時間積分都 ≥$A$ 峰血流速度和血流速度－時間積分時，可以稱之爲生理性平衡狀態；當 $E$ 峰血流速度－時間積分 ≥$A$ 峰血流速度－時間積分，但 $E$ 峰血流速度＜$A$ 峰血流速度時，顯示射血功能已經降低，代償正在進行，尚不充分；當 $E$ 峰血流速度降低，$E$ 峰降速時間延長是舒張功能正在代償的表現；當血流速度和血流速度－時間積分都顯示 $E$ 峰＜$A$ 峰時，就是所謂的 $E$ 峰、$A$ 峰距離較近，或有融合，則表示損傷正在進行，代償遠遠不足，或幾乎沒有代償（這可能是一種比較明顯的心臟收縮與舒張功能不平衡狀態，但是不能由此斷定心臟的預後不好）。

## 七、舒張功能新概念衍生的醫學邏輯

### 1. 重新解釋舒張功能的其他概念

　　在心臟生理學中，心臟的順應性被定義爲應力（stress）變化和由此形成的應變（strain）之間的關係（容積變化的百分率）。用「$dP/dV$ 比值來表示順應性，$dP/dV$ 是壓力變化除以容積的變化率」。卻人爲地規定順應性只代表早期的收縮功能輕度下降，專指血流頻譜上的 $E$ 峰血流速度降低，同樣無視 $E$ 峰時限是否延長。只是這時微量的心室殘餘血量的增

加不可能被臨床現有儀器探測到，但是由它引發的壓力的增加卻是明顯的。血液的不可壓縮性證實心室容量的微小變化可以引發室內壓力的巨大變化。這可能是舒張早期心室壓升高，而容量「不變」的原因。這個現象被解釋為心肌的順應性降低，而實際上只是微量的收縮功能降低。所以，用心肌的應力和應變的比值 $dP/dV$ 來表示收縮功能的順應性，掩蓋了心肌的缺血與代償過程的本質。

心肌的鬆弛性是指在舒張期所包含的時限內，心肌不再縮短並產生力量，幾乎變為靜息狀態下的力度和長度，是指心肌完全喪失了應有的高張力。在這裡像順應性、鬆弛性、僵直性這樣的工程學的概念並沒有反映心肌的生物學變化的真實過程，引用這樣的概念必須慎重。即使舒張期的血流頻譜也不只代表了舒張功能的作用效果，同時也包含了收縮功能的作用效果，它們常常先受到收縮功能的影響。錯把預先擁有的收縮功能異常當作舒張功能的異常，主要的原因是從思維方式上就沒有考慮收縮功能對舒張功能的約束和主導作用。那些工程學概念不可能充分反映收縮與舒張兩種心功能之間複雜的相互關係。與之形成鮮明對比的是，生物學研究曾成功地引入了壓力的概念，例如血壓是經典物理學中的最基本物理概念，臨床醫學需要把它引進來，才能更好地解釋生物現象。

如前所述，二尖瓣的 $E$ 峰的減速時間的延長，甚至整個舒張期時限的延長都表示了舒張功能的延續，而不是它的減弱，用以平衡舒張與收縮功能關係，彌補因 $E$ 峰降低所減少的二尖瓣流入的血容量。因為這種時限的延長是以主動增加舒張期能耗為代價的，而不是被動的延長，它表示舒張功能正在增強其代償功能。

這些細微的變化，在評價心功能時也被籠統的心室射學分數這種簡單而粗暴的評價方式所掩蓋了。只要射出分率值正常就認為收縮功能正常，就認為可以單獨地研究舒張功能了，這樣的認識是割裂性思維的體現，形

成了完全脫離收縮功能的研究策略，甚至進一步認爲凡是有了收縮功能異常必然先有舒張功能異常，這也是對舒張功能的生物學意義的誤解。

至於「限制性充盈異常」概念的解釋就更不能接受了：此時心室壓異常地增高，爲什麼還會出現很高的 $E$ 峰血流速度？心室壓力增高的直接結果應該是房室間的壓力差減小，使得 $E$ 峰血流速度降低，這是符合邏輯的力學推理。而心室壓力增高不可能引起很高的 $E$ 峰血流速度，這是一個難以理解的描述；另一個問題是爲什麼會產生異常急劇增高的心室壓力呢？弱小的心房肌加壓，形成 $A$ 峰，絕不會給更高壓的心室增加如此大的壓力，因爲心室壓力主要靠強大的心室肌支持。室壓增高唯一的可能性就是心室內的殘留血的逐步積累。而造成這樣的積累的唯一可能的原因就只能是收縮功能正在不斷受損，而且舒張功能尚未能夠做出滿意的代償。單純的舒張功能異常既不存在，也不可能在短時間內產生如此巨大的心室內壓。這又是一個邏輯悖論。唯一能夠對此悖論做出解釋的就是使用了正常的動物做了不恰當的動物模型，所觀察到的結果誤導了臨床的認識。

此外，用限制性充盈異常並不能解釋異常增高的 $E$ 峰血流速度和很低的 $A$ 峰血流速度。對於這樣的頻譜現象只能夠用房室間壓差明顯增大來解釋。而壓差加大的原因只能是心室腔內的壓力減小的結果，因爲在整個心動週期中，心房內的壓力不可能有很大幅度的變化。我們可在心臟監護室的手術後患者身上看到這樣的血流頻譜：異常高尖的 $E$ 峰血流速度和十分矮小的 $A$ 峰血流速度。它們可以出現在有效循環血容量不足的情況下，甚至並不主要依賴於強心藥物的作用。此時，心室腔充盈相對不足，壓力相對低。心臟爲了滿足機體的供血，必須加強、加快收縮，表現爲房室間壓差較大，可以出現異常高尖的 $E$ 峰血流速度和十分矮小的 $A$ 峰血流速度。所謂的心臟的限制性充盈異常的說法也是不科學的，這也是對心室的缺血與代償的過程缺乏理解。

　　從這裡可以看出：單獨地研究舒張功能給各種臨床現象的解釋提供了主觀的隨意性，使得這些解釋過於簡單化，錯誤百出。可以說忽略了收縮功能的約束機制是造成對舒張功能各種誤解的基本原因，也是形成各種疑難問題並且始終無法解決它的基本原因。甚至在研究心臟衰竭的問題時，還衍生出舒張性心臟衰竭的概念，而這個概念完全是人爲杜撰出來的。在這裡，通過簡單的邏輯分析，便可確認目前流行的舒張性功能的基本概念及其所衍生的一系列概念或是違背事實的，或是不恰當的，我之所以發現如此眾多的理論問題，不是筆者的水準高，而是因爲符合生物邏輯的理論的分析價值在任何時間都高於統計學研究結果。

## 2. 舒張性心臟衰竭根本不存在

　　當前的醫學理論證明，診斷舒張性心臟衰竭的三個強制性條件是：①存在心臟衰竭的症狀和體徵；②左心室收縮功能正常或只有輕微的異常；③有異常的左心室鬆弛性，心室充盈，舒張期擴展性不良，或舒張期剛性增強的證據。根據上述理論推理，凡有心臟衰竭表現的患者，其 EF 值正常時，就可認爲其爲舒張性心臟衰竭，這完全是人爲構建的概念，因爲該概念無法統一解釋兩種心臟衰竭。與收縮性心臟衰竭構成了不同的並列的概念，也是矛盾的概念。一方面左心室射出分率的測量值正常，另一方面臨床出現心臟衰竭症狀，就認爲這是屬於舒張性心臟衰竭。心臟衰竭首先應該是指心臟不能完成循環系統的供血任務所產生的結果，而心臟的舒張功能不會直接向全身的組織器官輸送任何血量，因爲舒張功能只是提供有效循環血量，爲心室收縮功能的射血做準備的。而且心臟生理學告訴我們，正常情況下，舒張期心室所接受到的從心房流入的回心血量應該嚴格地與心室每搏量相等。這個嚴格相等的數量關係，是人體保持收縮與舒張平衡的標誌。這也是一種嚴格的邏輯關係。忽視心臟功能的這種邏輯關係

是對心臟功能規律的誤解，包括對收縮功能和舒張功能整體關係的誤解。

為什麼會在患者出現心臟衰竭症狀時，其收縮功能 *EF* 值還可以正常呢？這可從兩個方面理解：一個是心肌的收縮特性包括了收縮與舒張功能這兩種成分的共同作用，粗略的射出分率指標不能反映細微的心功能變化；另一個方面就是射出分率對實際的收縮功能總有高估作用。前者是由於人為設計的指標粗略和不恰當應用，後者表示簡單的指標無法反映複雜的心臟功能。二者的不匹配是可以理解的，不考慮射出分率高估的特點，不考慮在臨床實際應用的情況，想當然地展開舒張功能的討論，一定會出錯。

## 3. 心肌的缺血和代償總是並存的

*EF* 值將永遠代表缺血與代償兩種功能共同作用的結果。任何情況下的心臟功能的降低都不是獨立存在的，心肌的代償作用無時不在，甚至在缺血後的第一個心動週期就會產生代償，充分的代償可以在很大程度上掩蓋真實缺血的程度。不充分的代償又可以產生許多的病理現象。心肌缺血和代償將貫穿所有的心臟病的功能過程，它可以表現為各種心臟病的功能狀態。如何論證缺血和代償現象的並存？這將是解釋心臟功能複雜性的核心環節，是解釋各種心功能現象和各種心臟疾病的因果關係的樞紐。

一方面所有心臟病都不可能脫離這樣複雜的功能狀態；另一方面，這樣的複雜的功能可以決定，或者可以解釋各種心臟病的功能性的因果關係。射出分率只是為了流行病學研究而人為地設計出來的，用於粗略判斷心臟收縮功能大致正常與否的指標。心臟的收縮功能的複雜和精細程度與射出分率完全不能匹配。此外，臨床主要借用流行病學的方法，把 50% 的射出分率值當作區別收縮功能是否正常的通用標準，這樣的分界線顯然是十分粗略的，到處都可以留下人為的「高估」收縮功能的跡象，造成了

假像。這應該是形成「舒張性心臟衰竭」概念的主要原因之一。其他使用射出分率的情況，例如評價心臟衰竭的程度，同樣存在著過於粗略，人為「高估」的傾向。檢查人員手動測量的 $EF$ 值的重複性很差，測量的結果受檢查人員對心功能的主觀判斷的影響，更不是一個好的診斷心臟衰竭的依據。如果把 50% 當作判斷收縮功能正常與否的界線，在實踐中，半數以上的普通人的 $EF$ 值為 60%～75%，這顯然是高估的結果，完全不符合生物功能的能量最小原理。該原理提醒我們，生物體執行生理功能只能消耗稍高於最低生理標準的能量，不允許過度消耗能量。

# 第三節　醫學理論再認識

實踐中，我們常常遇到二尖瓣 $E$ 峰血流速度低於 $A$ 峰血流速度的情況，於是該患者就被簡單地診斷為「舒張功能降低」。這樣的診斷對患者到底有什麼意義？對於臨床醫生又提示了什麼？如何評價這樣的舒張功能？恐怕許多醫生會認為患者有「正常」的收縮功能，而「舒張功能異常」僅僅是「早於」收縮功能異常的表現，把它視為心臟的最早、最輕微的變化，可以不予處理。這樣的養虎為患的做法會給臨床帶來無盡的麻煩。這個概念遠不如「早期收縮功能降低」或「早期心肌缺血」的概念更能提示醫生的警惕和關注，從而有利於患者正確理解自己的心功能，有利於預防心臟功能惡化。

## 一、在臨床實踐中討論舒張功能異常

### 1. 舒張性心臟衰竭的錯誤概念在臨床上寸步難行

本章主要討論心臟的舒張功能，而且從理論上否認了舒張性心臟衰竭

存在的可能性。雖然許多關於舒張功能的超音波理論已經寫進了某些教科書，但是臨床醫生無法從臨床實踐中驗證這些理論。在實踐中，所有臨床醫生對舒張功能性心臟衰竭的概念給予高度關注，那只是因為它涉及心臟衰竭，因為心臟衰竭患者的生命可能受到威脅。臨床醫生們長期接觸大量的心臟衰竭患者，總結出了許多處理收縮性心臟衰竭的臨床經驗。然而，他們對舒張性心臟衰竭卻常常感到無從下手，甚至難以理解和準確把握：舒張性心臟衰竭是否同樣也會致患者於死地嗎？既然它不同於收縮性心臟衰竭，那麼，在臨床實踐中如何分辨舒張功能性心臟衰竭？如何確認兩種心臟衰竭的關係？處理舒張性心臟衰竭的方法與收縮性心臟衰竭相同嗎？這些問題常常令臨床醫生們感到困惑。

　　根據文獻報導，僅有很少量的資料顯示有人探索性地、有選擇地使用某些抗收縮性心臟衰竭藥物處理舒張性心臟衰竭，希望找到舒張性心臟衰竭在臨床方面不同的表現，然而他們的願望落空了。只要患者出現了心臟衰竭表現，儘管 EF 值還在正常範圍，測量它們時也完全沒有受到外界干擾，在臨床的關鍵時刻，臨床醫生寧可忽略 EF 值的提示，採取更為熟悉的處理方案。在臨床實驗中，幾乎沒有臨床醫生能夠擺脫收縮性心臟衰竭的認識來處理心臟衰竭患者。幾乎所有的臨床醫生都採取了慎重或者說保守的態度。筆者在與臨床醫生的討論中得知，他們都提到在實驗中很難區分舒張性心臟衰竭與收縮性心臟衰竭，在沒有充分理解兩種心臟衰竭的關係時，無法肯定某一位患者只患有舒張性心臟衰竭，尤其是目前心臟病理論還認為兩種心臟衰竭既可以同時存在，也可以單獨存在，更使臨床的認識和操作陷入混亂。

　　在這裡有必要提示，上述關於舒張功能的理論都是來自當前超音波心圖理論的誤導，所以，糾正這些認識也是超音波醫學界分內的事情，也需要全體超音波從業人員的共同努力。

　　筆者認爲，既然理論上寫明了舒張功能性心臟衰竭完全不同於收縮性心臟衰竭，那麼就必須在實踐中顯示其差別，使每個臨床醫生能夠清楚辨認，也能夠採取不同方法處理它。如果臨床醫生只能停留在既往對收縮性心臟衰竭的認識上，無法在實踐中區分任何一名患者的舒張性心臟衰竭，那麼，這樣的關於舒張性心臟衰竭的理論就可能有問題。

　　實際上，心臟衰竭理論從來沒有正面回答兩種心臟衰竭的關係問題，在與超音波心圖醫生的專業討論中，幾乎沒有人能夠正面回答以下問題：

　　心臟的收縮功能或舒張功能的降低是否是缺血、缺氧造成的？如果是，那麼在任何缺血狀態下，首先受損的應該是收縮功能？還是舒張功能？如果降低了的心臟功能在恢復了充分的供血、供氧條件時，首先恢復的應該是收縮功能？還是舒張功能？如果認爲心臟的收縮與舒張功能是不可分割的，那麼，收縮性心臟衰竭和舒張性心臟衰竭應該如何匹配？如何統一認識心臟衰竭？

　　在沒有得到任何滿意的答案的情況下，筆者更堅定了用邏輯分析方法探討心血管病理論的決心。

## 2. 心室舒張的抽吸作用對舒張功能不起決定作用

　　現有的心臟病理論強調心室壁的抽吸力決定了心室的舒張功能，這始終是一個似是而非的問題，因爲如果心肌在舒張期產生了抽吸力，並影響了 $E$ 峰的血流速度值，那麼心室肌的舒張功能就可以單獨存在，它將不會受到收縮功能狀態的約束。

　　在心臟生理學中，有人提到在二尖瓣狹窄的條件下可以顯示出心室肌的抽吸力，因爲二尖瓣血流速度可以達到較高的程度，而此時並沒有心房肌的收縮和推動作用的影響，所以，推測二尖瓣血流速度只能由心室肌的抽吸作用所致。

　　然而，這樣的推測大概也是不能成立的。持此觀點的醫生在觀察狹窄二尖瓣舒張早期血流速度增加時，只想到了心室的抽吸力，卻忽略了狹窄的二尖瓣已經在每一次舒張之後都會把微量的血殘留在心房，而增加了心房內壓力，也就加大了房室間的壓力差。此外，心房內壓力的增加必然反射性使心房肌提前收縮，使得 $E$ 峰的頻譜中加入了部分原本 $A$ 峰遺留的血流量，並且隨心臟運動可累積並加大房室間壓力差，因而使 $E$ 峰的升支加速了。只要舒張早期的房室間壓差加大，只要 $E$ 峰中含有 $A$ 峰的血量，舒張早期二尖瓣血流頻譜就會受心房收縮力的影響。此外，如果心室抽吸力持續存在，並決定二尖瓣血流 $E$ 峰的升支，那麼升支應該逐漸上升，而不會垂直於基線。如圖 2-4 所示，二尖瓣狹窄的 $E$ 峰的升支和 $A$ 峰的降支分別與基線成 90°夾角，且兩峰波形尖銳。因為心肌的舒張動作越近結束，抽吸作用就會越弱，可逐漸消失，兩峰波形圓鈍。這些都說明心室肌的抽吸作用在形成舒張功能時幾乎不產生決定作用。單純的抽吸力不會形成 $E$-$e$ 直線垂直於橫座標軸，加大心房收縮力也不會形成 $A$-$a$ 直線的垂直狀態。最重要的是，心室抽吸力與是否影響 $E$ 峰與二尖瓣口的狹窄無關。

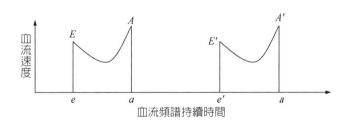

圖 2-4

　　圖中的 $E$ 峰的升支（$Ee$）和 $A$ 峰的降支（$Aa$）均與頻譜的基線成 90°夾角，$E$ 峰、$A$ 峰波形尖銳，代表了狹窄的二尖瓣血流入心室的頻譜的特點。這說明房室間壓差增加，是因為心室殘留於心房的血液量的增加，不表示心室肌的舒張產生的抽吸力影響了 $E$ 峰血流速度。

或許有人質疑上述對心室抽吸力有無的邏輯分析並不是力學分析的實際測量結果，沒有客觀的力學資料作為證據，因而所得到的結論並沒有實際證明價值。在這裡，應該強調的是：無論心室肌還是心房肌，它們的主要功能是收縮功能，不在於它們的舒張力。分析它們的力學功能原理和結果時，應該以它們的收縮力的結果為准。如果把它們的舒張過程的抽吸力當作有效作用因素，這種做法又回到了分別研究心室的收縮與舒張功能的老路上了。前述統一的運動結構先後完成收縮與舒張兩種功能時應遵循統一的力學原理，在努力使出、入心室的血量相等的前提下，盡量減少能耗。

### 3. 超音波心圖的重要價值是可以提供血流的動態資訊

血流的不可壓縮性使血流資訊擁有不容忽視的臨床價值。我們可以分別根據二尖瓣血流速度和血流速度－時間積分的變化判斷心室收縮功能的降低，判斷舒張功能的代價。當心肌處於缺血的狀態，心室的舒張功能必然履行它的代價功能。到目前為止，臨床對血流資訊的利用只限於根據三尖瓣返流血的壓差推測肺動脈是否有高壓。如果把更多的血流資訊用於推測心臟功能的狀態，那將極大地增強超音波心圖的應用價值，我們會更精准地理解心功能。解決心臟醫學難題離不開血流資訊，它們是反映心臟功能狀態和變化的最重要的資訊源之一。

### 4. 超音波心圖長期觀察的結果

在任何心功能情況下，只要 $E$ 峰的血流速度大於 $A$ 峰血流速度，$E$ 峰積分就大於 $A$ 峰積分，沒有例外。甚至當 $E$ 峰和 $A$ 峰難以區分時，比較相鄰的兩個脈衝頻譜，時限長的就是 $E$ 峰，短的就是 $A$ 峰。從理論上講，舒張早期 $E$ 峰占有大部分流入心室的血量，因而減少 $A$ 峰的流入份額，以減少 $A$ 峰血流所消耗心房肌的能量，$A$ 峰只是補充 $E$ 峰的不足，

所以正常 $E$ 峰在血流速度和時間方面總是超過 $A$ 峰。

心室的舒張功能的概念及其與收縮功能的關係適用於正常心臟和各種心臟病狀態，是正確研究和理解各種心臟功能的必不可少的關鍵概念，也是在解決心臟各種難題時必須要面對的問題。甚至心臟的每一次搏動都要符合這樣的規律。舒張功能必須受收縮功能制約，國際上也早有議論，只是未引起足夠的重視。大多數人持傳統的過時的思維方式，但「真理有時候掌握在少數人手裡」。2003 年，香港中文大學的桑德森（Sanderson）教授在歐洲的《心臟》雜誌上更明確地提出了「舒張性心臟衰竭是事實還是虛構？」的質疑。也有人提出「『舒張性心臟衰竭』或心臟衰竭是否是由微妙的左心室收縮功能異常引起的？」的質疑，他們都從收縮功能對舒張功能的約束性方面考慮問題。這些意見雖未受到重視，但是，面對理論上的悖論和實踐中無法解決的難題，遲早都會有人重新提起心功能這個十分重大又帶有普遍性問題。在這裡有必要鄭重重申：功能主義的研究策略才更有利於心臟功能的研究。

## 二、$EF$ 值對心室收縮功能的高估

因為射出分率（$EF$ 值）在構成舒張性心臟衰竭的概念中起了重要的誤導作用，而且 $EF$ 值已廣泛應用於臨床，成為臨床醫生最看重的指標，因此需要對它做出客觀的評價：

（1）$EF$ 值的測量對超音波掃描切面的依賴性很強。只要超音波探頭稍有偏斜，就會使最初取得的左心室的最大切面移位變小，使 $EF$ 測量值有所提高。這是在臨床實驗中隨時可以見到的測量誤差，在左心室沒有明顯增大的情況下尤其如此。

由於心臟的跳動是複合運動，它的收縮與舒張運動總伴隨著心臟的移

動，最大切面也出現移位。根據 $EF$ 值的定義：

$$EF = (A-B)/A$$

　　其中 $A$ 和 $B$ 分別為舒張末期和收縮末期的心室容積。在根據超音波圖像測量 $EF$ 值的收縮末期容積 $B$ 時，儘管探頭的位置、方向不變，測量切面已經不再是原來選定的舒張末期最大容積 $A$ 的最大切面了。總會出現明顯的偏移，而脫離原主切面，使心室收縮末期不再是最大切面，於是測量的收縮期容積值 $B$ 比理想值小。相當於 $B$ 值減小，所以 $EF$ 值變大，出現高估。

　　（2）在 $M$ 型超音波運行的方式中，測量 $EF$ 值對取樣線有很強的依賴性。在實際操作中，理論上的取樣線應該垂直於左心室長軸，但是絕大多數的檢查人員無法獲得充分垂直的測量條件，兩者不垂直也會人為地提高 $EF$ 值，相當於應用直角三角形的斜邊測量值討論原本屬於直角邊的問題。雖然收縮與舒張期的測量值都有所擴大，但是舒張末期的 $A$ 測量值擴大更多而造成高估。

　　（3）在室壁出現節段性運動異常時，無論何種運動異常，不管是運動不協調，還是矛盾運動，室壁已經降低了其射血能力，但是其運動幅度可以因正常心肌的牽扯而維持原有幅度，只是時相有改變。$EF$ 測量值卻只根據運動幅度計算，完全不反映運動的時相，因而造成對實際收縮功能的高估。

　　（4）左心室有長軸和短軸之分。心室的長軸方向上的心肌的收縮力應該承擔主要的射血功能。一個人從青少年時期到中老年的心臟功能的改變，首先應該表現在左心室的長軸方向上的收縮性能的降低上，所以可以使用二尖瓣環的運動幅度評價左心室整體功能。而心肌纖維在心室長軸方向的受力變化是最大的，這決定了心肌在長軸的射出分率分量比短軸的射

出分率分量承擔更多的心臟負荷，因而這個方向上的心肌運動也更容易受損。相對而言，短軸方向的心肌受損相對較輕，短軸方向上容易保持較高的室壁運動幅度。左心室的功能衰竭最終都是讓心室球形擴大，因為短軸方向上的心肌受損總是較長軸方向的受損更晚。但在超音波心圖理論中，很少研究長軸方向的心功能的變化，在實際工作中，醫生們主要憑藉左心室的 $M$ 型超音波圖像上的左心室短軸測量 $EF$ 值，使 $EF$ 值高估實際心功能。

（5）心肌在缺血時的代償作用將會掩蓋真實的缺血程度。此時測量到的 $EF$ 值常包含了功能代償的成分，不能代表真實的心肌功能狀態，沒有反映出真實的心肌缺血情況。一旦心肌應激條件解除了，其相應的代償功能可能會反應性地消失，缺血的症狀才會充分表現出來。這是臨床很常見的 $EF$ 值高估實際收縮功能的原因，特別是心功能不良的患者更是如此。這就像一個退休的運動員，在他的日常生活裡，可能表現出某種不健康的身體狀況，甚至殘疾，但是一回到賽場又可以變得生龍活虎。

一方面，臨床上使用被高估的 $EF$ 值判斷患者的收縮功能「正常」，另一方面，血液的不可壓縮性使血流信號對缺血的反應十分敏感，一旦遇到心臟衰竭的症狀和體徵時，最敏感也最常見的血流舒張期 $E$ 峰降低和 $A$ 峰增高又被醫生們誤解為舒張功能降低。於是，在面對同一個心臟衰竭患者時使用兩種不同精度的標準進行診斷，根據高估的 $EF$ 值判斷其收縮功能正常，根據敏感的 $E$、$A$ 峰判斷其舒張功能異常，再加上其已有的心臟衰竭症狀，這些患者就被錯誤地診斷為舒張性心臟衰竭。本質是因為研究中採用雙重標準，才出現了舒張期心臟衰竭的錯誤概念。其結果將在邏輯上形成無效定義，在此基礎上進行的任何研究及其成果也只能是理論誤導的結果。

在日常工作中，有許多醫生可以把正常人的 $EF$ 值測量到 60%～70%

以上，這正是高估 *EF* 值的結果。如果把 50% 的 *EF* 值作爲正常人的最低限度，在靜息狀態下，人體不可能無故消耗過多能量，產生大於 60% 的收縮功能，這是從能量角度考慮的。無論人體有多麼複雜，心臟功能都要遵從力學最小原理，即利用最小的能量獲取最大的功能效果。各種心臟功能都必須遵守這樣的力學最小原理，這樣的原則要求心臟完成生理功能就可以了，不可能額外消耗任何能量，產生更大供血量。所以，*EF* 值不可能存在更高的測量值。如果 50% 是正常收縮功能的低限值，它只應該在50%～60% 之間浮動，更高或者更低的結果都是不合理的。

# 第四節　系統理論探討

## 一、邏輯分析方法（一）

收縮功能與舒張功能之間存在著複雜的相互關係，甚至可能還有其他的多種關係尚未被認知。我們已經意識到這些關係的重要性，離開這些關係，我們永遠理解不了舒張功能和收縮功能各自的臨床價值。

（1）上述各種關係都屬於人體內在的邏輯關係。邏輯分析就是要逐一尋找出這樣的邏輯關係，分析它們在生物活動中的價值和地位。這樣的邏輯分析也是尋找心臟病因果關係的過程。疾病的因果關係只能存在於生物體內部這種固有的邏輯關係之中。

這種邏輯分析方法適用於任何人，包括所有的健康人和心臟病患者，沒有例外。這樣的分析方法將成爲本書的主要研究方法，能夠包容所有個案。所以，邏輯分析得到的結論應該可以概括和代表所有的患者和正常人。它不會因樣本量過小而失去意義，也不需要因爲追求結論的穩定性而

一再加大樣本量。只要它能夠充分顯示功能的本質變化，其分析的結果就可以指導實踐。

　　另一方面，這樣的邏輯分析在探討最廣泛的共性的同時，也擁有探討個性化病因的能力。或者說這樣的分析結果可以指導任何個案分析，進而指導治療和有效的預防。各種心臟病的發生和發展都是以個體爲單位的，每個人的病情都不一樣，診斷和治療的效果也應該以個體爲單位進行評價。這樣的個案與全部案例之間的關係在邏輯學中是指單稱概念與全稱概念之間的關係。全稱概念擁有有效概括所有個案的共同本質和因果關係的能力。在病因得到本質的確認之後，才有資格進一步探討它們的個性化的因果關係。這是邏輯分析的最重要的價值，這樣的價值不存在於統計學的討論中，因爲統計學研究即使獲得再高的機率也有例外，這些例外只能被忽略，並且機率性研究公開否認低機率的結論，認爲它缺乏指導意義，也就否認了少數臨床案例的醫學意義。在複雜的生物現象中，少數的情況也可能包含或反映了問題的本質。所以說，邏輯分析的方法恰恰是探索複雜的生物現象本質的重要方法，無可替代，優於統計學研究（詳見第八章）。

　　（2）生物的生理關係是一種生理水準的邏輯關係，病理性關係也是邏輯關係，只是在原有的生理關係的基礎上，多種因素相互作用，使原有的生理功能在某種程度上產生了偏離，或因某些生理功能的明顯改變，形成了病理過程。功能偏離的過程就包含了疾病的病因和機理。個人體內發生的任何功能變化，都基於其固有的生理性或病理性的邏輯規律，而不是基於統計學規律。至於醫學統計學的臨床價值，我們會在第八章中詳細討論。

　　「生理學是生命的邏輯。」生物體在生理狀態下，心臟的收縮功能和舒張功能自然而然地匹配在一起，偶然有不匹配的情況也只是暫時的。遺憾的是，一旦醫學進入到了臨床研究階段，所有的這些關係都被一個個具體的疾病所代替，我們所熟悉的各種生物學關係都被割裂開來，或者被疏

忽掉了。隨心所欲地脫離收縮功能，只單獨研究心臟的舒張功能，便背離了人體固有的邏輯關係，因而無法找到病因，甚至無法認識舒張功能。

　　探索心臟的功能關係和疾病的病因同樣要尊重其邏輯關係，包括生物體擁有的各種生理和病理關係。如果不能夠正確定義心功能的邏輯概念並描述其變化的過程，就不能發現臨床疾病的眞正的邏輯病因。醫學統計學在臨床研究中有應用過度之嫌，因爲它排斥了邏輯分析的可能性，實際上否認了疾病發展的基本邏輯關係。

　　邏輯分析的最大優勢就是尊重並恢復了生物體原有的各種邏輯關係，把缺失了的各種功能關係找回來了，把被扭曲的關係糾正過來，這樣，我們就會走進另一個嶄新的生物的系統世界。通過一般系統論的基本定義很容易發現：現代心血管病理論忽略了對生物邏輯關係的研究，因而其理論和概念存在不少問題。

　　一般情況下，人們把收縮與舒張功能分開記錄和描述，只是爲了便於研究和簡化討論，但這不是長久地單獨研究它們的理由，不同的研究方法將會得到不同的結論。根據邏輯學的不矛盾律：在同一個思維過程中，在同一時間、同一關係、同一方面，對同一對象不能做出兩個互相否定的論斷。如果對同一物件提出相互矛盾的命題，其中必定有一個命題不眞實。在當前的心血管病理論中，一直分別研究著收縮和舒張功能，至今沒有釐清它們之間的邏輯關係，該理論受到挑戰是很自然的事。有一種自圓其說的觀點認爲「明顯的收縮期衰竭，總是伴有舒張功能異常。」或是「舒張功能衰竭可以單獨發生，但是常常先於收縮功能衰竭，而收縮功能衰竭卻總是伴有舒張功能衰竭。」但這些觀點都不能正確解釋舒張性心臟衰竭的概念。事實上不可能有臨床醫生既對舒張功能的臨床意義做出嚴密的邏輯說明，又不涉及收縮功能的表現。兩種心臟衰竭的矛盾概念不可能都正確，只有一種心臟衰竭的概念是正確的。人體內的各種生理關係是如何變

成了病理生理關係的，是我們迫切需要了解的主要內容。

　　現代邏輯學是一切科學理論的基礎，人類以邏輯思維為基礎建立了各門科學的理論體系。理論物理學是由基本概念、基本原理和從邏輯推理得出的結論三個部分構成的。邏輯推理幾乎成了整個學科的唯一的方法。邏輯學的這種構建科學理論體系的方法也是建立其他科學的基礎，它也是衡量一門學問是不是科學的標準之一。邏輯學也應該是建立理論醫學，或者說邏輯醫學的基礎科學之一。我們不是為了標新立異而提及邏輯醫學的概念，主要是因為生物功能的形成、發展、惡化、好轉都有其自身的邏輯規律，並嚴格按照生物學的邏輯規律展示其功能的。探索這樣的規律就是要揭示生物體固有的邏輯關係，建立其邏輯概念、邏輯原理，這樣才能得到可以指導臨床的科學結論。

　　邏輯學是研究思維的邏輯形式、規律和方法的科學。所以，邏輯分析的一個最重要的作用就是可以幫助人們得到符合客觀邏輯規律的科學結論，避免邏輯錯誤。

　　如何建立科學的概念是邏輯學首先要研究的內容。

　　概念不明確，診斷就成了問題。長期以來，我們一直把冠狀動脈攝影作為診斷冠心病的黃金標準，以至於目前臨床心臟病的診斷和治療多是根據這樣的黃金標準展開的，甚至以此確認不同檢查技術的臨床價值的排序。在各種診斷方法中，臨床醫生一直更喜歡根據心電圖的變化診斷心肌缺血，而且排除了超音波心圖診斷缺血的優勢和可能性。但是，只憑心電圖診斷心肌缺血是遠遠不夠的，超音波心圖診斷心肌缺血的優、缺點我們會在隨後的討論中提及。

　　生物內穩態就是指人體的生理平衡狀態。即使局部表現為疾病狀態，人體仍然有強大的維持生理狀態、回歸生理狀態的能力。許多疾病並沒有治療的特效藥，例如病毒感染，人體本身所擁有的抗病能力就是一種自主

回歸生理狀態的能力。或者說，人體的免疫力就是這種回歸能力或防病能力的總稱。疾病的「自然病程」必然包含了這樣的內穩態的力量，在生物系統一次次偏離目標時，又可以通過負回饋調節一次次重新返回生理狀態。貝塔朗菲在《一般系統論》裡稱之為「同結果性」，即不同的初始條件、不同的路徑，可能產生相同的最終狀態，達到相同的「目標」。這是所有生物都擁有的特性，即使是冷血動物也會保持它的某些內環境指標的穩定。

所以，研究臨床疾病都應該從生理學的邏輯開始。忽略了生理學已經為我們規定好了的邏輯關係，不但是一種有效資源的浪費，而且是一種錯誤。任何一種疾病都只能從原有的生理狀態發生、發展。任何預防疾病的措施都是為了防止生理狀態的偏離，任何治療都是要努力協助人體恢復正常的生理狀態。心臟生理學正是本書討論所有疾病的出發點。

出於同樣的思路，筆者對當前的冠心病、高血壓病、糖尿病和高血脂等疾病理論提出質疑，質疑它們的邏輯病因不清楚，質疑它們的評價標準不合理，它們的描述性概念無助於深入研究。對幾乎所有重大的心血管疾病都可以提出這樣的質疑，這些都是在邏輯分析的基礎上提出的質疑，存在這樣的質疑，證明現有理論的醫學邏輯性不足。這正說明了邏輯分析也是發現原有理論不足並加以改進的有效的研究方法。

（3）當前的醫學理論雖然強調「客觀證據」，但是對疾病的認定實際上只是停留在對各種形態學改變、症狀和體徵的描述上，所以近年來「綜合症」逐漸增多，缺乏對這些綜合症的理性分析，甚至心臟功能惡化達到心臟衰竭的程度時，也只能按照患者的主訴和主觀感受對其心功能進行診斷和分級。當前的心血管病理論只是一種描述性醫學，屬於認識論中的初級階段，主要表現為對各種臨床現象和結構的羅列和描述，缺乏合理的邏輯分析，遺留了大量的邏輯關係問題。描述醫學的特點是以觀察和描述臨床現象為主要研究方式，甚至為疾病下定義、分類都以描述臨床客

觀所見和形態學分類為主要研究策略。它所描述的現象相互獨立性較大，缺乏合理的約束和依賴關係，所以，各個疾病之間也失去了合理的邏輯聯繫。醫生缺乏深入討論的能力和展開邏輯討論的平臺，這必然會抑制科學討論的積極性。

（4）當前醫學研究中的邏輯方向不明確。邏輯學是正確思維的工具，更是科學研究的指南。在現實中，醫生在努力追求解決具體研究的細節問題時，常常忽略了整體功能－結構的綜合性研究。要想解決具體的醫學難題，首先注意不要犯大的邏輯錯誤，否則，很難達到預期的目的。不要忽略人體是開放的活系統的基本性質，整體性幾乎是生物系統的第一特性，忽略了整體性就等於忽略了生物的系統性，這將導致臨床醫生在許多重要問題上脫離生物體的本質規律，也背離了開放系統的各種規律。

（5）應該確定診斷標準的合理的邏輯依據，當前的醫學理論更多地強調統計學的診斷標準。論證科學命題的標準不是動物實驗和運動試驗所能夠決定的，必須有嚴格的邏輯理論為基礎，接受邏輯分析為主要研究方法。臨床診斷也應該以邏輯分析為基礎。

（6）當前的醫學理論過度強調了現象的可重複性，顛倒了現象和本質的關係，並希望以此證明某個學術命題的正確性或不合理性。從嚴格意義上講，雖然複雜的人體現象都以量化的形式表現出來，但是它們都是各個人的個性化特徵的總體表現，所以難以重複。而實質性命題必須是可重複的，這是邏輯推理的基礎，是解釋各種臨床現象的基礎，它們都應該以定性的醫學形式表現出來，這樣才能顯示其可重複性。這就是功能主義研究的觀念和認識（詳見第八章）。

在我們隨後的討論中，邏輯分析和邏輯推理將成為主要的研究方法。這樣形成的邏輯醫學理論將有能力對所有的醫學現象做出解釋，包括解釋各種疾病的病因。

指導著我們一步步接近有效預防心臟病的大目標原則包括：

第一原則：邏輯分析原則。包括建立有關疾病的邏輯性的普遍概念，根據各種普遍概念逐步探討各個疾病的邏輯病因，再進入個性化醫學研究。

第二原則：功能主義的研究策略。它替代了以結構主義研究為主導的研究策略。功能主義的研究應該涵蓋結構主義理論所有的科學、合理、正確的成果。

第三原則：整體研究原則。它決定了「自上而下」的研究方向，從概念的建立到形成一系列的邏輯推理和結論，這個過程都應該保持醫學資訊的整體性、綜合性和辯證性。所涉及的醫學資訊都是綜合資訊，這樣的資訊正是現代醫學研究中各種「綜合症」的基礎資訊。

第四原則：定性分析的原則。它是科學量化研究的基礎，它是實施現代醫學研究策略的基礎，包括建立對立統一的辯證邏輯關係。

第五原則：開放的系統研究原則。充分應用各種系統理論原則和方法，包括應用黑箱方法、類比方法等。

第六原則：醫學研究的簡化原則。用最少的假說及相關推理解釋最多的生物現象，建立最精練的邏輯醫學理論。

第七原則：建立現代醫學研究的統一的理論模型，展開統一性理論論證，包括論證醫學命題的「可接受性」。

第八原則：心理因素是心血管病的重要影響因素之一。心理因素是心身醫學研究的主要內容。患者的主觀意志、精神和心理狀態是重要致病因素。應最大限度地激勵患者和醫生的積極性，共同認識和討論疾病的預防策略。

上述各項原則都不是單獨存在的，而是結合在一起，共同起作用的，並體現在建立系統性和邏輯性的醫學理論的過程中。在每一章的「系統理論探討」中都會對選定的有關原則進行重點的論述和討論，也會結合具體問題進行補充說明。

## 二、功能主義原則（一）

　　本章用大量的文字揭示收縮功能和舒張功能之間的多種關係。這些關係都是客觀存在的，也不是難以發現的關係，為什麼在以往的研究中這些關係都被忽略了呢？難道這些關係都無足輕重嗎？不，這些關係十分重要。當這些關係被完全忽略了以後，醫學研究就沒有了頭緒，就失去了正確的研究方向。

　　什麼是關係？關係就是秩序，就是相互作用的道理，就是邏輯，就是規律。一個家庭擁有父母、子女、夫妻、長幼關係，沒有了這些關係就不是一個家庭；一個學校有師生關係、同學關係；一個單位有上下級關係、同事關係、專業關係；一個國家擁有中央與地方關係以及區域的行政關係等，沒有了正常的關係就會天下大亂。人體內、外有各種各樣的關係，有生理的、病理的、物理的和生化的關係。正是這些簡單的和複雜的關係維繫了人體的正常生存，維繫了人類社會的正常發展。我們知道體內的任何臟器、組織，甚至每個細胞、每種生物大分子都有各自的生物功能，沒有多餘的。比這更為複雜或更簡單的關係同樣也都是不可缺少，不可被歪曲。所謂的功能研究就是把所有的這些關係作為研究的主要內容，作為研究的出發點和歸宿。人體失去了這些功能關係就不能存活，可以說臨床醫學的本質就是研究這些功能關係的改變。這也是本書首先把功能研究展示給大家的原因，後面各章的心血管疾病都將按照這樣的方式展開討論。這種以功能研究為主導的醫學研究完全不同於以結構主義為主導的研究，它不僅僅是方法學的問題，也是認識論的問題和醫學理論體系哲學框架的問題。因而，相應地它被稱為功能主義（functionalism）的研究。它將帶給我們完全不同的醫學理論，幫助我們解決醫學難題。

　　生物功能是所有的生物個體和各個生物物種維持自身發展，主動適應

環境和被動接受自然選擇的活動的總稱。在長期的進化過程中，生物體已經把一些長期不變的功能，日常重複發生的重大功能都轉化爲相對穩定的解剖結構，從而使它們擁有了對這些功能更高效的把握能力，使這些功能的發展得到了保證，使人類所有的能力、情緒、精神、意志等一起融入人們對環境更好的適應和自我發展中。這樣的觀點已經得到了拉馬克（《進化生物學研究》）的支持。「動物意識到新的需求，並在其驅動下不斷進化，而這反過來促使習性改變以更加適應這些需求，習性變化引起動物身體構造發生變化，進而使其習性更加高效。」所以，生物功能應在解剖的進化中產生一個引導和基礎的作用，而解剖結構可能只是某些功能存在和進化的特定的形式，遵循著進化的各種規律，體現著進化的總體需求。

　　長期以來，結構醫學認爲結構是實現功能的基礎，沒有了結構就不會有功能存在，結構改變了，功能才改變。我們很容易理解某項生理功能是由哪些組織器官完成的，這就把本來十分複雜的功能現象侷限在對解剖結構的理解之中，因而使功能研究受限於目前已知的狹窄的認知範圍。對於心臟病的劃分也主要以形態學的改變爲基本依據，診斷冠心病一定要得到冠狀動脈狹窄的證據，心肌病的診斷一定要得到心室異常擴大，或室壁異常肥厚的證據。治療心臟病的目的也只是解除病理解剖學的變形。治療心肌病就出現過把異常擴大的心室壁折疊縫合，或部分切除的術式，把過厚的室壁削薄的術式的嘗試，只能得到失敗的結果。高血壓病、糖尿病、高血脂等疾病缺乏相應的解剖變化，也就很難發現它們的病因並加以預防。把舒張期發生的情況看作舒張功能的表現，把收縮期發生的情況看作是收縮功能的表現。這樣的觀念使得臨床醫生對疾病的認識變得很粗糙，對疾病的診斷變得過於簡單化了。也就是說，人類是首先透過解剖結構的變化認識了不同疾病的存在和它們之間的差別，但是爲什麼有這樣的差別？它們的更深層次的病因是什麼？各種疾病之間的內在聯繫是什麼？始終是困

擾著醫學理論的大問題，本來這是一種很容易被發現的錯誤，但是我們似乎缺乏自我檢討和反思的習慣和能力。於是，錯誤的概念產生了，進而發展爲貌似有理的理論體系，反而被醫學界接受了。前述 *EF* 值對心室收縮功能的高估也是以結構主義方法認識功能的必然結果。

　　但是，解剖結構與生物功能遠遠不是一一對應的關係。例如，口腔由多種骨骼、肌肉組成，承擔著發音、咀嚼、部分的呼吸功能；同一套心肌承擔了收縮與舒張功能，雙下肢承擔了運動和支撐身體的作用等。隨著環境的變化和人的智慧的發展，人可以不斷學習，不斷增加新的知識和技術，但是不可能隨意增加新的結構。從這樣的視角看，結構只是使最重要的生理功能的重複性更強、更有保障。從人的智力、製造工具提高了人的適應能力的角度看，智力、心理方面的進化有利於人適應環境。從電腦的普及和電腦功能的提高已經把人類社會帶入現代化生活來看，多數人已經不必再爲溫飽問題擔心了；當多媒體、無線網路、微電子技術蓬勃發展的今天，人類已經在更深層次的文明領域提高了生活品質。

　　對疾病的這種認識的最大不足是：每當確認了疾病的診斷以後，就表示病況已經發生了不可逆的改變，這時再施以治療，就已經錯過了最佳的治療機會和預防時機了，預防疾病就完全成了一句空話。而現在，我們需要了解的是如何站在功能的立場上討論功能本身的來龍去脈，這就是本書所探討的主要目的和內容之一。如果堅持以功能主義的觀念看待所有的疾病，堅持對功能異常的早期進行研究和預防，最終可以實現早期診斷、早期治療和預防心臟病的目標。那麼，我們就不必等到解剖結構發生了重大的改變，才著手搶救或治療。

　　結構主義研究把所有的疾病看作各自獨立的疾病，相互之間沒有聯繫。生物體在結構方面的內在聯繫遠遠不能替代它們在功能方面的複雜聯繫。生物個體的各個臟器的結構關係改變是有限的，是相對穩定的，而它

們之間的功能關係的變化幾乎是無限的，也是相對不穩定的。用則加強，廢則減弱。所有疾病之間都有密切的聯繫，是以生物邏輯關係的形式，即以功能關係的形式表現出來的。為了充分揭示人體疾病內在的功能關係，需要進行功能主義的研究。近年來，哲學界已經提出了功能主義的理論和概念。這樣的理論密切關注功能的細微的變化，並努力探討功能改變的規律和可能的機理。

　　不同的理論可以給診斷、治療各種心臟病帶來認識和用藥方面很大的差別，其結果當然也會有很大差別。如果結構主義理論使得醫生不能確認各種心臟病的病因，而且疾病得不到根治；如果明知不可能痊癒，卻讓患者終生服藥，這樣的現實狀況的確需要改變。

　　達爾文建立的生物進化論為我們提供了一個最好的方法，它告訴我們如何通過邏輯分析認識生物現象，如何從不同的角度獲得有效結論。例如，達爾文要證實他的核心概念——自然選擇，而自然選擇是不容易觀察到的，但可從對所觀察到的其他現象的論證中推斷出來。論證是建立在三個看似各自獨立的有關生物特性的一般性結論之上的。這三個結論是：①個體差異；②生物遺傳；③建立在生物強大繁殖力基礎上的優勝劣汰。這三個結論是自然選擇存在的前提，形式推理得出的結論則是對生物進化的進一步歸納。如果三個公理的概括是有效的，且沒有忽視其他相關的有效結論，那麼其推論也是正確的，而且是能觀察到的。

　　達爾文建立進化論的直接證據只有不同物種的個體生物化石，它們只是生物結構的遺跡。他所依據的地質地貌也已經經過了億萬年的變遷，但是他可以根據生物化石推斷生物功能，從個體推斷物種、從當年的環境推斷遠古的環境，這些都是對生物功能、生物生存條件的推斷。大自然所提供的生存條件是形成生物功能的決定條件，然後才有物種和個體的分化和進化。總之，只有生物功能才能把生物與環境、生物與生物、現在與過去

邏輯地聯繫在一起，至今達爾文的進化論仍然指導著所有的生物研究，包括我們今天的關於生物功能的研究，功能研究始終是生物研究的靈魂。

　　如果心臟的收縮功能代表個人的心臟的供血能力，那麼心臟的舒張功能就可以代表心臟的代償能力，兩者既有分工，也有合作，各司其職。任何功能不到位都會形成疾病，兩種功能不匹配也會形成疾病。

　　儘管目前許多研究機構仍然強調結構主義的研究，認為「結構／形態變化的分解策略造成的扭曲，比（經常是直覺的）功能性分解產生的扭曲更少」，但這樣的認識可能會把醫學研究引入支離破碎的歧途。長期以來，我們所堅持的研究，所經驗的各種認識和成果並沒有在尋找心臟病的病因方面給我們帶來任何滿意的答案。而功能主義研究一直尋找各種心臟病的邏輯病因，它堅持這樣一種理念：疾病的病因應該屬於生物邏輯性的病因，而不是統計學的病因；所謂的生物學邏輯主要是指所有符合心臟生理規律的邏輯關係，這些關係將展現為各種功能狀態。而疾病的病因恰恰就是指存在於各種病理、生理關係中的因果關係。在一般情況下，執行生理功能的必要因素包含多種因素，只有在一定的條件下，才會造成局部的功能異常，如果不能及時糾正，就可以成為疾病的結構病因，我們就是要尋找這樣的邏輯病因，才有利於早期診斷、治療和預防疾病。

　　由此可知，尋找這樣的邏輯病因，首先需要的是邏輯推理的方法，揭示相關的生物邏輯關係，而不是背離了這些生理關係，只討論統計學的關係。

　　心室的收縮與舒張是矛盾對立的雙方，共同構成了一個完整的心動週期。它們是為了完成同一個供血的目標，利用同一套機構和同一種能源，按照功能關係固有的形式聯繫在一起的。中醫理論的首要原則就是整體觀念和辯證的運動觀念。生物功能變化規律的基本原則：對立雙方相互轉

化、相互依存。中醫基礎教材都把這些原則放在《中醫基礎理論》的第一章裡講解，並貫穿始終。陰陽、虛實、表裏、寒熱是我們所有初學中醫的人首先要接受的對立統一的實例，五行相生相剋理論也可以看作是對立雙方的矛盾運動的進一步的發展，矛盾運動變得更細緻、更複雜、更典型化了。中醫的辨證施治原則正是基於人體的這種特定的運動方式、功能方式所總結出的認識和解決矛盾運動的指導思想。整體觀念和對立統一的觀念是不可分割的。人用兩隻腳走路就是典型的對立統一的矛盾運動，共同完成向前行進的運動。兩隻手合力工作，兩隻眼立體觀察事物，骨骼生長中的成骨細胞和破骨細胞，新陳代謝中的分解代謝和合成代謝，肺的呼吸運動等都包含了對立統一的含義。這樣的運動規律應該是人體功能運動的主要表現形式。

　　系統理論雖然也強調整體觀念，但是並沒有明確地強調生物體的主要功能規則就是對立統一，雖然西方哲學中有黑格爾辯證法闡述相關理論，但是在西方的醫學觀念中，最終沒有形成這種可以代表東方哲學思想特徵的認識論，甚至至今西方的邏輯學界仍然在為是否有辯證邏輯而爭論不休。所以，現代醫學的理念缺少對人體功能整體和辯證的認識原則。這可能是人們無法認識心血管疾病的病因的認識論障礙之一。歷史上的西方哲學界曾經明確反對過黑格爾的思辨哲學，甚至延續至今。

　　醫學研究是否需要接受對立統一的辯證思維呢？這是一個哲學的問題，可以由哲學家來回答。但是從對收縮與舒張功能的整體研究中應該明確地認識到：引入了對立統一的辯證思維一定有利於功能主義醫學研究，甚至可能成為找到各種疾病病因的重要方法。也就是說，在中醫的整體思維中，明確地倡導辯證思維是中醫理論的優勢所在，沒有了這些，就可能造成醫學理論的重大的先天不足。

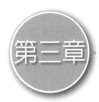

第三章

# 冠狀動脈受壓迫缺血是冠心病形成的基本原因

## 摘　　要

　　長期以來，冠狀動脈狹窄和血栓一直被認爲是冠心病的病因，但是卻不了解冠狀動脈狹窄和血栓形成的原因是什麼？這使得冠心病的預防和根治都無法實現。如果我們不了解冠狀動脈狹窄的原因，就等於並不眞正了解冠心病的病因。時至今日，冠心病對人類的威脅絲毫沒有緩解。冠心病的外科手術和內科支架治療只是補救的方法。

　　心肌的根本任務就是向全身供血，即使患病的心臟也得向全身供血。心肌供血時會發生缺血，在缺血時才有代償活動。心肌的缺血和代償的過程可能是構成所有心臟病的基本環節，而心肌受壓迫缺血是冠心病的冠狀動脈狹窄的原因。

　　本書採用邏輯分析和定性分析的方法。這些方法比統計學的量化研究的方法有更大的說服力。檢查人員主要根據超音波心圖提供的資訊，首先注意和患者討論可能的心臟病情，再對病情做出初步的判斷，與患者充分交流後，才能做出滿意的超音波診斷。冠心病的眞實病因是冠狀動脈在心肌正常的收縮與舒張過程中不斷地經受壓迫後所形成的相對缺血，持續的缺血可以使冠狀動脈內的血流緩慢，血氧過度消耗，冠狀動脈粥樣硬化斑

塊破裂，由此引發冠狀動脈血栓形成和狹窄。而冠狀動脈狹窄只是加速心肌缺血，使心功能進一步惡化的環節。此結論涉及各種心臟病，也包括心臟衰竭。

# 第一節　臨床醫生的思維誤區

心肌缺血是心肌梗塞的早期發展階段，是冠心病理論中的基本概念。我們不得不承認現實中似乎不是根據心肌缺血的概念研究冠心病的預防，而是圍繞著冠狀動脈是否狹窄的問題討論如何搶救和治療，這是一個不爭的事實。下面的對話是在心臟病診室經常聽到的，頗具代表性。這是一個38歲的青年男性患者和一位中年醫生的對話：

患者：醫生，近來我的心前區有些胸悶，有時候夜裡還會悶醒，有時好像還有些針刺樣的疼痛，主要侷限在左側肩胛骨一帶。原來疼痛不經常出現，短時間就消失了。可是近來疼痛頻繁了，持續的時間也更長了。

醫生：經常胸悶有多長時間了？

患者：大約三個多月了，而且我自己感覺最近有逐漸加重的趨勢。

醫生：類似的症狀以前發生過嗎？最早從什麼時候開始的？

患者：要說起來，最早發生這種胸悶的時間大概在6年前。那個時候我們正在為獲得一個工程項目而忙於公關。我記得曾經三天兩夜連續工作，沒有睡覺。工作告一段落後，沒有經過好好休整就又上班了。那時每天都覺得睏得要命，可就是睡不著覺，只是覺得胸悶、氣短，不能入睡。閉上眼就覺得頭腦很清醒，睜開眼，又覺得頭昏腦脹。那個時候是我第一次感到了無法解脫的胸悶。從那以後，偶爾我的胸前區會出現氣短、胸悶的感覺，但是只要多休息，或者到戶外做一些簡單肢體活動，胸悶的感覺

就會明顯緩解。我也就沒有把它當回事。可是近三個月以來胸悶越來越頻繁了，最近兩週幾乎每天發生。

醫生：每天發作時間最集中在什麼時候？

患者：下午發生的時候最多。工作中，我感到從未有過的疲勞，還出現夜間被悶醒的情況，本周已經發生兩次了。

醫生：最長的疼痛時間有多久？

患者：至少有5分鐘，有點像針扎一樣，也有點像刀割一樣，你看我的心臟的血管堵塞了沒有？我的病算是冠心病嗎？很危險嗎？我長期規律用藥了，爲什麼還會得冠心病？

談話一邊進行，醫生隨手開出了一套約定的生物化學和物理檢查單，包括心電圖、超音波心圖和心肌酶的生物化學檢查項目等。當問及患者是否接受住院，安排冠狀動脈攝影檢查時，被患者拒絕了。

然後，醫生根據一切正常的檢查結果，告訴患者他的心臟沒有問題，不是冠心病，甚至不用開藥，因爲沒有開藥的依據。現實中，臨床醫生更看重的是心電圖對心肌缺血的反映，不太在意超音波心圖的診斷。如果看到了正常的心電圖，其他情況也沒有可疑之處，就會告訴患者心臟正常的結論。

在實例中，如果患者主訴的情況再嚴重一些，心電圖的檢查也出現了某種程度的缺血表現，或許患者的家庭裡還有確診的冠心病患者，結合患者的生活和工作狀態，醫生就有可能要求患者盡快做冠狀動脈攝影的檢查，因爲他們更關注的是冠狀動脈攝影的檢查結果。在臨床實驗中，冠狀動脈攝影一直被看作是診斷冠心病的黃金標準。儘管近來的理論沒有過多地強調這一點，但是所有的心臟科醫生都在嚴格按照冠狀動脈攝影檢查的結果安排具體的治療方案。

　　所有就診的患者被簡單地區分爲冠心病和非冠心病患者。用心電圖診斷心肌缺血總是不能完整顯示患者的症狀，無法充分解釋患者的各種情況。這可能是因爲缺血屬於功能概念，難以融入結構主義的診斷過程。

　　冠狀動脈攝影的結果是得到公認的客觀的診斷指標，可以用來判斷冠狀動脈是否有狹窄，而且可以根據冠狀動脈阻塞是否超過了 75% 決定患者是否手術，這是內、外科介入治療的重要依據。但冠狀動脈攝影不但價格昂貴，而且也不是所有就診患者都可以普遍適用的，畢竟它屬於有創的方法。

　　超音波心圖的診斷常常被忽視，因爲現有的超音波理論對冠心病的認識是模糊的，包括臨床醫生對超音波診斷心肌缺血的接受程度，似乎都在摸索之中，遠不如冠狀動脈攝影的結果更容易得到認可。無論醫生爲患者做出何種診斷，都圍繞冠狀動脈血栓和狹窄尋找其相應的理論根據，雖然這些理論各有不同的出處。用結構主義的超音波心圖理論診斷冠心病是模糊和不清晰的，不但讓臨床醫生難以把握，就連超音波心圖醫生也深感無奈。

　　雖然心電圖的應用十分廣泛，但是診斷心肌缺血的能力有限，臨床的應用自然也就受到了限制。但是臨床醫生似乎更熟悉心電圖的診斷，畢竟心電圖問世已經有 100 年的歷史了，但心電圖對多數缺血狀態不能顯示。

　　這樣的診斷冠心病的方式只對冠狀動脈狹窄的患者有利，可以及時爲他們指明是否需要介入性治療，並幫助他們確定治療方案。而對於眞正的心肌缺血的患者，除了很少一部分患者可以得到並不十分明確的心電圖的心肌缺血診斷以外，許多患者很難從門診醫生的口中得到對病情的滿意的解釋。醫生嚴格按照醫學指南和心臟病學專著的理論完成日常工作，但患者的疑慮依然存在。這可能是造成某些醫生與患者矛盾的深層次的原因，源於專業理論的不足。如果一個理論不能夠對患者所有的表現做出解釋，

那可能是一種明顯的缺欠，需要改進。

在實踐中，超音波心圖檢查方法不僅爲我們提供了血流的資訊、瓣膜的資訊，也提供了全方位的室壁運動、心室形態和心臟運動的內、外環境的情況。從心臟功能的角度看，這已經包含了幾乎所有的心室運動狀態的資訊。雖然無法直接觀察外周血管的功能狀態，但是，我們可以從血流資訊中間接地獲取許多有用的資訊。在超音波心圖儀的螢幕上，各種功能狀態的心臟都會在毫無外界干擾的情況下，在檢查人員的眼前重複展現，而且爲檢查人員不斷展示相同部位的心肌的功能狀態，進而告訴檢查人員患者目前的心臟整體的功能水準，沒有一點虛假成分，同時也在不斷地檢驗著檢查人員的分析和認識心肌缺血的水準，從中我們可以獲取全面反映舒張功能與收縮功能的相關資訊，如第二章所述。那麼，如何看待冠心病和心肌缺血的關係呢？

可以肯定地講，在所有的心臟運動資訊中，室壁運動狀態是最重要的環節，它是全部的心室射血的動力，所以心臟被稱爲人體的發動機，它是人的一生中所有生物活動的動力源。在長期的觀察中發現，心室壁不斷地重複類似的運動。心室腔內的力學分布情況、心臟運動的外部條件和不同的室壁運動狀態應該成爲觀察的主要內容。其中值得注意的是，冠狀動脈的三個主要分支是向心肌供血的主要通道，但是它們都行走在心室壁的外表面，爲的是避開心肌收縮時心肌對冠狀動脈的壓迫而阻斷血流，造成生理性心肌缺血。現代心血管病理論的「肌橋」的概念就是指偶有一小段冠狀動脈行走在心肌內，心肌收縮壓迫肌橋，發生心肌缺血。這也證明了三支冠狀動脈主幹行走在心肌表面是爲了避免心肌正常收縮對它的壓迫。

那麼，心肌缺血會不會是心肌在某種病理生理狀態下受壓迫造成的呢？眾所周知，冠狀動脈的微循環是與心肌纖維密切匹配的，它的缺血必將直接影響室壁運動，而冠狀動脈的三支主幹是心臟供血時的血流通道，

它們分佈在心室壁的外表面，但它們的遠端是以毛細血管的形式進入室壁，受壓迫的冠狀動脈主幹會造成毛細血管和心肌的缺血。這樣看來，冠狀動脈狹窄可能就不應該成為冠心病的主要原因。

# 第二節　邏輯分析

## 一、心肌缺血的本質是冠狀動脈受壓迫

在各種複雜的情況下，心肌缺血的發生總是早於、且病情輕於心肌梗塞的發生，這是一直以來的臨床共識。如果說現實的關於冠心病的概念主要是指冠狀動脈堵塞伴有心肌部分細胞壞死的一切表現，那麼功能醫學的心肌缺血的最大特點主要表現在冠狀動脈堵塞前，尚未形成心肌壞死。結構主義的思維方式更強調確定性的、病理性的診斷標準，更注重冠狀動脈是否堵塞和心肌細胞是否壞死。而心肌缺血屬於心功能不良狀態，主要強調了心肌尚無細胞壞死的階段的早期診斷。從亞健康的觀念看，我們的責任應該注意避免缺血的惡化，避免發展為心肌細胞壞死！這正是臨床醫學的邏輯：心肌壞死以前會出現各種各樣的收縮功能的降低，那時所有臨床的不適症狀和異常體徵都可歸於心肌缺血。早期診斷缺血可預防各種心臟病。從超音波心圖觀察到的室壁運動來看，早在心電圖發生異常之前，只要有明確的心前區症狀，幾乎都可以發現明確的節段性室壁運動異常。如果臨床症狀不明顯，只要心電圖稍有異常改變，就可以在超音波心圖上發現心肌的異常表現。超音波心圖的高敏感性已經在實踐中得到證實。正常的室壁運動應該是和緩的同步運動，而不應該是不協調和不同步的運動。

心肌缺血是心肌壞死前的階段，而且，在出現壞死的整個過程中和壞

死以後仍會有一定面積的缺血心肌存在於壞死區的周圍。真正的壞死細胞永遠比缺血細胞的數量要少得多。由於心肌的特殊性，所以不可能隨時做病理的細胞學檢查，臨床超音波心圖檢查就有十分重要的臨床價值。心肌靜止和心肌休眠等現象本身就是伴隨心肌缺血的重要表現。對心肌缺血的認識和預防是臨床醫學的長期任務。

　　而早期心肌缺血並不伴有冠狀動脈堵塞，這正好解釋了大部分心因性猝死者的屍檢幾乎沒有發現冠狀動脈血栓的原因。因此，很難把心因性猝死當作一個獨立的病理類型來看待。本來三支冠狀動脈主幹只是心肌供血的通道，冠狀動脈的微循環才應該是冠狀動脈與心肌進行物質交換的地方。如果考慮血栓形成的條件，冠狀動脈的微循環應該更容易形成血栓。因為那裡的血管腔更狹窄，血流速度也慢，但是，冠狀動脈的毛細血管的確很少有血栓形成。這一方面說明冠狀動脈微循環的微觀環境可能並不適宜血栓形成；另一方面，只能說明冠狀動脈三支主幹才是血栓形成的高發部位，冠狀動脈狹窄可能只是進一步加重缺血的繼發原因。形成心肌缺血甚至壞死的初始原因可能是冠狀動脈的受壓迫缺血。而心肌受壓迫最集中的部位在左前降支供血的左心室前壁及近心尖部位，缺血常從這裡開始。

　　推理可知心肌缺血的邏輯原因：三支冠狀動脈受損的比例高低和受損的嚴重程度，以左前降支為最重，右冠狀動脈受損次之，左迴旋支受損程度最輕，受損機會最小，這是臨床不爭的事實。冠狀動脈的發病情況是與心臟的外界環境分不開的。左前降支面臨著堅硬的胸骨，心肌舒張時，左心室的前壁緊貼胸壁發生壓迫，心尖部心肌受壓沒有迴旋的餘地；右冠狀動脈所覆蓋的下壁心肌位於膈肌之上，膈肌有一定的彈性和緩衝作用；左迴旋支面臨的是像海綿一樣的肺組織，這是心臟外環境結構中彈性最大、最有緩衝性的部分。而心室內壓力卻是沿著左心室的長軸切面形成的一種壓力梯度，其最大壓力也作用於心尖部。臨床公認的結果是：冠狀動脈左

前降支受壓最嚴重，它的血流變得緩慢，導致冠狀動脈內皮細胞缺氧和破損；其他兩支冠狀動脈（右冠狀動脈及其左迴旋支）的情況依次漸好，受損的機會和程度都小於前者。這正好說明是這種壓迫冠狀動脈三支主幹的機制使心肌的下游血管缺血，也使上游冠狀動脈血流緩慢導致冠狀動脈內膜破損。正因為心肌主要依靠舒張期供血，舒張期心室擴大，各室壁緊緊壓迫其各自的相鄰結構，而冠狀動脈位於心肌表層，它們的內膜的破損概率原則上只能按照直接受壓的嚴重程度排序，因而，心肌缺血與壞死的程度也按此排序。心尖部的心肌壞死的概率最高、最嚴重，得室壁瘤的機率也最高。當然，這樣的壓迫狀態只是給心肌的缺血創造了減緩主幹血流速度，造成冠狀動脈內皮細胞缺血的條件，具體到某個患者，是哪一部分冠狀動脈先發生內膜破損，只能說應該首先從代謝水準降低最嚴重的細胞開始。這與人群中左前降支的損傷最多、最嚴重的事實完全一致。

臨床數據已經充分證明了上述的力學分析。

透過觀察大量的心包積液，測量心包內上述 3 個部位的液體厚度可知：總是左心室側遊離壁部位的液量最厚，證明液量最大，因為這個部位的心包腔靠近肺組織，壓力最小。在穿刺引流的過程中，始終保持著最大的液量；相對而言，左心室前壁部位的液量最小，在穿刺引流的過程中，積液最先從此消失，因為這裡的心包腔在舒張期受壓迫最嚴重。心包積液可以在心包內自由流動。無論是靜態觀察，還是在穿刺引流的過程中，液體總是從壓力較大的腔隙流向壓力最小的腔隙。上述觀察說明三個心包部位存在著壓力差別。在沒有心包積液的時候，不同部位的冠狀動脈受到的壓力是根據心室外環境的不同而不同的。

上述力學分析充分地解釋了以心肌缺血和壞死為主要形式的冠心病的發病過程和機制。從功能主義的觀點看，可以說冠心病是各種獲得性心臟病的基礎性病變，它擁有各種心臟病功能損傷的共有特性。這種引起心

肌缺血和壞死的機制也同樣在其他心臟病的發生過程中起作用，因為心肌
的運動方式和工作目的沒有變，而其他心臟病所發生的各種不同的形態學
改變只是進一步加重了功能的惡化，如心肌病；或進一步增加了病情的複
雜化，如風溼性心臟病。可以設想，心臟的心律失常，如房顫、陣發性室
上性心動過速、二聯律、三聯律等也只是心肌缺血的狀態波及心臟的特殊
傳導組織所引起的疾病。平時這些心電信號的特殊傳導組織有自身的獨立
性，不容易受到缺血及缺氧的影響，這樣才能在不良的環境中保持規律的
心電信號傳導。心律的改變和室壁運動的不同步一定違背了力學的最小原
理，造成高耗能和低效率。然而，如果缺血持續存在，心功能不斷惡化，
難免有一天會突破傳導組織的自我保障的能力，導致心律失常，所以，嚴
重心律失常有遷延不癒、逐步惡化的趨勢，有隨時間延長而難以恢復的特
性。從其發生的原因來看，可能還是最初的心臟收縮功能因缺血而減弱導
致的。

　　這一點得到超音波心圖觀察結果的支持。如果說，心電圖診斷心肌缺
血是根據 $p$ 波、$T$ 波、$qRS$ 波群和 $S\text{-}T$ 段的形態改變而診斷的，那麼，在
發生心律失常時，就缺乏診斷心肌缺血的相應條件了。而對超音波心圖而
言，在心律失常的條件下，儘管室壁整體運動不規律，但是心臟收縮節律
的變化與心肌缺血性運動的改變和心臟整體的形態學改變並不重疊，二者
都可以在同一個超音波心圖的圖像中得到各自的診斷。這說明透過觀察超
音波心圖，完全可以在心律失常的心臟上做出局部心肌缺血的客觀診斷。
只是出心臟的兩個大血管的都卜勒血流信號發生的血流速度的改變不能再
充分地輔助臨床判斷心功能了。例如，在房顫條件下，只要認真區分，就
可以在整體心室運動節律的異常中區別出局部室壁運動的節段性異常，這
提示心律失常可能也是由心肌缺血造成的。觀察證明，心律失常的嚴重程
度與心臟缺血程度有時並不成比例。看來只要缺血波及特殊的傳導組織和

起搏點，就可以造成心律失常。用抗心律失常藥物進行治療，可能只是治標不治本的治療方式。所以，預防心肌缺血對預防心律失常也有重要意義。

在漫長的心肌缺血持續期間，即使沒有繼發地受其他致病因素影響，缺血的心臟功能的惡化也會導致冠狀動脈的堵塞和進一步的心肌缺血，最終形成冠心病。如果受到了其他致病因素的影響，就會形成各不相同而又複雜難治的其他心臟病。若僅從心室的收縮功能出發討論各種心臟病，不難看出心肌缺血可能是所有後天獲得性心臟病發病的共同的環節之一。如果把冠狀動脈堵塞看作冠心病的診斷要點，那麼冠心病與心肌病、心肌炎、風溼性心臟病可稱之為相互並列的疾病，各有各的病理特點，各有各的難治原因。一旦疾病發展到如此地步，確診是容易了，可是也難以治癒了。如果把冠狀動脈堵塞前的缺血看作冠心病的一個早期誘發階段，而且也是其他心臟病的共同誘因，那麼，就可以認為冠心病是其他各種心臟疾病的基礎疾病。所以，冠心病患者的數量遠遠大於其他所有心臟病患者之和，而且這一趨勢還在繼續擴大。診斷心肌缺血是心功能研究的重要內容，心功能是研究各種心臟病的共同的核心問題。

由於冠狀動脈受壓，心肌缺血的情況隨時會出現在心臟供血的過程中，因此缺血也是一種長期伴隨心肌供血的過程，絕對不是暫時的現象。心因性猝死患者的冠狀動脈中常常沒有發現引起冠狀動脈病變的證據，據此可以推測冠狀動脈可以沒有血栓，但是一定有過長時間受壓迫的病史，血流速度慢使心肌相對缺血，只是我們常常忽略了這樣的功能性缺血的過程，而只看到了血栓形成的形態學改變，猝死就可以意外發生，人類的壽命因受到各種心臟病的嚴重威脅而變得十分短暫，生命顯得十分脆弱。所以我們要預防心肌缺血，進而預防冠心病，提高人類壽命。

## 二、心肌缺血伴隨即刻的功能代償

　　根據上述分析，儘管在人體心臟檢查的時候，我們無法確認心肌是否有壞死的細胞，但是卻可以最大限度地在冠狀動脈狹窄前明確診斷心肌缺血。總體來講，冠狀動脈狹窄前細胞壞死的機會少得多，即使無法直接確認心肌細胞是否壞死，只要能夠隨時確認心肌缺血，也有重大的臨床意義。因爲即使有細胞壞死，總是少數，及時確認局部室壁的缺血，就可以設法恢復血供，避免大部分缺血的細胞發生壞死。

　　超音波心圖技術的高敏感性才使得準確診斷心肌缺血成爲可能。多年的實驗表明，超音波心圖所表現出來的各種室壁運動異常（包括室壁運動降低、室壁運動消失、室壁的矛盾運動）都是缺血的表現，甚至局部室壁的運動增強都應該看作是對另一部位的心肌收縮功能降低的代償表現。臨床心臟病學研究的任務是防止心功能惡化和促進心功能恢復。所以，從預防醫學的立場出發，爲了減少冠心病的發生，首先應該強調對心肌缺血的診斷，這可能比冠狀動脈堵塞的診斷更重要。我們絲毫不會輕視冠狀動脈攝影技術，它可以隨時爲患者確認內科的冠狀動脈支架手術或外科的心臟繞道手術的條件和時機並指導手術的實施，而我們更強調的是早期診斷和早期預防。

　　因爲對所有心臟病的發生和發展而言，心臟的功能過程才是核心問題；沒有心臟功能的惡化就不會有各種心臟病，甚至沒有心臟衰竭或猝死。不管外部環境如何變化，無論患者正在患何種心臟病，肯定會在完成血液供應的任務時遇到各種各樣的困難，即遇到相對的或絕對的心肌缺血，使射血功能降低。

　　一旦心肌缺血，根據弗蘭克－斯塔林定律和安雷普效應，立即就會發生心肌代償。「在進展到明顯心臟衰竭以前，心肌總是力求對原發性缺陷

進行代償的。」心肌的代償活動正是因心肌的缺血而存在的，缺血的惡化就等於心功能的惡化，而心臟衰竭就是心功能失代償的過程。總之，心肌缺血是一種十分重要的心功能降低的現象，總是表現為心肌缺血和心肌代償的偶聯狀態，它們將和心室的收縮與舒張功能過程一樣貫穿所有心臟疾病過程，這是我們討論各種心臟病病因的重要的出發點。

心肌缺血可以出現在各種心血管疾病的早期或晚期。無論心肌缺血的表現有多麼不同，病情有多麼嚴重，心臟還是要努力克服困難，滿足供血的需求。即使心臟衰竭的心肌也會堅持其代償活動，並努力使心肌進入功能恢復的狀態，只是在心臟衰竭時不能表現出代償的效果而已（詳見第九章）。儘管心臟功能複雜多變，給診斷帶來了極大的困難，但我們仍然可以從兩個方面分別討論心肌缺血，即外周阻力增加形成的相對缺血或心肌射出分率減弱形成的絕對缺血。

心室擴張是最常見的對心肌缺血的代償形式。心臟生理學中的弗蘭克－斯塔林定律描述了心室擴張的機制和臨床意義，描述了心肌的缺血情況和心肌對缺血變化的代償過程。一旦出現心肌的缺血表現，就證明收縮功能降低了，馬上就會得到心臟舒張功能的容量代償，這確保了心臟在下一個心動週期中穩定收縮功能。長期以來，臨床醫學把心臟功能完全分成各自獨立的舒張和收縮功能，分別研究，完全忽略兩者密不可分的關係，這顯然是錯誤的（詳見第二章）。那麼心肌缺血的代償是如何形成的？這是我們認識心功能、了解冠心病形成機理的基礎。

擴張性心肌病、心肌炎，甚至大部分慢性心臟衰竭患者的心臟都有擴大，這些疾病的心室擴大，並不一定都有冠狀動脈血栓和心肌的缺血性壞死，這些都證明血栓不是造成心肌受損的唯一或首要的原因。這些疾病的病理資料和臨床經驗告訴我們，這些疾病並沒有必然的冠狀動脈栓塞和由此繼發的心肌壞死的過程，但是都有心室擴張，而擴張是收縮功能降低的

表現，使整體心肌的收縮特性發生改變，而且使局部冠狀動脈微循環受到壓迫。所以，從容量代償的角度看，心室增大也是容量代償的臨床表現。

　　心肌缺血的主要症狀是胸悶，通俗地說就是「想深吸一口氣才舒服的感覺」，深吸氣就是要擴大胸腔，即幫助負壓的胸腔抽吸回心血量，加大容量代償。這證明了心肌缺血與容量代償的客觀存在。所以，心肌缺血的最直接的臨床表現就是「胸悶」和深吸氣。

　　心臟是一個力學器官，無論室壁運動還是血流動力學表現都是力學作用的結果。根據力學原理，一旦心肌受壓而缺血，收縮力減弱，進而表現一系列的運動異常和（或）心室的形態改變。這也是超音波心圖的診斷心肌缺血的基本根據。特別是，當心臟的生物電信號已經恢復了正常的節律性衝動時，心臟的形態學改變不可能同時恢復到原來狀態，這成為日後超音波診斷陳舊性心肌缺血的條件。值得注意的是，有些心肌的缺血性改變可以長期存在，甚至終生得不到充分恢復。因為新鮮的缺血可以疊加於該部位，並使原有的缺血推遲恢復，導致慢性缺血或完全喪失恢復的機會。

　　超音波心圖所見到的心肌缺血主要表現為各種不同的節段性室壁運動異常，是因為三支冠狀動脈供血所形成的不同室壁的缺血程度不等，運動功能狀態也不同，出現由一部分相對正常的心肌組織代償另一部分局部缺血組織的現象，使整體心肌運動出現失衡。這樣的不平衡的室壁運動也將進一步加劇三支冠狀動脈血流灌注的差別。心肌早期的缺血可以持續相當長的時間，無冠狀動脈血栓，以至於我們長期以來並不認為功能性損傷就是病，但透過超音波檢查可確認心肌缺血，可提前診斷疾病。

　　幾乎所有的心臟病醫生和患者都知道：只有冠狀動脈狹窄達到 ≥ 75%（也有 ≥ 70% 之說），進行冠狀動脈繞道或放置支架才有意義。這裡有一種誤導性暗示：冠狀動脈狹窄 ≤ 75% 並不產生缺血。於是人們常以為冠狀動脈狹窄 ≤ 75% 時就沒有心肌缺血，以為心臟手術可以根治心肌缺血，

不了解經冠狀動脈介入治療後再狹窄的原因，不了解無冠狀動脈狹窄的人也會出現心肌梗塞。不了解心肌缺血的機理，冠狀動脈術後再狹窄就很難避免，冠心病就不可能有效預防。冠狀動脈手術充其量只是心肌缺血的補救辦法，遠不是根治的辦法。而事實是「冠狀動脈狹窄大於 70% 時，血流減少近 90%」，冠脈狹窄只是加劇了下游心肌的缺血，而狹窄小於 70% 時不產生缺血影響。

根據現有理論，既然我們已經接受了心內膜下缺血的事實，也應該接受心肌受到壓迫而缺血的力學機制。這是一種早期缺血，或者說心肌缺血總是從心內膜下開始的。

根據心肌生理學知識，心肌主要在舒張期接受冠狀動脈的供血，且無論收縮期還是舒張期，心室內壓總是大於外部壓力。此時近左心室壁內膜的心肌受到的壓力最大，而近心外膜的心肌受到的壓力最小，從心室壁內膜到外膜，壓力逐漸減小，在心肌內形成了跨室壁的壓力梯度。這正是心肌缺血和壞死總是首先發生在心內膜下的力學原因，而不是無緣無故的心肌細胞的代謝原因。於是，「一旦發生缺血損傷之後，心內膜下缺血就向心外膜下擴散」，直至發生透壁性缺血。這個過程也證明了跨壁壓差是客觀存在，也證明了力學原理是形成心肌缺血的基本機理。

類似的，沿左心室的長軸存在著心室內的壓力梯度。無論是收縮期，還是舒張期，心尖部室壁都受到心室內最大的壓力，該壓力沿著左心室長軸從心尖向心底逐漸減小。心尖部室壁和心室前壁所承受的壓力大於其他室壁承受的壓力，因而，心尖部心肌受損最早也最嚴重，室壁瘤形成的機會也最多，這再次證明了心肌受壓迫缺血的力學原理。

這裡得出了一個重要的邏輯推論：一旦有效地預防了心肌缺血和冠心病，也可在很大程度上預防其他心臟病。這是我們首先深入討論冠心病的病因的重要目的。

## 三、心肌缺血與代償的共同表現

有經驗的超音波心圖儀檢查人員只根據該儀器提供的資訊，嘗試向受檢者講述可能的病情和不適感受，並與受檢者交流，得到認同後再完成超音波心圖診斷。根據筆者多年的經驗，在來我院就診的患者中，接受超音波檢查的患者，除單純的心尖異常運動、房顫等嚴重心律失常者和先天性心臟病患者外，超過 3/4 的受檢者可以檢出不同程度的心肌缺血，而且有一部分人伴有明顯的早搏。年齡分布範圍很廣，從青少年到老年都有。無論男性、女性，無論初診患者還是複診患者都很常見。但是，在這些患者中，有的被診斷爲單純的冠心病，有的原來診斷爲冠心病伴高血壓病，但是很少診斷爲心肌缺血，這是一種不盡合理的臨床診斷，不符合現實人群心功能現狀。心肌缺血總是和心肌的功能代償相伴隨的，共同形成了極其複雜的臨床表現。這些心肌缺血及代償的過程可以根據其發病趨勢，分爲功能惡化或功能改善兩個發展方向，包括 5 個類型：

### 1. 早期缺血

在第一次發生急性缺血時，心室立即以容量代償的形式進行代償，但不會明顯擴張，會伴有一些胸悶的症狀。儘管很少人會有短暫的頭暈，也會有壓力代償，血壓還在正常範圍內。這類病人多是年輕人，他們在許多年以內不會形成冠狀動脈狹窄。此時如果接受超音波心圖檢查，就可以發現心肌缺血的蛛絲馬跡。當前的心血管理論認爲冠心病起始於青少年是有一定道理的。事實上，這樣的缺血常常不是第一次發生，只是因爲此次影響較大，令患者或其家長警覺後，來醫院就診才被發現。如果醫生沒有經驗也會漏診，但是此後一般不會留下痕跡。

## 2. 急性發作

典型的臨床表現是缺血較嚴重、較突然，血壓也會升高，隨後幾乎都可以完全恢復缺血前的血壓水準。人們可能會表現出更多的症狀，如氣短、疲勞、失眠和偶爾的胸痛。患者和醫生都會注意到血壓開始發生變化了。這種急性缺血可形成對心肌的急性損傷，但次數不多，損傷也比較容易恢復。血壓第一次明確升高或許會給人留下深刻的印象，但是所表現出的各種臨床症狀仍可以恢復，從邏輯上講，會使心室稍有增大，但這樣的增大不易被察覺。這樣的急性缺血可以因多次發作而使心肌的損傷累加起來，常常在心室內徑超過了極限時才引起醫生的關注。這是心肌缺血反覆發生的規律。

## 3. 慢性缺血

由於缺血重複疊加，使缺血狀態更明顯。每個人都有他自己的心臟功能惡化方式：一旦發生缺血，只要病因不解除，隨後在同一局部會更容易顯示缺血。容易缺血的部位，缺血也最嚴重，該部位的人群發病率也最高，例如左心室前壁。這個時候個人心臟的體徵和症狀可能會逐漸從偶發發展到頻發，並開始進入冠心病的發展階段。因此，為了應對反覆的壓力或容積超負荷而引起的缺血，心肌通過代償，可使部分急性缺血轉化為慢性缺血。有時也會發生心因性猝死，但不會在短時間內形成冠心病。

## 4. 功能惡化

心臟功能惡化是心肌缺血的進一步發展，包括代償持續不足和（或）缺血性條件一直沒有被解除，直至失代償的發展過程，最終可以形成心臟衰竭。此時的心室擴張常常是大部分患者的心臟病晚期的表現，而部分人心室壁增厚常常並不明確顯示功能的惡化。即使患者已有心室壁厚，心室

腔也可再次擴大，表現爲心臟衰竭，臨床表現十分突出。醫生的任務就是中斷缺血，防止心臟功能惡化。

### 5. 功能恢復過程

如果在一次明確的缺血後，心肌獲得了充分恢復的時間，缺血可能會逐漸消失，其相應的代償自然也會消失。此時患者的臨床狀態是穩定的。然而，即使代償消失，臨床症狀也不會同時消失，有時甚至更加明顯。這可能是所謂的「心肌再灌注損傷」的臨床表現。此後，心臟功能恢復過程將取代代償過程，標誌著代償的結束。此時部分患者可出現某些臨床症狀，因爲缺血的恢復期失去了代償的掩蓋作用，舊有的缺血所引發的症狀顯露，醫生的任務是努力減少症狀，促進心肌恢復。

這 5 種類型的功能狀態大體可歸納爲心功能的惡化或恢復兩種發展趨勢。凡缺血明顯者都需要密切觀察，及時採取相應措施，中斷缺血；凡是進入恢復期後，應努力保持恢復狀態，而不是以揠苗助長的方式人爲干預。

## 第三節　醫學理論再認識

此後，我們討論心功能總要把每一次心跳的收縮功能和舒張功能聯繫在一起討論，我們必須把舒張功能的各個形態回歸到它對收縮功能的代償過程中，也就是說，從現在起，應該把每次舒張功能的降低都看作是它對收縮功能的代償作用尚不充分，缺血還在繼續。這樣的認識會使臨床醫生對舒張功能的臨床價值的認識更明確，更具有實際的應用價值。超音波心圖對室壁運動異常和血流資訊的高敏感度爲客觀分析心肌缺血，甚至爲預防和消除心肌缺血的臨床評價提供了可操作的依據。

# 一、用超音波技術整體評價心功能

上述認識都是根據超音波技術的觀察和分析得到的，可以透過超音波心圖看到動態的心功能信號，包括全部的解剖結構及血流資訊。對此，筆者進行思考後獲得以下認識：

（1）雖然我們無法準確捕捉或區別每一局部心肌缺血及其代償的發生，缺血、代償和恢復三個環節的反覆疊加和融合，使我們無法區分一次又一次的損傷，但是每次檢查超音波心圖都可以評估心臟整體功能的狀態和總體發展趨勢。簡單來說，一般狀態可以根據心率、血壓、大動脈血流速度、心室直徑大小等來判斷。這些指標應該比其他的臨床症狀、標誌、臨床檢驗資料，甚至比 EF 值更具代表性，也更客觀。

只有各心室壁同步運動時，才被視為正常的運動，因為這樣的運動方式符合力學最小原理（minimum principle of mechanics），即以最低能量成本獲取最大的生物效應的法則。如果室壁運動違反這一原則，出現了局部心室壁運動不同步或不協調，這樣的區域都應當被視為心肌缺血和（或）心肌梗塞。嚴重者可出現心室壁整體收縮功能下降的趨勢。我們所有使冠心病患者心室壁同步運動的努力都是為了讓異常心臟運動恢復到高效的力學狀態。超音波技術可以為心臟功能的診斷提供充足的資訊，超音波心圖儀的檢查人員有最好的機會觀察和分析室壁運動，並提出心肌缺血的早期超音波診斷報告。

（2）節段性室壁運動異常應該是心肌缺血和（或）心肌梗塞的基本運動特點。一旦室壁的局部心肌發生缺血，其收縮性自然會降低，同時其他室壁會增加它們的收縮，呈現節段性心室壁運動幅度異常和（或）變形。這些是評價心肌缺血的基礎，也是心室重構的基本原因。先前的所有關於

心室壁運動「評分」的努力在評估心肌缺血和心臟功能方面都有重要參考意義。

（3）因血液的不可壓縮性，血液流動的都卜勒信號主要反映了整體心臟功能狀態的變化。例如，比較二尖瓣舒張期 $E$ 峰和 $A$ 峰血流量、血流速度信號的變化可以大致推斷出整個心室缺血／代償的水準及其發展趨勢。如果舒張功能理論忽略了血流動力學分析，那無疑是超音波心動理論的重大缺失。

（4）局部室壁運動異常被認為是心肌缺血的特點，而容量或壓力代償將對整體室壁均勻發生作用，從而模糊這樣的特點，使這樣的節段性室壁運動的異常變得含糊不清，這顯示心室的代償在起作用或功能恢復期開始了。此外，左心室壁的「剛度改變」、「心室變形」、「心室重構」等也有各自的臨床價值。

（5）心功能的總體發展趨勢才是最重要的指標，包括功能惡化或功能恢復的趨勢。這是判斷心臟功能的預後和預防心肌缺血的基礎。正確地評價心臟功能的發展方向應該是醫生的更重要的任務，而不僅僅是診斷心臟病。

（6）超音波心圖儀可以被視作一個平臺，它給醫生向當前的心臟病相關理論提出問題並討論或說明它們是否合理提供了機會。超音波心圖儀只不過是檢查人員手中的一個工具。靈活應用超音波原理，除了提供客觀的測量資料，更重要的是它為醫生建立了一個從臨床基礎理論到實踐的溝通橋樑。

## 二、嘗試建立心肌缺血的概念

　　綜上所述，心肌缺血的概念可以簡單地概括爲：由於心肌灌注主要發生在心臟舒張期，心室舒張時，心室壁可以與其外周環境的不同結構共同作用，對心肌及冠狀動脈主幹形成一種生理性壓迫，這是形成冠狀動脈血栓和（或）狹窄的主要原因，也可以形成局部心肌相對缺血狀態。這樣的相對缺血可以在相當長的時期內維持在整體的生理水準，即增加了心臟的前負荷與後負荷，進而可以形成心室的絕對缺血或者相對缺血並誘發心肌的容量代償和壓力代償。對於缺血心肌，心室可以相應地代償性擴張，也可以表現爲室壁代償性增厚。在這裡，同一心室壁如因反覆缺血而持續受壓，但因不能及時恢復而加重該部位的缺血，表現出室壁節段性的運動異常及心室變形，這樣的形態學改變及血流資訊可以透過超音波心圖觀察和評價。用超音波研究心功能的目的是預防心肌缺血和心臟功能惡化。

　　眾所周知，心肌缺血的概念一直廣泛應用於臨床中，但它似乎還沒有一個明確的定義和說明。這是因爲當前的心血管理論的討論重點在於冠狀動脈狹窄與否和心肌有無壞死。討論心肌缺血就會想到冠心病，心肌缺血應該是冠心病的核心概念。上述關於心肌缺血的概念和理論對其他任何心臟病都適用，因爲無論其他心臟病的結構、形態如何改變，形成局部心肌缺血的條件始終存在。

　　關於冠狀動脈的血栓形成還有另一種解釋：「冠狀動脈內血栓形成並不一定是造成心肌梗塞的原因，而常常是心肌梗塞的結果」。這樣的論斷不支持冠狀動脈血栓和冠狀動脈狹窄是冠心病病因的學說，間接支持了心肌受壓迫的學說。消除冠狀動脈堵塞前的心肌缺血是預防冠心病的重要時機，冠狀動脈堵塞後的診斷變得容易了，可是病情一定變得更爲複雜難治了。這兩種心肌缺血的基礎是一致的，但是可產生不同的病理過程，產生

　　的臨床效果也不同，不能混爲一談。堵塞後的缺血可以給患者帶來危及生命的傷害。那麼，及時阻斷堵塞前的心肌缺血就成爲減少冠狀動脈堵塞、預防冠心病的重要環節。

　　在依靠心電圖診斷心肌缺血時，因爲心臟的電生理信號是一種生理性的心臟搏動的指令信號，它具有最快的自動恢復的能力，就像許多疾病都有自然恢復的能力一樣。心臟電生理信號的自然恢復能力應該比任何軟組織病理結構改變的自然恢復能力都快得多，就是說心肌的缺血性損傷所形成的機械性運動障礙的恢復將遠遠落後於生物電信號的自然恢復，所以，爲了讓心肌在缺血以後儘快恢復正常搏動，心電圖的缺血性改變擁有迅速恢復正常圖形的先天優勢，心律的改變也將迅速恢復。這是心電圖最重要的特性之一。因爲心肌缺血是心肌受壓的機械性改變的結果，解除缺血需要解除心肌的受壓狀態，這並不是簡單的過程，而心電圖觀察證明，缺血心電圖的恢復不需要心肌充分解除受壓迫狀態即可完成，否則心電圖將持續表現爲異常圖形，這將損害心臟搏動的生物學效率。這證明在心室壁異常運動和形態學改變的過程中，心電信號總是能在最短的時間內盡快恢復正常狀態，力求盡快恢復高效供血。根據超音波心圖的觀察結果，只有不足 5% 的室壁運動異常的受檢者可以同時見到心電圖的缺血性診斷，大部分室壁運動異常的患者心電圖並不異常。一旦發現心電圖異常，一般都可以用超音波心圖儀觀察到室壁運動的異常；另一方面，根據心電圖的觀察，只有 2%～3% 的心電圖異常者，超音波心圖儀沒有見到室壁運動異常，此時患者卻多伴有血壓上升的趨勢，這時的血壓升高有可能掩蓋節段性室壁運動的異常。總之，異常心電圖的自然恢復能力遠遠大於室壁運動異常和心室變形的恢復能力。這是心肌的機械性損傷的恢復滯後於心電恢復的結果。

　　像許多患者所感受到的那樣，心電圖只在心臟事件的發作後的一段時

間內能夠發現缺血，超過了一定的時間就無法診斷了，因為心電信號已經恢復正常。而心肌運動、心肌形態和心臟血流的變化卻依然存在，這給超音波心圖儀充分診斷心肌缺血以機會。

此外，心電信號以一種相對固定的頻率從竇房結有規律地發出，從心房到心室，沿著特殊傳導組織迅速傳遞到心臟的各個角落。竇房結的每一次心電信號的激發都是心肌搏動的指令，心電信號的節奏紊亂是造成心肌運動節律失常的直接原因。此外，心電信號原本是一種三維的立體信號，心電圖並不是全部心電信號的真實顯示，而是把三維的立體電信號變成了二維的心電向量信號之後，經再一次壓縮變為一維的曲線圖形，這就是我們看到的心電圖。所以，透過心電圖診斷心肌缺血的有效資訊量已經所剩無幾了，不足以精細診斷缺血。與此形成對比的是，超音波心圖技術觀察缺血室壁的機械運動異常，擁有較長時間診斷心肌缺血的優勢，可獲得較充分的心臟運動資訊，而且很少受到外界干擾，有利於診斷心肌缺血。

## 三、從臨床症狀到超音波診斷

由於強調了超音波心圖可以診斷心肌缺血，這樣的新認識和新做法給臨床診斷帶來的最顯著的變化就是「心肌缺血」的診斷率明顯增高，可以借此解釋各種臨床症狀和體徵。

凡是有胸悶的感覺都可以認為存在或輕或重的心肌缺血，只是大部分較輕的缺血可能並沒有在心電圖上得到反映，但是在超音波心圖儀的螢幕上可以得到確認。超音波心圖技術充分展示了其對缺血室壁運動的高敏感性。

此外，發生在左側的前胸、後背針刺樣疼痛，及左上肢的麻木和感覺異常，都應該考慮是心肌缺血的結果，無論其客觀體徵如何，都能得到超

音波心圖所見室壁運動異常的證實。從前述胸悶的機理看，胸悶是心肌缺血的代表性症狀，對於無症狀者，可通過超音波心圖儀客觀評價。

　　持續缺血激發容量代償可能有一個時間延遲過程。這是心肌在短時間內無法達到相應的擴張程度給人體帶來的不適感覺，嚴重者有窒息感。或許因為拉長心肌細胞的肌節需要時間，或許因為改變心肌的收縮性能需要心肌有一個適應過程，總之，容量代償的滯後令患者反應性地深吸氣，協助胸腔的負壓抽吸更多的血液回心，有利於加速完成容量代償。

　　這樣的感覺人人都有過，甚至包括少年兒童，直至心臟衰竭患者。患者都急切盼望盡快解除痛苦，有人甚至用自己的指甲把胸壁抓出四條血印。有更多的人下意識地用拳捶擊自己的左前胸，感覺稍好。也有人快速活動一下身體，或做一些肢體活動以緩解胸悶症狀。這些都是透過加速左前胸的血液循環，使心肌得到充分的血液供應而解決問題。可是胸悶的程度大有不同，胸悶可以代表心肌缺血，每個患者缺血的程度大不一樣。

　　如果患者有胸悶、胸痛的症狀，卻沒有陽性的心電圖或生化檢查結果支持缺血診斷，不能認為患者正常，患者應該加做超音波檢查。此外，更重要的是，目前一直被當作診斷的黃金標準的冠狀動脈攝影，仍然是決定是否接受冠狀動脈介入性手術治療的診斷技術，但判斷心肌是否缺血，心電圖不如超音波心圖技術。如果利用超音波診斷，就相當於放寬了診斷心肌缺血的標準，就會提高診斷缺血的敏感性，有利於預防心功能的惡化，提高了臨床診斷和預防冠心病和其他心臟病的能力。

　　關於心肌缺血的概念，少數專著強調「心肌缺血 —— 再灌注損傷時，心肌細胞基因水準的研究報告還不多」。可是為什麼一定要用基因的概念來解釋缺血再灌注損傷呢？缺血和代償，缺血和心肌再灌注都是心肌的宏觀表現，從宏觀視角解釋宏觀現象將更合理。將心肌缺血與代償和心肌再灌注損傷聯繫在一起體現了複雜的缺血及其功能轉化的關係。只要有缺

血，就會有代償，或者說正是由於心肌缺血和代償緊緊聯繫在一起，才體現了弗蘭克－斯塔林定律的力學特性。所以，心肌缺血作為最基本的功能單位只能由功能醫學和宏觀的整體醫學對其本質做出認定。

在臨床中，應用超音波心圖診斷心肌缺血所遇到的困難主要來自於臨床醫生的不理解和傳統思維方式的慣性作用。因為現有的心血管病理論早已規定了心電圖診斷心肌缺血的方法和標準，他們似乎並不熟悉超音波心圖的診斷特性，也不了解超音波心圖診斷缺血的能力。當他們還沒有意識到功能主義研究和一般系統論的實際臨床價值的時候，難免對新的診斷缺血的方式提出質疑，超音波診斷率遠遠高於原來的方法。這是系統理論和功能主義理論對結構主義理論的挑戰。然而，我相信醫生們在質疑之後很快就會接受這些新理論並在臨床實際應用它，為解決心血管病難題，他們會接受這樣的挑戰，以改進日常工作。

目前流行的冠心病的病因是指冠狀動脈粥樣硬化和血栓的形成。有專家指出：冠狀動脈可能受到的三種原因的影響：①冠狀動脈受到的切應力（shear stress）；②可能的生化因素；③可能的感染因素。

我們很容易理解的是後兩者，它們在討論其他心臟病時也會經常提到，因為它們都是非特異性的病因。而切應力的說法是指各種力學因素，它應該包含對心肌和冠狀動脈的物理壓迫因素。臨床醫生們很容易接受大多數醫生的共識，這種共識擁有著天然的「合理性」。

值得注意的是，心肌受壓與冠狀動脈受到內、外環境的壓迫而使心肌缺血的理論，強調了在正常的人體條件下也可形成缺血，例如青少年時期就會產生對心肌的壓迫。從本質上講，心肌缺血在冠狀動脈狹窄前、後是一脈相承的，兩者之間沒有本質的差別。臨床醫生想必也應該接受這樣的壓迫性理論。這樣的病因解釋比起冠狀動脈狹窄的理論給了我們更多新的啟示：

（1）像冠心病這樣的代謝性疾病完全不同於微生物感染性疾病，它們不是外界致病因素入侵人體，而完全是自身的內在原因造成的，是冠狀動脈生理性受壓迫的過渡狀態的持續發展，在生理狀態與疾病狀態之間也沒有專供診斷用的界限。它是一種功能狀態的延續。

（2）如何確定心臟疾病與正常心臟的界限，不是統計學研究的任務，應該以確認最早可能產生的人體重要器官的慢性傷害為界限，例如，腎臟、胰腺。在這方面既有共性因素，也有不同患者的個性因素，應因人而異、因討論的目標器官而異。這樣的標準有利於建立人體的預防醫學，因為任何器官的重大慢性病變都可能與缺乏血供有關。

（3）力學因素應該成為各種可能的冠心病病因的主導因素，甚至感染、生化因素都應退居次席。用心肌受壓的力學原理完全可以解釋所有的臨床現象，甚至可以解釋大部分的猝死的案例（詳見第七章），因為心臟本身首先就是一個力學器官。因而，力學因素也是統一認識其他心臟病病因的最基本因素。

（4）對這樣的疾病，目前似乎還沒有特效藥。因而，預防疾病的發生才是根本的對策。而漫長的心臟功能的減弱的過程將成為我們有效預防冠心病的大好時機。我們甚至面對每一個患者都有幾十年的時間討論他們的病情的發展，討論每個人個性化的預防措施。

當我們關注冠心病的功能學病因時，就已經突破了冠狀動脈結構的理論束縛；就會發現不同患者一定有其各自的原因。從邏輯上看，這樣的個性病因是指人的心理的狀態、個人的心情、心量的大小、心智的類型和心態的成熟程度。這個理論說起來容易，論證起來可能並不容易（詳見第十章）。

# 第四節　系統理論探討

## 一、邏輯分析方法（二）

在科學研究中，邏輯分析的方法不是筆者偶然的創意，早在 20 世紀初，英國哲學家和數學家羅素（Bertrand Russell, 1872-1970）就建立了邏輯構造主義並提倡邏輯分析方法，這是羅素早期的科學哲學思想。其目的主要是為了區分概念、建立科學的思維，從而獲得明晰的科學認識。在他所宣倡的科學哲學中，他充分發揮了邏輯的作用。他認為邏輯分析的目的並不是簡單的「分析」，而是為了構造科學理論或知識，這樣的分析也需要綜合性理解和認識。或者說，羅素進行邏輯分析的目的是為了形成「邏輯構造」，而邏輯構造的基本思路則包括對經驗的理解與對理論的邏輯構造。過去被認為沒有內容的邏輯世界突然變成了豐富多彩的真實的世界。而為了獲得事物的共相，只能透過邏輯的抽象，或者透過理性的抽象，主要是透過共相之間的關係來研究構造知識系統的邏輯方法。

羅素是一個邏輯主義者，他斷言某一組合體構成要素的發現過程就是分析，其本身就是一個構造的過程。「因此，要構造『構造主義』或揭示『構造主義』，便需採取邏輯分析的方法，以揭示它包含的構造──關係。」在我們的研究過程中，正是透過邏輯分析確認了心臟的兩種功能之間的邏輯構造，這樣才能確認其真實功能本質，進而糾正現有理論中的一些概念的邏輯錯誤。

把心肌缺血和代償作為各種心臟病共同的核心功能，是為了建立統一的心血管病理論，也是為了恢復不同心臟病與同一個心臟之間的可能的邏輯關係。因為尋找各種心臟病的因果關係是醫學工作者的事，不是邏輯工

作者的責任，但是醫生們必須嚴格遵守所有疾病發生和發展的邏輯規律。也可以說，應該比照生理學的邏輯關係，建立臨床疾病的邏輯醫學理論。

　　儘管心臟病的種類有許多，但人體心臟的基本結構和生物學作用都是一樣的，不同的心臟病都是透過相同的心臟結構及其力學機理建立起內在的聯繫的。即使一個人不可能先後罹患所有的心臟病，但是這並不妨礙我們了解各種心臟病之間的內在關係。這些疾病都是在心臟功能低下之時，在不同的條件下，按不同的形式表現出來的。只是大部分人都只表現出一種病。從功能的變化入手，揭示所有心臟病之間的功能性邏輯關係具有重要價值。在功能主義研究的基礎上，一定能構建一個統一的理論模型。這是深入研究心臟病的必然發展方向，這也是邏輯醫學理論體系的構建過程（詳見第五章）。

　　在這樣的醫學理論中，人的精神活動當然占有重要的一席之地。事實上，大部分醫生和普通人都意識到大腦的活動在心血管病的成因中占有重要地位，沒有人否定這一點，只是至今沒有更好的理論說明，至少在臨床心臟病學裡沒有對此進行深入討論，因而不知道如何在心臟病因學中擺放腦功能的位置。

　　本章再一次選擇了邏輯推理的方法，也再一次明確了冠心病的邏輯病因就包含在心臟功能固有的邏輯關係中。它透過高度概括所有人（包括正常人和心功能異常的人）的心臟情況，得到了貫穿心血管病整體的邏輯理論體系，因而也溝通了所有心臟病的功能概念。我們至今尚無法找到哪一種心臟病的情況可以脫離開這些概念。

　　根據邏輯學中完全性歸納推理的原理，只要個別對象所反映的前提是確實的，帶有普遍性，並且被反映的個別對象的因果關係也帶有普遍性，那麼，探討其因或果的結論就必然真實可靠。

　　而統計學通過醫學樣本討論醫學現象屬於不完全性歸納推理，所得

到的結論被認爲是或然性的，不是邏輯的必然，即所得到的結論不一定可靠。本文應用的邏輯分析，主要想透過完全性歸納推理的方式，使所得到的結論的可靠性遠大於統計學得到的結論。實驗證明，這樣的結論並不取決於觀察樣本的大小。這是邏輯醫學的另一個重要的臨床觀察原則：依靠邏輯分析所得到的結果並不受所觀察樣本的大小左右。與之形成鮮明對比的是，目前臨床的大部分研究正在逐漸走向大樣本的統計研究之路，造成研究成本逐步升高，使大部分基層研究人員和醫療單位難以承受，大部分醫務人員感到，醫學研究離他們越來越遠了，或者他們只能給少數人做嫁衣裳，打擊了多數臨床工作者研究的積極性。

更重要的是，大樣本並不能解決臨床問題。有些上級研究機構憑藉行政隸屬關系優勢，可以把十幾個，甚至幾十個類似試驗綜合在一起，希望增大樣本數量，以增加統計結果的代表性，但不少實驗偏離了生物固有的複雜性和因果關系，形成了邏輯的混亂，爲此，甚至發明了一種叫作薈萃分析的方法，專門處理不盡一致的觀察和統計結果，希望糾正這樣的亂象，這從邏輯學和方法學上講是徒勞的。因爲薈萃分析、循證醫學也不能彌補統計學研究固有的缺陷。

嚴格地講，各種疾病的眞正病因只能是符合生物邏輯的病因，不存在統計學病因。冠狀動脈狹窄學說就是透過統計學的機率觀察得到的統計學病因，但是這樣的認識還要讓位於醫學的邏輯病因。

聯合國教科文組織編制的學科分類把邏輯學列爲七大基礎學科中的第二位《英國大百科全書》把邏輯學列爲知識的五大分科之首。「創新行爲只能來源於創新思維，創新思維在很大程度上又是建立在抽象邏輯思維的基礎之上的。」

透過上述邏輯分析，大多數讀者和心臟病醫生都會同意冠心病形成的根本機理是心肌缺血，而心肌缺血的狀態與人的精神、心理活動有密切

的關係。有了這樣的認識，就釐清了心肌缺血和心理因素的關係，也理順了冠心病與大腦活動之間的因果關係。那麼就應該把更多的注意力投向心肌缺血的病因診斷，而不僅僅只強調冠狀動脈的血栓形成和狹窄問題。如果接受了本章的基本認識，那麼，就應該更多地強調超音波心圖的臨床價值，因為它更有利於心肌缺血的早期診斷和早期發現。在實踐中，可以解釋許多原來無法解釋的現象：

1. 如部分冠狀動脈攝影無狹窄的人也可以發生心肌壞死；
2. 只要有明確的臨床症狀，所有冠狀動脈攝影結果陰性的人，儘管各項診斷指標都正常，仍然應該視為有心肌缺血；

在冠狀動脈內放支架或接受外科繞道手術的患者，出現冠狀動脈再狹窄現象，可做以下解釋：這些治療措施只是一種臨床的補救措施，不是根治方法，只要病因不解除，隨時都有再狹窄的可能。

這提示冠心病和心肌缺血只能走預防之路。就這樣，簡單而明確地表述了心臟病病因的基本理論，就可以進一步討論冠心病的預防了！這就是邏輯的力量，也是功能主義研究的成果。按照醫學的生理、病理規律探討病因的方式符合醫學邏輯。

筆者曾經提到過：絕大多數的自然科學的研究成果都是透過本學科自身固有的邏輯規律推理得到的，而且還特意提到只有統計力學是基於統計學的學科，因為被研究的對象——分子的基本物理學特性穩定、一致，無須、也不可能觀察和測量單個分子，因此只能利用統計學研究得到其基本性質。即使是這樣，量子力學仍然遭到像愛因斯坦這樣的大科學家的強烈抨擊。奧地利著名的理論物理學家薛定諤（Erwin Schrödinger, 1887-1961）認為，「物理學中的統計理論只不過是一種不充分的、不完善的理論罷了，它和動力學規律比較起來，是次要的、暫時的。」「統計規律只

不過是我們在系統知識不完備的情形下引進來的一種權宜之計。」研究自然界最複雜的人體科學，面對最複雜的系統難題，統計學研究並不靠譜。

而邏輯分析的實質正是追求邏輯的因果關係。因果關係也是自然哲學的中心課題之一，「任何定律皆有嚴格的因果性；物理學的目的就在於發現幾個盡可能簡潔、盡可能基本的定律，以便把複雜經驗現象的每一個事實均納入其內。」對於臨床醫學也是如此。儘管人體擁有最複雜的功能變化，但也應該能夠提煉出一些精練的規律，可能比普通物理學的定律相對複雜一些。例如弗蘭克－斯塔林定律就是這樣的知名定律。但是在統計學的指導下，一方面所建立的定律總會有例外，另一方面，即使建立了好的定律也常有例外。

正是有鑒於現實的臨床醫學研究忽略掉了大多數的邏輯關係，我們才要把那些被忽略、被歪曲的邏輯關係設法找回來，然後再嘗試討論冠心病和高血壓病的病因問題。這樣的討論是否被普遍接受還要經過實證的考驗，至少目前在理論上是可以接受的。這樣的邏輯分析總是朝著明確病因的方向展開的，但透過這樣的分析得到的結論也可能只是一種相對真理，而不是絕對真理。科學的醫學理論的形成只能在這樣的不斷的討論中，逐漸接近於真理。只要選擇邏輯分析的方法，病因問題就一定會得到滿意的回答。

這樣的邏輯分析完全不同於普通物理學的運動規律。在生物體內，任何物質運動、任何功能的執行過程都有大量的相關因素參與。很有可能在我們認為已經匯聚了所有的相關因素的情況下，在將來的某一天，因為又發現了一種新的必然因素，辛苦建立的理論又得重新調整，但不再是理論的根本性變革了。

## 二、功能主義原則（二）

「功能主義的出現得益於 20 世紀 50 年代和 60 年代人們對電腦的興趣急劇增加。它在心靈哲學、認知科學和心理學領域占據著主導地位。」功能主義的概念就是伴隨著電腦技術的迅猛發展而誕生的。隨著電腦技術的普及，我們了解了電腦結構和計算方法這兩個領域，這兩個領域彼此依賴，不可分割，使我們清楚地了解了各種先進的思維和設計是如何透過電腦得到昇華和實現的。同時，對電腦硬體和軟體的描述又為我們提供了重要的類比方法，可用來解釋人體科學和臨床醫學。

當我們把人體的解剖結構比作電腦的硬體的時候，大腦的思維和心理恰好比作電腦的軟體系統。法國哲學家和科學家笛卡兒（René Descartes, 1596-1650）提出著名的哲學二元論，距今已有 3 個多世紀。他認為心理、精神活動等都源於自我世界，它們構成了一種有生命力的實體，即「心理實體」，具有思維的特性；這樣的實體不占據空間，不能被外界客觀地測量；另一個實體是指物質的實體，主要指人的物質機體。它占據空間，其結構和功能特性可被客觀地測量，但不具備思維的特性。幾百年來，人們對這兩個實體的存在似乎沒有異議，只是不清楚這兩個實體是如何相互聯繫在一起，又如何相互轉化的。在哲學界，關於心理與物質之間的因果關係的討論一直就沒有停止過。推理可知，如果闡明了兩者之間轉化的邏輯關係，那麼許多醫學現實問題就會得到邏輯方面的通解。但是目前哲學爭論還在繼續，哲學理論尚沒有深入到科學理論內部，以至於科學家幾乎完全無法解釋與這些哲學問題相關的醫學問題。生物醫學研究同樣不能迴避這個有歷史傳統的哲學問題。

本來把人的心智看作非物質實體，把機體看作物質實體，也就是把人體看作是由這兩種不同質的實體組成的，這是最質樸的看法，一般人都能

理解。只是由於歷史條件的限制，尚不了解兩個不同質的實體是如何相互轉化，並構成相互的因果關系的。人的所有言行都是由精神、心理支配的，不同的體質條件還可以決定與改變人的精神狀態和情感變化。這些認識早已成爲世人的基本常識。迴避或草率解釋兩者之間的關係都不能建立科學理論。當我們要了解冠心病病因時，所面臨的就是這樣一個最基本的哲學爭論。以往的心臟病學理論並不能充分了解各種心臟病的深層次的病因，因爲各種理論都迴避了一個基本的事實：精神、情緒等大腦活動是參與人體功能活動的，可以影響心血管疾病形成。

儘管我們不可能充分解決傳統的哲學問題，但是醫生的責任，或者說醫生的優勢可能恰恰在於他能解決醫學難題，又沒有哲學家的包袱。這或許對哲學家們的爭論有所幫助，因爲他們只能或者說必須擺脫所有具體的學術內容，完成他們自己的形而上學的討論。在笛卡兒學派支持者和反對者的爭論過程中，似乎沒有絕對的贏家，因爲世界太複雜了。

好在我們已經引入了功能主義的研究策略，功能主義把心理的狀態和屬性看作是人體功能狀態和屬性。「一個狀態之所以是一個特定類型的功能狀態，僅僅是由於它符合一個特定的功能過程」，即僅僅是由於它在所屬的系統中扮演了一個特定種類的因果角色（詳見第十章）。或者說按照人體整體功能需求設計研究策略，心血管病的研究完全不應該脫離心理的研究，這是其分內的事。

事實上，正是由於人的精神和心理因素的積極參與，才使人體功能遠比個體結構複雜，才使得功能主義研究的內容遠遠比結構主義研究豐富。人們可以根據需要而製作出各種各樣的工具。有了科學的思維，發明了各種工具，這極大地提高了人類適應環境的能力，人類可以在更大的範圍內與自然界競爭，在自然選擇面前處於更有利的地位。

功能主義研究符合生物進化的總體規律。達爾文的進化論正是透過斷

續的解剖結構和生物化石推測出生物功能的進化連續性的。大腦及其所有活動都是人類在適應環境的過程中所取得的進化成果，大腦是每個個體體現達爾文進化論的最佳實例。這些都不是空洞的理論，而是切切實實地表現在每個人的日常生活中的。所有的功能主義的研究必須重點討論心理、精神和智力的積極或消極的作用，同時也要接受進化論的指導。

「生物不是機械，但他們可以在一定程度上成為機器，凝結成機器。然而，不會完全成為機器。」生物功能的發展和進化一直是引導生物的解剖進化的藍圖。隨著生活和工作條件的好轉，人的知識和技能增加，大腦的活動得到加強，這些是生物進化的標誌；四肢的力量和消化的能力可能有所下降，但並不代表生物功能的退化。由此可知，人的精神等大腦活動才是功能主義研究的重要內容。生物多樣性主要體現其功能的複雜性，它當然包含了對心理、思維等的研究。研究冠心病的病因時不可忽略這一點。

功能主義的研究策略可以整合各種疾病，把這些看似相互無關的疾病整合成有內在功能聯繫的統一體，可能是形成新的臨床心身醫學模式的必要的途徑，有利於解決心血管疾病難題。理論的形成取決於我們是否能夠從一組正確但表面上互不關聯的觀點中找出它們之間存在的因果關係」。討論疾病的因果關係首先要確認宏觀的自然與人體的基本關係，了解人體個體和人類物種功能的來龍去脈。大自然選擇了生物，生物適應了大自然，這都體現在生物功能不斷進化、複雜化的過程中，離開了功能的人體解剖結構是沒有意義的。

在討論生物的基本理論，或者向群眾普及生物學基本知識的時候，人們常常會問：「什麼是生命？」

顯然，這是一個純粹的哲學問題，是哲學家們留給我們的常見問題，是每個人都會關心的問題，其答案也千差萬別。但是如果按照功能主義的

觀念進行概括的話，可選擇一個最簡單的詞彙：功能。

如果用一個詞組來表達，即擁有生物功能的結構單位。

雖然達爾文的《物種起源》講的是物種的進化，臨床醫學講的是個體醫學，但是個體是物種的最小單位，每個個體都要承擔物種進化任務的一個極微小部分。個體的醫學研究也要服從於整個生物進化原則。在臨床研究中所遇到的許多難題最終都可以在達爾文的進化論中得到啓示。研究人類疾病切不能忽視功能的進化引導了結構的進化的關係，而不是相反。

功能的特點與解剖的特點有很大的不同，這是區別二者和建立功能主義研究的基本依據。生物功能的特點是，基於解剖但不侷限於解剖的結構基礎，包含所有以解剖結構爲主要支撐點的功能。如用翅膀飛翔、用鼻子呼吸等。生理功能和臨床病理性功能就是連續的過程。把健康狀態看作是人體的基本狀態，把疾病看作是偏離健康的狀態；所有的診斷和治療活動都是爲了恢復健康的功能狀態。

隨著年齡的增加，個體固有的解剖結構和功能方式可能會成爲物種進化的障礙，必須以個體的生死交替維持物種功能的繼續進化，不間斷，所以，生物功能越來越複雜，對環境的適應能力越來越強。其中包括人類的智力、心理、科學水準和社會化認識水準、生活水準的提高。因此，我們認識疾病的病因也需要考慮精神方面的因素。

人類個體的功能越來越複雜，但是解剖結構的改變很小。給精神和心理等大腦功能留下了廣泛的功能進化的活動空間。我們的生活發生了天翻地覆的變化，與此同時，人體的平均身高、體重也有所增加。人類的智力發展水準更是日新月異，人類能力日益豐富和提高。

傳統的中醫理論體系是一種以功能主義爲指導思想的醫學體系，是一個活生生的功能醫學模型。在指導臨床醫學實踐的過程中，它眞實反映了

人體的功能運行特性，無論面對何種病證，都可以發現病因，從治療病因入手，也就達到了治本的目的。特別是它的「急則治標，緩則治本」的治療原則充分表現了該理論體系和認識方法的合理性。其實中醫對解剖結構的研究也很精準，否則不可能建立起輝煌的中醫外科學。在功能主義觀念的引導下，中醫理論沒有病因的困擾，所有疾病都可以得到合理的解釋，只是不同的醫生會有不同的解釋。從理論上講，中醫沒有不能治療的疾病，因為疾病的因果關係都很清楚。醫生開具處方所遵循的理、法、方、藥四項原則是長期科學認識疾病的規律總結，也是防病治病的總規律。中醫用經絡、三焦等功能主義概念指導所有臨床疾病的診治。這對以結構主義研究為基礎的醫學觀念一直是一個重要的挑戰。有些人為此付出極大的代價，希望能夠發現經絡的結構基礎，但是他們的努力都失敗了。因為結構主義研究更強調可觀察的、可測量的結構，不可能充分理解功能的複雜性。可以說目前醫學研究所遇到的困難幾乎都是來自結構主義所限定的狹小視野範圍以內的問題。

與此同時，中醫理論更強調了預防疾病的重要性，它提出「上工治未病」的理念，它擁有豐富多彩的養生理論，這將成為功能主義預防醫學的重要組成部分。

心臟的缺血與代償是臨床病理功能狀態下的不可分割的兩個方面，也是收縮與舒張功能的特定的功能狀態。在後面的討論中將時刻離不開這樣的功能變化。這不僅是統一心血管病各項理論的基礎概念，也是醫學整體觀念的表現之一。醫學理論不能沒有整體觀念，同時也不能沒有功能主義的觀念。

## 第四章

# 高血壓病是慢性心肌缺血的代償形式

## 摘　　要

　　邏輯分析所得到的結論告訴我們：血壓升高只是急性心肌缺血的壓力代償的表現；高血壓病是心肌慢性缺血的代償及其恢復期的表現。高血壓病和冠心病是同一種臨床綜合症的兩個不同方面的表現。心肌損傷的邏輯病因主要還是心肌缺血，血壓升高不應該承擔主要責任。治療高血壓病不如預防血壓升高。預防的關鍵在於努力促進急性、慢性心肌缺血盡早恢復、充分恢復。從臨床角度討論原發性高血壓病的病因，不僅關係到高血壓病本身的預防和治療，也關係到冠心病的預防和治療。在研究冠心病時，對心肌缺血的討論並不充分，在研究高血壓病時，仍然要從心肌缺血開始討論。

　　討論高血壓病依然要堅持功能主義的觀念，堅持邏輯思維和邏輯分析。面對體內外的各種變化，同一個心臟在任何時候都要努力完成供血任務，因而總會遇到各種困難，即心肌的相對缺血或絕對缺血。「在進展到明顯的心臟衰竭以前，心肌總是對原發性缺陷進行代償」。冠心病主要引發容量代償，高血壓病則側重於壓力代償，特別是在心肌形成慢性缺血之後的壓力代償過程。

# 第一節　臨床醫生的思維誤區

## 一、患者的困惑，醫生的無奈

如果你是一位心臟科醫生，面對任何主訴爲心臟不適的患者，總會問到他的心臟的詳細情況，也肯定會問到他的血壓的情況。無論患者的血壓情況如何，無論他是否被診斷過冠心病，患者心臟的功能狀態總是與一定的血壓情況相聯繫的。醫生和患者都知道心臟的問題常常和血壓有關係，但是有什麼關係卻不容易說清楚。總之血壓的情況是由血壓計測量得到的，而且還有一個專業的血壓評價標準用來判斷血壓是否正常，診斷高血壓病看來並不難。

如果你是一名高血壓病的患者，你最關心什麼問題？當你面對一名心臟科醫生，是否會諮詢以下有關心功能的問題：

我的血壓從來沒有高過，總是在正常範圍，但是我經常頭暈，是否是頸動脈堵塞了？我還需服用治心臟病的藥嗎？

我沒有高血壓病，血壓一直被控制得很好，並且堅持按照醫生的意見按時服藥，爲什麼還會有心臟的不適感？

我沒有冠心病，只有高血壓病，是我頭不暈，任何症狀都沒有，我還需要服藥嗎？

我的血壓不高，而且有的時候還挺低，可以到90/60 mmHg（12/8kPa），甚至比這還低，爲什麼還頭暈？我有心臟病嗎？

我這麼瘦，血壓爲什麼還會高？

我的血壓可以達到 200 mmHg（26.6 kPa）以上，爲什麼我還沒有異常的感覺？我會不會隨時出現生命危險？我應該怎樣預防？

雖然冠心病和高血壓病可以在當前的心臟病理論中獨立存在，但任何醫生也不能否認二者的密切關係，只是由於現有理論的缺陷而無法確認其關係。它們之間的關係不重要嗎？本章的討論就是要證明高血壓病不可能單獨存在。

高血壓病一直是危害人類健康的最重大的心血管疾病之一，高血壓病患者的人數仍在增加，中國高血壓患者已達 2.7 億，高血壓病已經成為人類健康的最具威脅的無聲殺手，也有人說冠心病是第一殺手，兩者誰的危害更大？其實，這兩種病好比硬幣的兩面，不可分割。然而，人類面對如此重大的疾病似乎無能為力，只能要求患者終生服藥，以維持健康。我們甚至至今不知道原發性高血壓病的病因，也就不可能根治高血壓病，也不可能真正實現對它的預防。

在長期的實踐中，不時地遇到這樣的患者，他們有高血壓病患者的典型的症狀——頭暈、頭疼，有時候伴有心臟病的其他表現，如心前區悶痛、渾身乏力等，但是血壓測量值總是在正常範圍以內，心臟的各種指標也都正常。於是，這些患者都被排除了高血壓的診斷，他們的心臟功能檢查結果一般也正常，因而就確認他們的心臟是正常的。這樣的患者人數不少，他們長期感到身體不適，有的持續性頭暈、頭疼，甚至影響了日常的生活。但是醫生卻不能進一步為他們做出解釋。他們或者感到很高興，因為醫生說他們沒有病，可以一如既往地生活了；或者感到失望：為什麼我這樣難受，醫生還說我什麼病也沒有，多家大醫院的醫生都說我沒有病，我到底有沒有病呢？我是不是得了什麼少見的大病，一時難以診斷呢？心懷疑慮，又無計可施。對於醫生而言，面對這樣無助的患者，想努力幫助他們找到痛苦的原因，可是所有的心臟檢查資料都正常。此時，患者常常問醫生是否需要用藥？對這個問題的回答更是各不相同，因為相關醫療指南並沒有給出詳細解釋。雖然近年來有關高血壓的指南對高血壓分類越來

越細，但執行起來很複雜。之後，醫生的思維逐漸離開了心臟，開始轉向了頸動脈、腦血管，甚至頸椎病等，又是一番檢查，當然又得到了一批正常的資料，即使有些檢查結果異常，也並不能充分解釋各種臨床症狀。

這裡不是說對這些部位的檢查一定有誤，但是從臨床疾病的發生機率來看，心臟是人體的發動機，心臟發生問題的機會應該遠比作爲血液的輸送管道的頸部血管發生病變的機會高得多，比眞正的頸椎病也要多得多，對於人體健康的影響也大得多。另有一些患者在頸椎部位的確發現了問題，例如有骨刺形成，甚至在頸動脈處發現的動脈粥樣硬化的斑塊，這更進一步引導臨床醫生的思維逐漸遠離心臟，認定患者頸動脈和（或）頸椎有病，使患者更堅信其心臟是健康的。甚至有醫生檢查患者甲狀腺，這已經成了臨床心血管病醫生關注的新內容，成爲近年來臨床研究的新動向。

在大醫院，面對患者的實際情況，醫生們常常不能從容思考，因爲馬上要解決患者的問題，只要這位患者的具體檢查結果不符合高血壓病的醫療指南的診斷標準，就無法將其診斷爲高血壓病，只能考慮可能性相對較小的那些原因。更何況只要多數醫生，或主任醫生這樣做，那就是合理的，就沒有醫療風險。

面對這種情況，我們能夠埋怨醫生嗎？要知道他們都是嚴格地按照各種最新的高血壓病指南的標準做出診斷的。而高血壓的診斷尤其簡便易行，幾乎不存在誤診的可能。凡是用袖帶式血壓計測量，當血壓持續升高，日間大部分時間測得的數字超過 140/90 mmHg（18.62/12 kPa）時，這種情況就是高血壓。患者常常因爲頭暈而不斷地拜訪各大醫院的專家。「這個病都已經看了好幾年了，仍然沒有理想的解釋」，患者經常這樣抱怨。此間，症狀時有加重趨勢，可是結論還是照舊。因爲患者的血壓測量值的確都在正常範圍以內，就只能得到類似的結論：血壓正常，心臟大致正常。好心的醫生頂多要求「再觀察觀察吧」，或者說「可能是更年期」，「可能

是心臟的亞健康狀態」，也許開一些治心血管病的藥物，作為一種預防性的用藥也好，安慰性用藥也罷，總之在醫生的心目中的確認為這位患者沒有什麼病，所以醫生們開始注意起腦電圖、腦血流圖（又稱腦電阻圖，REG）的變化，認為或許是患者大腦、頸動脈、頸椎病的問題。

　　另一方面，也有為數不少的患者血壓測量值很高，卻沒有明顯的個人症狀。有時甚至令主治醫生大吃一驚，擔心他們隨時會發生什麼意外情況，患者卻若無其事地我行我素。其實這樣的人數不比前者少。只是無症狀或缺乏症狀的患者，基本上都不來醫院看病，因為沒有典型的症狀，就沒有必要去醫院看病。他們一般都待在家，直到偶然感覺不適，到醫院一查，收縮壓竟然達到了 180 mmHg（24 kPa）、190 mmHg（25.3 kPa），甚至高過 200 mmHg（26.6 kPa）。治療一番，觀察一番，血壓下降之後出院，得到的指示是：留院觀察或回家嚴格按照醫囑服藥，密切觀察血壓變化，努力維持正常的血壓。

　　在此期間，患者稍有疏忽，血壓又會恢復到 200 mmHg（26.6 kPa），病情依舊，無論有沒有症狀，患者只能聽之任之吧！這樣的人群應該是潛在危險性最大的一群人，因為他們服降壓藥常無明顯效果，常年服藥使他們產生了逆反情緒，而醫生們只能讓他們「終生服藥，按時服藥」。經過長時間的摸索，醫生們對一類患者的治療取得了一致的意見，就會發布一種「按時服藥」的方案。這樣的方案也在不斷地變化，變化的總體原則是什麼？或者說，什麼是「按時」？患者沒有能力提出質疑，自然唯命是從地遵照醫囑，嚴格服藥，以求平安。當前 2.7 億高血壓患者中有部分患者按時服藥，但療效並不理想，發病率沒有下降。

　　總之，到醫院看病的患者絕大多數是根據自己的症狀前來就診的；有些人一時沒有症狀，可是血壓測量值卻很高，儘管按時服藥，似乎也無法根本控制病情；那些危重的患者只能接受搶救，有些人經常掙扎在被搶

救的生死境地；時間拖延下去，這些患者多數會得到某些併發症的臨床診斷，許多高血壓患者伴有冠心病。也有許多患者沒有被診斷爲冠心病，但是這些人的心臟眞的沒有病嗎？即便是心臟的亞健康狀態也應該有一個明確的醫學結論。可是現在關於如何診斷心臟的亞健康幾乎還沒有一個明確的說法。

如何認識上述這許許多多的情況？又如何解決？大醫院醫生很忙，根本顧不上深入研究這些情況，目前的情況就是這樣，醫生只能這樣診斷。看來，這樣的診療結果並沒有充分反映許多人的眞實的疾病情況，原因是什麼？醫生的職業和責任時刻提醒我們應該深入思考上述種種問題。因爲高血壓患者的人數實在太多了。每天的工作中都可以見到，粗略算起來占超音波心圖門診量的 1/2～1/3 以上。我們的原則是不讓每一個人失去應有的醫學關懷，讓每個患者的不適都得到合理的解釋。當醫生的解釋無法滿足患者時，我們是否應該質疑我們的理論，質疑我們的診斷標準。

## 二、從對高血壓病診斷標準的質疑開始，尋找高血壓病病因

### 1. 對高血壓病診斷標準的質疑

高血壓病作爲心血管系統獨立的疾病已經被研究幾十年了，並被認爲是對人類公共健康的重大威脅。但是，面對高血壓病的診治現狀，我們不禁要問：

爲什麼全世界幾十億人口，在判斷誰的血壓增高，誰的血壓正常時，長期以來都只用一套固定的評價標準？事實上，血壓有明顯的個體差異，血壓作爲人體內十分敏感的生理指標，隨時可以發生變化，使用統一的 140/90 mmHg（18.6/12 kPa）的診斷標準評價每個人的血壓，本身就是一

件令人費解的事。有人說，全世界都在使用的標準，難道還有錯嗎？這可能是一種習慣成自然的事情，或許是一種從眾心理。但是大眾把並不科學的認識看作是合理的認識，這難道不是一件可怕的事嗎？

此外，如果用藥物把所有的高血壓患者的血壓都降到正常的範圍，那麼，高血壓病就可以在人群中得到充分控制嗎？事實證明沒有，高血壓病對人類的威脅依然如故。因爲至今我們不了解高血壓病的病因，血壓的高低只是表面現象，單純的降壓是典型的治標不治本。許多抗高血壓藥品的說明書都明確記載它可有效降低血壓，但是人群整體發病率沒有降低的事實本身充分說明藥物的無效性或侷限性。

在這裡不得不指出：透過統計學得到的人群血壓正常值是一個很大的範圍，用它指導個人不斷變化的血壓時，出現了兩次重大的邏輯學中的偷換概念，因而產生了悖論：

首先，測量不同個體的血壓，利用統計學制定了人群血壓的「正常」範圍。但是，它並不能直接反映個體血壓的實際情況，把不斷變化的個體血壓的概念改換成人群相對不變的血壓的集合概念。第二步，再用人爲制定的人群血壓的評價標準指導個人血壓的診斷和評價，再次從集合概念轉換爲個體概念。在推理過程中，這兩種概念的轉換造成了2次「偷換概念」的結果，因而產生了邏輯悖論，所形成的推理無效。邏輯學的集合概念是不考慮個體概念共同特點的，它們之間是部分與整體的關係。部分和整體之間沒有共同的本質特性。

從邏輯上講，只能用人群血壓的普遍概念取代它的集合概念。普遍概念是在總結個體概念的普遍特性的基礎上歸納出來的。「存在的本質在於它的普遍性質」，整體與所有個體之間的共同的特性爲二者聯繫的紐帶。普遍概念與個體概念之間是種屬關係，是個別與一般的關係，普遍概念不是來自任意抽樣人群，也不是來自一部分個體（哪怕是大部分個體）的簡

單集合，統計學的樣本就是集合概念。所以，探討高血壓病的病因，以及其他心臟病的病因，都必須從研究所有個體的內在的共同特點入手。而現行診斷標準背後的思維方式是從整體中分出某一部分，作爲樣本，按照統計學的要求，作爲研究整體的替代品，等於從整體中抽取了部分，然後根據樣品的研究結果再推測整體的情況，這就形成了悖論。「系統方法主張把現象看作超越性的整體，而不只是因素的集合」，「對於所有的事情，我們所了解的都是它們擁有的同一性和統一性，以及它們所屬的普遍特性」。一個概念最重要的是它的普遍性，普遍性常常涉及事物的本質，它只能從普遍概念，而不是從集合概念和樣本中取得。

血壓的普遍性在於人的血壓的共同的構成成分及其變化規律，這樣形成的血壓的概念可以代表所有的個體，這樣的概念就是普遍概念。根據普遍概念推導出的結論可以指導任何個體血壓升高的診治問題。在這樣的條件下進行研究，主要依賴的方法不應該是統計學而應該是邏輯分析方法。

## 2. 用血壓構成因素與邏輯分析方法來推斷血壓升高和高血壓病形成的原因

心臟生理學告訴我們，在循環系統內部，由三個必需的生理因素構成血壓，即心臟的射出分率、充足的血容量和一定的外周阻力。它們之間的相互作用關係維持著血液的流動。所有人的血壓都是由這三個因素構成的。健康的個體表現爲相對穩定的血壓，無論血壓的高低變化有多大，此三因素的構成不會變。討論血壓升高和高血壓病的任何問題應該從血壓構成的這些內在因素開始。事實上，許多心血管病臨床用藥的作用原理都是圍繞這三個因素研製的。例如強心藥、血管緊張素抑制劑、利尿劑等。但是在討論高血壓病病因時，這樣的基本因素卻不見了，更別說它們之間的關係了。

在生理條件下，例如，在體育鍛鍊時，初始血壓略有上升，隨後外

周血管擴張可阻止血壓上升。在三個生理因素的協調下，血壓保持相對穩定，三因素之間的關係也是穩定的。

　　而在臨床病理條件下，心臟推動血液流動的主要困難有兩種：或是因為心肌缺血形成的射出分率的絕對降低，或是因為血流阻力的增加，表現為射出分率的相對降低。這兩種射出分率的降低是研究心臟病問題的主要前提，時刻不能忽視，沒有例外。儘管原發性高血壓病有多種危險因素，任何因素都要透過上述三個內在因素及其相互關係推動血壓上升，而且心肌收縮力的減弱是無可替代的。所以，血壓上升的邏輯學病因只能是收縮力減弱。我們的任務就是從各方面證實或推翻這一命題，而推翻此命題就要先推翻上述邏輯關係和下列許多事實。

　　當心臟面臨射血的阻力增加時，相當於後負荷增加，射出分率表現得相對不足，每搏量出現下降趨勢。透過中樞神經系統激活動脈的壓力回饋系統。「生理學的所有領域都有回饋調節現象」，因為此時的心肌沒有本質的受損，只要外周阻力稍有增加就可以調動心肌儲備的收縮力，心率也會加快，射出分率也會有所加強。符合心臟的安雷普（Anrep）效應，外周阻力的增加實際上是激發心肌進一步收縮的信號。這種阻力的增加本質上正是壓力代償的表現，不會顯示心臟的收縮力降低，但可以隨時間的推移使室壁逐漸增厚，使心肌克服外周阻力的能力增強。

　　當心肌缺血或病變產生的射出分率絕對不足時，心肌收縮功能絕對降低。循環系統主要表現為容量回饋被激活，形成的前負荷增加，在舒張期表現為心肌纖維被相對拉長，根據弗蘭克－斯塔林定律，這也可以增加心肌的收縮力，只是心肌不表現為增厚，而表現為心室腔的擴大。如冠心病晚期的心臟衰竭階段常形成心室的擴大，這是容量代償的結果。容量的增加也會使心室壓力關聯性地稍稍升高，但是這樣的血壓升高主要來源於前負荷的增加。心室的持續擴大可以延緩心功能的恢復。

　　總之，在心肌射出分率相對或絕對減弱時，維持血壓生理性穩定的回饋機制被激活，以維持射出分率不變。心肌在原有的功能不足的條件下必須進一步努力工作，調動心肌的儲備功能，克服過重的前負荷或後負荷工作，所以出現臨床症狀。高血壓狀態下的任何心臟指標都受心肌射出分率和外周阻力的共同影響。

　　此時的突出表現是個體血壓的升高或血壓上下波動，但是血流量不變，脈壓差不變，或稍微加大。雖然重要生理指標在正常範圍以內，但是這已經是代償後的結果。這樣的代償掩蓋了收縮力減弱的表現。例如，節段性室壁運動異常等心肌缺血的特點常常被相應的後負荷增高的室壁協調運動所掩蓋，形成了複雜的臨床現象，因而某種受高血壓病影響的室壁運動不能直接反映心肌缺血的本質，雖然它的確是因缺血而發生的。如果分別探討缺血和血壓升高，割斷了二者的聯繫，就將永遠不可能找到高血壓病的病因。在實踐中，人們常常根據一些臨床主要生理指標是否正常來判斷心臟的功能狀態，而忽略了臨床的早期症狀和體徵，使醫生難以發現被血壓升高現象掩蓋的真實的心功能狀態。

　　上述分析告訴我們，血壓的升高是心臟射出分率減弱的代償標誌，並不是形成心肌損傷的首要原因。機體絕不會無緣無故地產生自我損傷的力量，來對抗自身的生理活動，因為升高血壓會給心臟增加後負荷，增加心肌的能耗。所以，可以認為即使心肌的每搏量和心輸出量都保持在正常範圍，只要外周阻力或血壓不斷增高，心率增快，症狀持續，就應該認為心肌收縮力降低的問題沒有解決。只是心肌在代償條件下，以較高的代價維持著心臟正常的工作狀態。

# 第二節　邏輯分析

## 一、血壓升高是急性心肌缺血的壓力代償形式

　　談到高血壓病發生、發展的基本原因，必然會涉及血壓的概念、個人的基礎血壓、血壓升高的原因和高血壓病的病因等方面。從本質上講，冠心病和高血壓病密不可分。因此，還是從心肌缺血開始說起。

### 1. 心肌缺血的容量代償

　　如前一章對冠心病的討論所描述的那樣：由於心肌灌注主要發生在心室舒張期，舒張期心室擴張，室壁及三支冠脈被動地受壓迫就可以形成心肌的相對缺血。因為心臟搏動所面臨的外環境不同，因此，左心室前壁心肌缺血發生最早、最嚴重，下後壁次之，左心室側壁最輕。這種現象與臨床觀察完全一致。事實告訴我們：舒張功能不僅僅為心室提供了回心血量，同時也在發生缺血的心動週期內開始對收縮功能進行容量代償。心肌代償性擴張又加重了缺血，才促成三支冠狀動脈主幹的血栓和狹窄的形成，進而加重了下游心肌的缺血。

　　然而，這樣的以心室擴大為表現形式的容量代償在高血壓病患者的疾病早期，表現並不明顯。

### 2. 心肌缺血的壓力代償

　　血液總是以一定的壓力和容量的形式存在並流動著。在供血過程中，

心肌和外周血管會透過這兩個因素不斷調動體內回饋機制對血壓產生影響，壓力代償的主要形式是外周血管的收縮加壓。「這些壓力受體既對壓力誘導的血管變形發生反應，也對持續性的血壓變化發生反應」。這種自主調整動脈內壓力的做法，正是把壓力作為誘導信號進行功能代償的；容量代償與壓力代償都需要有效的統一調節，是自主地適應體內外環境變化的調節過程。

醫生對患者的動脈血壓的升高是很難精確把握的，更難精確預測。換句話說，只要體內外環境不斷變化，血壓就會成為對環境改變的整體反應的一個參數。這是達爾文的生物進化論的原理對臨床的基本提示：生物對環境的適應性使然。

談到高血壓病的病因時，要了解血壓的構成和它的生理功能。在構成血壓的三個因素中，有效循環血參與了臨床心臟病的容量代償，而面臨心肌射出分率相對降低時，只有外周阻力的升高才可以直接、有效調動心肌的射出分率，以維持心臟的平穩供血。這是一種動力和阻力的關係，而心臟和外周血管所構成的閉合的循環結構正好為這樣的一對力提供了基本的工作場所。力學原理告訴我們，一種力不可單獨存在，有動力就有阻力，有壓力就有抵抗力與之抗衡。力總是成對出現，這是力學分析的基本原則。或許是因為臨床醫學研究很少單純考慮力學的原理，把所有關於力學研究的工作都交給工程學界，所以也就把力學分析的原則忽略了。這種人為的醫學研究的分工，已經在很大程度上限制了醫學本身的研究，但是人體疾病是不管你學科如何劃分的。

同樣的問題也存在於工程學研究中。他們往往只注意了工程學的概念，而把解決醫學問題的希望寄託在複雜的工程學的計算方法上，忽略了醫學自身的邏輯關係。這相當於只站在人體科學的周邊指指點點，討論來，討論去，不得要領，所得到的關於人體的工程學模型，各自成系統，

很難解決臨床問題。所以，在工程師的心裡，醫學模型可以是各種各樣的，這讓醫生們感到無所適從，或深不可測，很難在臨床上應用，更別說解決醫學難題了。正是因為每一個研究者都站在自己的立場上提出自己的假說，然後在此基礎之上再根據工程學原則和演算法建立工程學的理論，工程學的思維方式及研究方法無法確認心臟病的核心問題，更不能發現其功能變化的規律，帶有一種游離於醫學規律之外的隨意性。例如，臨床研究心臟衰竭時，引入了「應力」的概念，發現心肌的應力有所增加，於是就得出心臟衰竭不可避免的結論，這干擾了抗心臟衰竭的人為的努力，因為它背離了心臟衰竭的真實情況。

工程學理論模型的特點是：①各種模型千差萬別，各具特色，無法統一在一起。②完全忽略了醫學自身的邏輯關係，更無法解決醫學難題。③為了解決醫學難題，應該將工程學概念融入醫學原則中，這樣才能突顯工程學概念的作用。相對而言，壓力代償和心室壁增厚主要體現了心肌的相對缺血，提示外界致病因素中的壓力因素更突出。

### 3. 心肌急性缺血的綜合代償

早期心肌缺血時，首先形成了對收縮功能的容量代償。「心室血液逐漸積累，引起心室舒張和心室壁的個別心肌纖維拉長。增加舒張纖維長度，以某種方式促進心室收縮，使心室能搏出更大的心搏量，以便在收縮與舒張平衡時，使心輸出量完全適應於增加的靜脈回流。」容量代償的最大特點是及時而廣泛。從發生缺血的心動週期開始，心肌就開始代償，說明容量代償對急性缺血很重要。心肌在缺血條件下不能搏出正常血量，加快的心率（射血時間縮短），主動脈峰值血流速度會降低，形成較小的組織灌注壓。而穩定的主動脈血流量和血流速度將成為大腦和腎臟等重要臟器調節自身功能的基礎，也對維持冠狀動脈循環穩定有益。任何臟器的自

身調節都是為了內環境的整體穩定。但是，容量代償不可能單獨完成代償任務。

此外，心肌收縮總有一個最佳收縮長度，即必須創造最佳的收縮條件，才能使心肌收縮效果最佳，符合力學最小原理，這是心肌的力學耗能原則，也是所有生物都要遵守的生存原則。為達此目的，就需要依靠外周血管的自主收縮調整張力，恰當提高循環系統的舒張壓，既調動缺血心肌的儲備力，也使心肌處於最佳射血狀態，才可以維持主動脈合理的供血功能。外周血管的收縮和加壓可以反射性地提高心肌收縮力，體現了壓力代償的及時性，也是使收縮壓上升的基本方式。

眾所周知，心肌的射出分率只有高於舒張壓水準的部分才能形成有效射血。在主動脈瓣打開之前，左心室已經積攢了足夠的射出分率，使每搏量的血液按照一定的血流速度和時間形成有效射血。此時，主動脈瓣口外的舒張壓是由外周血管的收縮程度自主調控的。外周血管的任何微小的張力改變都可以引起舒張壓的小幅度改變，因為血液是不可壓縮的。而主動脈瓣外的舒張壓的高低將決定心肌所調動的儲備力的大小。生理水準的舒張壓決定生理狀態的主動脈的射血頻譜的形態，以維持生理水準的正常供血。一旦心肌缺血，機體將根據各個臟器的重要程度、工作狀態調整外周血管的收縮程度，使主動脈的舒張壓有所上升，舒張壓的上升程度決定心肌收縮力增大的程度，並配合容量代償的逐漸加強，直到獲得滿意的主動脈血流頻譜為止。「當心室出現代償性舒張時，根據弗蘭克－斯塔林定律，隨著心室收縮壓的上升，每一個心肌纖維要產生相應增高的張力，大於心室正常大小情況下心肌纖維所產生的張力。」「牽張可能是容積超負荷時纖維延長的主要信號，而張力是壓力超負荷的信號」，「心臟過度的前負荷和後負荷引起細胞的牽張，牽張誘發代償性生長。」「心臟對抗外周血管阻力而泵血」，這是舒張壓升高的基本原因。

　　所以，外周血管的收縮、加壓和一定容量的改變，將成為機體自主調控心肌，在較短的時間內及時而充分恢復平穩供血的控制開關。「當外周阻力突然增加時，動脈和左心室的舒張壓升高」，這是一種安雷普效應。壓力代償的最大特點在於其及時而精確，使每次代償的量恰到好處，而且使心肌在最佳條件下收縮。一旦收縮與舒張功能平衡了，壓力代償停止，血壓也不再升高了。此後，如果沒有新的後負荷增加，心肌進入功能恢復期。經過一段時間，充分的代償克服了急性缺血事件後，外周血管的收縮狀態被解除，上升的血壓很快恢復了正常，完成了一次不留痕跡的對急性缺血的代償，甚至不表現出任何臨床症狀。血壓的一次性升高，甚至可以很高，會迅速恢復正常。短時間的心肌缺血不會引起任何殘留的血壓升高的痕跡，也不能稱之為高血壓病。

　　在這裡，升高的血壓主要指舒張壓。外周血管的收縮可以直接提高舒張壓，它是綜合性調控血壓的基礎成分。「當外周阻力增加的時候，動脈和左心室的舒張壓升高」，心肌變硬。這樣，由壓力代償和容量代償共同形成了一個完美的條件——回饋過程，即一種缺血－代償的過程。在此過程中，容量（心房）感受器和壓力感受器共同接受舒張期的資訊，並經過大腦的綜合分析，指導心肌進行代償，最終建立起代償條件下的收縮與舒張功能平衡。兩種代償的協調活動也表現為班布里奇（Bainbridge）反射〔又稱班氏（心房）反射〕和安雷普效應。「當血液容量增加時，班氏（心房）反射強於壓力感受器反射，但在血容量降低的條件下，壓力感受器反射則強於班氏（心房）反射。」「在生理情況下，血壓突然升高是透過收縮力的增加來實現的，在這裡被描述為安雷普效應，是藉由壓力反射所介導的反射性外周血管阻力表現出來的。」

　　與其說班氏（心房）反射和斯塔林定律反映了生理現象，不如說它們都表現了心肌的一種固有能力，即在心率加快條件下仍可發揮有效的容量

代償和壓力代償，以提高射出分率，克服心肌缺血。而安雷普效應則是在增大外周阻力時統一協調這兩種代償功能，使之成為由多因素參與的整體的反射過程。它們已不是純粹的生理過程，而是以克服缺血狀態為目標的複雜而完美的心肌代償過程。此時的血壓不再是正常的生理狀態的標誌，而是維持更重要的主動脈射血的正常血流頻譜的必要條件。穩定供血是循環系統的總目標，機體在統一調控的過程中接受多變的外界條件，並維持體內的穩定環境，並努力支援各系統、各臟器完成其功能，這符合生物行為的目的性原則。生物的目的性使生物的結構和功能更適應環境，更有利於進化。這就是血壓急性升高可能的機理。「冠狀循環的血流量由心肌對氧的需求而調節」，健康的組織器官需要穩定的氧供應，這是機體根據需求，主動調節供血量的更深層次的機理。

**4. 二尖瓣血流頻譜證實心室的舒張功能對收縮功能有綜合性代償作用**

前面講到了心室舒張功能對缺血狀態的收縮功能的代償是刻不容緩的，這是容量代償和壓力代償構成的綜合性代償過程的共性。這得到了二尖瓣舒張期各種血流頻譜的充分證明。或者說，我們可以根據缺血與代償、收縮與舒張的關係解釋各種各樣的二尖瓣舒張期流入血的血流頻譜圖像。反過來，二尖瓣血流頻譜圖像的形態及其改變也能十分清晰地反映心肌的功能狀態。

因為我們已知正常的二尖瓣血流頻譜的 $E$ 峰和 $A$ 峰各自獨立存在，並且 $E$ 峰的血流速度－時間積分大於 $A$ 峰的血流速度－時間積分。我們也曾強調用二尖瓣的血流速度－時間積分的概念比單純血流速度的概念更有利於解釋舒張功能與收縮功能的關係。第二、三章的論述只涉及二尖瓣流入血在舒張期的情況，沒有考慮收縮期的收縮功能的狀態。

現在的問題是，如果心肌出現了缺血，它在二尖瓣的血流頻譜上會有

什麼樣的表現？爲什麼？或者說，在缺血的條件下，正常的二尖瓣血流頻譜首先會出現什麼樣的變化？

如前所述，當心肌出現了缺血，此時的容量代償和壓力代償的增加使左心室壓力和容量同時增加，可延緩二尖瓣的開放時間，或者說縮短了二尖瓣的開放時間，使收縮期的時限相對延長，同時心率也加快。這種時限變化將妨礙二尖瓣流入血從容地回流心室，過短的舒張期有可能使心室得不到足夠的回心血量，不能完成供血任務，而這是不能接受的，所以，心房只能提前收縮，甚至在 $E$ 峰血流還沒有充分流入心室，心房就開始收縮了，使得 $A$ 峰提前發生。左心室缺血越嚴重，代償力度就越大，使左心室內壓越高，舒張期二尖瓣開放時限越短。所以，$A$ 峰就更加提前，形成 $E$ 峰和 $A$ 峰的融合。事實上，我們常常忽略二尖瓣的 $E$ 峰和 $A$ 峰的融合問題，這應該是最重要的問題，也是在缺血條件下首先遇到的問題。

我們不能只考慮舒張期的 $E$ 峰、$A$ 峰的頻譜的內部變化，還要考慮它們變化的外部條件，$E$ 峰、$A$ 峰融合越緊密，表示缺血越嚴重。從前面各章對各種二尖瓣缺血頻譜的解釋，可以得到以下重要啓示：

（1）心室的舒張功能的代償作用總是圍繞容量與壓力展開的綜合性功能活動，也應該綜合性分析 $E$ 峰、$A$ 峰，包括血流速度和時間因素，但主要根據血液的容積關係討論二尖瓣 $E$ 峰、$A$ 峰的各種變化。

（2）缺血狀態下的 $E$ 峰和 $A$ 峰在出現血流速度－時間積分變化的同時，也出現了收縮期時相相對延長，舒張期時相相對縮短的現象。同一個心動週期內的 $E$ 峰和 $A$ 峰的相互接近是持續缺血必然的表現。這使某個 $A$ 峰與下一個週期的 $E$ 峰相距更遠了。

（3）在任何情況下，$E$ 峰都是在 $A$ 峰前面。因爲這是 $E$ 峰、$A$ 峰發生的自然順序，不可更改。所以，當二峰融合時，應該注意在融合波的上升支尋找 $E$ 峰的痕跡。此時的 $E$ 峰血流速度的高度小於 $A$ 峰血流速度的

高度。

（4）如果從融合波的上升支不能找到 $E$ 峰波，卻在下降支發現了 $A$ 峰的較小的峰值血流速度，也可能有其他原因影響了 $A$ 峰的升高，這有待於進一步的深入研究，$E$ 峰與 $A$ 峰的融合就表示心肌缺血。

（5）$E$ 峰和 $A$ 峰的相互接近是心室肌持續缺血和代償不足的表現。如果結合主動脈血流速度的變化考慮可能會得到更多的血流動力學的資訊，更有利於對心功能整體狀態的精確判斷。

## 二、高血壓病是慢性心肌缺血的代償形式

### 1. 慢性心肌缺血的恢復期

值得注意的是，對急性缺血的代償刻不容緩，而充分代償後的恢復期卻常常出現得很晚。因為各種原因所引發的心肌缺血是隨時發生的。這樣的結果會使心肌常常忙於代償，失於恢復，使心肌不斷處於缺血與代償的反復疊加的過程中，而心肌對缺血的恢復只能在充分代償之後才開始。

在這個過程中，代償期不等於恢復期，代償期總是與缺血期並存，心肌缺血被代償不等於缺血的恢復。心肌的代償功能是為了度過收縮力降低的困難時期。一旦缺血被充分代償，心功能在新的條件下得到了平衡，即收縮功能和舒張功能在新的前、後負荷的條件下達到了新的平衡，才有可能進入心肌的恢復期。在代償條件下，因缺血引發的臨床症狀暫時得到某種程度的緩解或被掩蓋，隨著時間的延長，逐漸減弱，甚至消失。

與心肌代償功能同樣重要的過程是心肌缺血的恢復期。代償與恢復互不干擾，都是為了克服心肌缺血，保持正常的射血功能。恢復期的目的是要把稍微擴張的心室恢復到原有的大小，使稍有增加的前、後負荷和心率

都恢復原狀。進入恢復期，心室收縮功能開始有所恢復。心臟恢復期的主要內容就是缺血的心肌有機會得到血液較充分的再灌注。被拉長的心室肌有恢復其最佳收縮長度的趨勢。

但是，事實上每一輪的恢復期尚未結束，甚至代償尚不充分，新的缺血又來了。有些青少年不知愛惜心臟健康，更容易形成不斷的缺血。成年人勞累的機會更多，這都是形成心臟負荷過重的機會。筆者在臨床實務中見到的患者至少有 50% 的人二尖瓣流入血的血流頻譜的 $E$ 峰血流速度低於 $A$ 峰血流速度，但是大部分人的 $E$ 峰血流速度－時間積分仍然大於 $A$ 峰血流速度－時間積分。這證明有很多人的心肌處於缺血／代償過程早期。

在心臟生理學中提到缺血的心肌得到血液再灌注後，可出現缺血的表現。這是在實驗室中深入研究心肌缺血時發現的問題，科研人員認為心肌在得到充分血液供應後可以形成「新的缺血綜合症」。

「冠狀動脈疾病具有反覆間歇性並常常伴有無症狀的缺血，反覆引起頓抑現象，這些反覆缺血疊加起來，可轉變為左心室功能慢性損害。」心肌功能喪失屬於急性的心肌再灌注損傷。其本質是心肌急性缺血後尚未得到充分的代償，仍有急性缺血的表現。因為急性缺血時，進行容量代償的心室不是一步擴張到位的，而需要一定時間等待心室擴張，達到新的功能平衡；反過來，在心肌得到部分灌注後，恢復其功能也需要一定的時間，等待心功能恢復其原有水準。在此之前，仍可表現為缺血損傷，這是一種心肌功能恢復的滯後現象。

這裡值得強調的是，是心肌缺血造成了各種臨床症狀和體徵，血壓的升高形成了代償，雖改善了供血，但也掩蓋了一些症狀。臨床症狀只能由心肌受壓迫形成的缺血引發，而外周阻力升高形成的壓力代償只是心肌的相對缺血，代償所形成的射出分率的提高是為了克服相對缺血，一旦急性缺血得到緩解，急性症狀就會得到緩解。與此同時，在反覆的壓力條件下，

心肌可逐漸形成心室壁增厚，這是一種壓力代償性的增厚。這樣的綜合理解對解釋臨床症狀，把握和區分心肌缺血和代償，以及認定心臟的功能恢復期都有重要作用。

如前所述，心肌的急性缺血常常得不到充分的恢復，逐漸變成慢性缺血。在慢性缺血過程中，心室壁有所拉長，室內壓有所上升。此時，只要給缺血的心肌充分的血供，使近期的急性缺血和代償中斷，該部位心肌仍然會表現出一定的慢性缺血狀態，這就是心肌蟄伏。只要心肌得到一定的血供，因急性缺血而形成的代償就會消失，心肌在運動過程中仍會表現出陳舊性缺血的低功能狀態。這不是「新的缺血綜合征」，而是原來的慢性心肌損傷現在有機會表現出來了。臨床所見到的心室擴張、室壁增厚、心室重構都是慢性缺血的結果。心肌的恢復期有時就發生在慢性缺血階段。這樣的慢性缺血過程可以貫穿整個生命週期。如果短時間內多次發生急性缺血過程，而且沒有充分的代償和恢復機會，就可能發生急性心臟衰竭或猝死。嚴格地講，心肌功能喪失與蟄伏沒有本質差別，前者主要針對缺血病史不長和急性缺血發作者而言，後者主要是針對慢性缺血者而言。

如果經過長年的缺血、代償和恢復的過程，把不斷積累的小幅度的血壓升高累加在一起，甚至伴隨有冠心病的節段性室壁的缺血表現和室壁的纖維組織增生，才有可能形成高血壓病。只要外界刺激不斷，形成缺血和使血壓升高的機會就不斷，高血壓病才會形成，並持續發展下去。因而高血壓病一定是伴隨一生的慢性疾病，它主要是對反覆加大的後負荷產生反應。也可以說，高血壓病只是一種對慢性缺血的壓力代償的過程，以經常保持心肌一定的張力。這種慢性缺血的過程仍然是經過了多次的急性缺血和代償的過程，調動了心肌的儲備能量，部分來不及代償的急性缺血已經變成了陳舊性的缺血，只有近期的缺血具備急性缺血和代償的性質。表現為反覆的心肌功能喪失可以形成蟄伏現象。

另一種現象被稱爲「預先調節」，預先調節是針對再灌注損傷而言的，是指可緩解缺血「再灌注損傷」嚴重程度的一種保護狀態。有些心肌經過了再灌注，但未出現心肌損傷狀態。如果按照「缺血／代償」的觀點看，該部位心肌經過反覆多次急性缺血、代償和再灌注後所形成的陳舊性缺血的室壁對繼續發生的缺血和代償已經產生耐受，也對再灌注產生了耐受，不再表現出再灌注後的缺血性損傷的室壁運動，產生了一種耐受性的自我保護作用。

這是三種實驗室常見的缺血後再灌注所引發的現象。前兩者只是表現爲缺血的情況，後者表現爲對心肌損傷的一種耐受狀態。

這些情況在臨床上都可以通過超音波心圖觀察，只是在螢幕上難以區分每次缺血的過程，也難以區分哪些運動是再灌注後發生的異常運動，只能將其整體分爲急性缺血和慢性缺血。其中部分急性缺血可以完全恢復，不留痕跡；那些沒有完全恢復的急性缺血只能進入慢性缺血期。因此，實驗室的探索給我們的啓示是：

（1）缺血是損傷心肌的眞正元凶。正是由於代償活動的存在，可以隨時調動心肌的儲備力而維持平穩的心臟供血能力，可表現爲正常的收縮功能，使我們無法區分何時發生缺血。如果沒有再灌注「損傷」的實驗，我們可能永遠不能充分解釋複雜的心肌運動。

（2）缺血的心肌得到了再灌注之後，它們可以部分或全部中斷急性缺血，就是說每一次缺血都有可能因爲得到恢復期的血流再灌注而中斷缺血，同時也使急性的代償活動立即停止。此時很可能因爲該心肌的陳舊性缺血尚未得到充分代償，所以，才有機會使過去的缺血狀態表現出來，這被誤認爲是再灌注損傷。

（3）心臟功能的恢復期是心臟眞正恢復收縮功能的階段，是相對緩慢的過程。缺血再灌注的作用主要發生在心功能的恢復期，它可同時中斷

缺血和代償。而缺血的恢復需要足夠長的時間，它應該遠遠長於心肌缺血的時間。這證明給冠心病患者充分的休養時間是中斷缺血、恢復心功能的基本條件。

（4）這些現象說明：心肌的代償活動是嚴格伴隨缺血而立即出現的，也會伴隨缺血的消失而立即消失。因爲，代償活動是心肌的固有特性，隨著缺血反覆地產生，代償也會反應性地反覆發生。

（5）現實中，任何人都不可能從患者的心肌運動中辨認出一次完整的心肌缺血、代償和功能完全恢復的過程。但是從理論上是可以理解的：一次急性缺血可以在充分休養的條件下完全恢復。實驗證明這樣的恢復過程可不留一點痕跡。但是，現實中我們所見到的只有不完全恢復的心肌缺血，見到一次又一次的缺血和不完全的代償，有的甚至是還沒有明顯的代償又受到另一次缺血的打擊。每一次缺血的持續時間可長、可短，程度可重、可輕；兩次缺血的間隔時間可長、可短，代償的程度可充分、可不充分，所以，血流再灌注中斷缺血帶來的後果是各不相同的，根據當前的理論，大致可以用心肌功能喪失、心肌蟄伏和心功能的預先調節三種表現解釋。臨床中也無須區分某一種室壁運動異常爲哪種現象。因爲這些現象是好心的生理學研究者爲了探索心肌缺血機制，通過動物實驗提出的概念，他們與超音波心圖所觀察的視角不同，無法生搬硬套。但是臨床醫生要注意儘快使患者心肌進入恢復期，中斷急性缺血，給心肌以充分的血流灌注的機會，並提醒患者注意休息。

總之，透過邏輯分析，綜合考察各種現象，可得出以下結論：缺血心肌的血流再灌注不會對心肌產生損傷，它只有利於心功能的恢復。

（6）壓力代償的過程是爲了彌補心肌的相對缺血，它可以在相當大的程度上掩蓋慢性缺血。最常見的缺血症狀是胸悶、氣短，而這樣的症狀又很容易因壓力代償而消逝，只要外界強加於人體的負荷中的力量因素更

多，例如柔道運動員，此時心臟的後負荷較大，壓力代償突出，症狀就可以消失。這種現象可以用來解釋無症狀缺血。反過來說，只要有心前區症狀，就表示心臟存在缺血，而且還沒有充分恢復，或其容量代償更突出。缺血引起的胸悶和氣短是臨床最常見的症狀，也是最容易因代償而被忽略的症狀。那些經常胸悶、憋氣的患者證明其缺血持續存在。只是有必要確認：臨床症狀是來源於代償過程中的新的缺血，還是來源於舊有的缺血事件。這將關係到如何評價醫生的治療或預防方案是否有效，是否應該堅持原方案，還是需要修改原方案。有時候雖然症狀仍然持續存在，但並不能證明病情很重，預後不良。當然，確認這樣的症狀的性質是屬於心功能的恢復期還是惡化期，有時並不是一件十分容易的事。不能草率行事，這需要臨床經驗和對心肌缺血的正確理解。

在臨床中，我們每個人都有體驗，胸悶時就要深呼吸，努力擴大胸腔，這給心臟的擴張性的容量代償提供更大的空間。胸痛的症狀常常像針刺一樣的感覺，一閃而過。人們把心血管病的臨床症狀歸結爲冠心病，相比之下，大多數高血壓患者的臨床症狀比冠心病者的症狀更模糊一些。許多有心臟病促發因素的人，例如吸菸、大量飲酒、肥胖等，幾乎沒有什麼症狀，這是造成他們忽視健康的基本原因。錯誤地把高血壓看作是損傷心肌的一個獨立的因素，忽略了缺血才是損傷心肌的本質病因。「缺血才是與心因性死亡、心肌梗塞、心律不整等直接相關的因素。」總體來講，壓力升高的代償過程對急、慢性缺血的症狀都有掩蓋作用。症狀的存在證明存在心肌缺血，症狀的消失也不能說明缺血的消失，不能說明缺血的問題已經解決了。無症狀的高血壓患者可能只是壓力代償掩蓋了症狀，危險可能依舊存在。代償過程只是臨時的補救措施，不是根本解決問題的措施。解決缺血問題必須遠離那些誘發心肌缺血的事件，給心肌充分的恢復機會（體育鍛煉可加速血液循環，縮短恢復時間）。

　　總之，疾病的早期缺血都可以較充分地恢復，不留痕跡。只要休息不及時、不充分，並且時常有新的心肌缺血現象發生，臨床症狀就會持續，此後的結構異常也不容易恢復，且更容易形成新的缺血。

## 2. 高血壓病是慢性心肌缺血的代償形式

　　恢復期是指心功能的恢復過程。心肌纖維在容量代償後可被拉長，長於其最理想的收縮長度。超過這一最佳長度，實際上就減少了收縮力。心肌總有一個自我回縮的趨勢，有恢復到被拉長以前的原有長度的傾向，以維持正常供血，並努力降低其能耗。這些都源於缺血的心肌得到了血供。這可能是心肌恢復期的本質特性，也是所有彈性體的共性。

　　上述這些現象都可以從超音波心圖的螢幕上觀察到。許多退休老人，經過一段時間規律治療，避免了所有形成心肌缺血的危險因素以後，臨床症狀反而加重，這樣的心功能降低大部分是可以恢復的，但是可能需要較長的恢復時間。所以，新的缺血綜合症，包括心肌功能喪失、心肌蟄伏現象和預先調節不是真正的因血流再灌注引起的損傷。慢性缺血現象使心功能恢復大大延遲，但最終經過充分休養可以完全恢復。蟄伏現象可以在幾個月以後恢復，即慢性缺血需經過長期的延緩才能恢復，有時需要若干年。

　　遺憾的是，在現有的臨床醫學研究中，很少把這樣常見的現象與臨床疾病的情況聯繫在一起。這些概念只存在於心臟生理學教科書或實驗室中。這些現象只得到了基礎醫學理論的關注，但是至今臨床的相關理論不知道它們的原因是什麼，才把它們歸結為「新的缺血綜合症」。我們不了解許多臨床疾病的病因和機理，因為結構主義思維把許多應該考慮的生理關係忽視了。

　　在此過程中，容量代償和壓力代償存在著協調關係，也存在競爭關係。一旦壓力代償取得了優勢，那麼血壓的上升和室壁的增厚就成為首先

可觀察到的現象；一旦容量代償先發生，心室的擴大就成為主要的臨床表現。優勢的代償方式可對另一種代償方式有所抑制。這樣的競爭機制同樣也表現在肥厚性心肌病和擴張型心肌病的形成機制之中（詳見第六章）。這兩種代償方式截然不同，其結果成為診斷高血壓病或冠心病的重要依據。這也是結構醫學研究對心臟病分類的依據，然而僅僅根據形態學的不同進行的疾病分類，把冠心病和高血壓病截然分開，並沒有揭示問題的本質。可以說心臟代謝性疾病的根本問題恰恰在於功能的複雜多變，只有根據功能主義的研究原則，才能充分解釋各種的形態學變化的本質，才可以將複雜問題簡單化。

　　討論高血壓病，首先應該關注血壓升高的問題。因為升高的血壓證明缺血的心肌正在發生壓力代償。外周血管的收縮，收縮壓與舒張壓的整體上升，心肌有肥厚的傾向，心室射出分率的加強都是在接受了壓力代償性升高的基礎上形成的。一旦心室功能達到了一個新的平衡，恢復期效果緩慢，升高的血壓也就在事實上得到了某種程度的確認和接受。如果在壓力代償的早期，心肌得到了較充分的功能恢復的機會，升高的血壓可以有所降低，甚至早期增厚的室壁也有可能有所恢復。這些都可以在臨床上觀察到。

　　只要過去的缺血沒有機會充分恢復，儘管存在慢性代償，只要沒有新的缺血，就存在慢性的恢復過程。這樣的恢復期可隨年齡的增長而延長，恢復效果也減弱。於是，心血管壁逐漸產生了另一種組織保護性的代償措施，即纖維組織的增生。根據心肌病理學研究，在心肌梗塞後 40 分鐘生成結締組織。心肌壞死以後，室壁增生的纖維組織可以產生補強心肌的作用，增加了室壁的僵硬度，同時也降低了心肌的收縮性。如果心肌和（或）外周血管因為老化或硬化降低了它們的彈性和收縮力，機體的其他部位的任何慢性病灶，包括可以使動脈硬化的各種因素，也都可以逐漸強化血管

的剛性，促進血壓的升高，而有利於隨時調動心肌的壓力代償，但是也持續提高了心肌的後負荷。所以，體態的肥胖、不良生活習慣、精神壓力等危險因素常與高血壓病同時存在時，偏高的血壓可能有利於維持正常的供血功能，於是身體就把血壓保持在較高的水準。注意：慢性代償常常不能充分代償慢性缺血，因為常有新的缺血中斷了慢性代償。

這樣的慢性缺血也包括了中年以後的身體機能的全面退化，它可以表現為心功能的減弱。所以，診斷心臟病應該考慮年齡因素，也應該充分理解血壓隨年齡升高的變化趨勢。

總之，高血壓病可以認為是心臟對慢性缺血的壓力代償的過程。因為只要方法得當，缺血和代償總會過去，恢復過程也會啟動。那麼，血壓的升高是否對心臟和大腦造成損傷呢？這是一個更深層次的問題，十分複雜。在這裡可以打一個比方，以便於理解這個問題：我們在鍛鍊身體的時候，常常強調要做有氧運動，是指不要讓身體處於缺氧的代謝狀態。就是說運動強度不應該太劇烈，單位時間的耗氧量不能太大，耗氧量的增加應該與機體的供血能力的增加相適應。降低耗氧量的目的就是避免心肌的缺氧狀態，因為一定的缺氧狀態才是心肌受損的根本原因。因而不能說所有的鍛鍊都是有益無害的。明顯的缺氧狀態對心肌是不利的，不能僅僅考慮血壓一種因素。血壓升高是機體的一種壓力代償，過高的壓力表示曾經長期存在相對的心肌缺血。問題不是單純地考慮降壓，而是應該注意發現心肌缺血的原因並解決它。

# 第三節　醫學理論再認識

至此，我們充分討論了心肌的缺血和代償以及功能恢復之間的關係，在第二章裡我們討論了收縮功能和舒張功能的關係。這兩種關係是密不可

分的，沒有缺血和代償，心臟就不可能在不斷變化的外周環境中始終如一地平穩供血，得到平穩的主動脈的血流頻譜以及主肺動脈的血流頻譜。

## 一、對比兩大動脈血流速度的臨床意義

　　長期以來，為了澄清高血壓病的原因，人們開始關注兒童的血壓和兒童高血壓病，希望從中找到血壓升高的源頭，這或許對尋找原發性高血壓病的病因有所幫助。然而，在相同的思維模式下，無論面對成年人還是面對兒童，都遇到了同樣的難題：從血壓研究到血壓，將不會有理想的結果。實踐中，我們所遇到的最大困難是無法把血壓升高與心肌缺血聯繫到一起。對此，我們可以透過對比主動脈、主肺動脈的血流速度，大致認識心肌缺血及其代償。

　　正常人的左、右心室肌在相同的心律狀態下完成各自的生理供血任務，在生理狀態下，體循環和肺循環的循環血量差別較大，主動脈由左心室供血，供應全身所有組織的生理活動，其供血量及峰值血流速度必然大於右心室的供血量和主肺動脈峰值血流速度。

　　臨床實務證明，經過代償的成年人的主動脈血流速度一般保持為100cm/s，主肺動脈血流速度多保持為 80cm/s 左右。而右心室正常的心肌在左心室心肌處於缺血、代償狀態時也會被迫提高射出分率，並可以使主肺動脈的血流速度相應地提高，血流速度多為大於 85cm/s。在右心系統沒有疾病的條件下，這間接提示左心室正處於缺血和功能代償狀態，左心系統的內壓力有可能有所升高。2 個大血管的血流速度的反差越大，證明左心室收縮力減弱得越多，相應地，左心室代償所要調動的心肌儲備力的程度越高。當二尖瓣 *E* 峰血流速度－時間積分小於 *A* 峰的血流速度－時間積分時，證明左心室代償不充分，一般會有明顯的臨床症狀，這樣的狀

態持續下去，表示對心室的損傷持續存在。

　　為了證明這一點，我們不妨做一些準備，完成一種說起來複雜，但做起來很簡單、很實用的臨床觀察。在實務中，一方面，根據現行高血壓病診斷標準中的收縮壓水準，把收縮壓高於 140 mmHg（18.6 kPa）的程度分為低、中、高度三種，例如 140～160 mmHg（18.6～21.3 kPa）、160～180 mmHg（21.3～24 kPa）和 180～200 mmHg（24～26.6 kPa）；另一方面，以主動脈血流速度代償後保持在 100 cm/s 為參照，與之相比較，把主肺動脈的峰值血流速度升高的程度相應地分成 80～95、95～105 和 105～120 cm/s 三個程度（低、中、高度）。它們大約相當於三個程度的主動脈血壓升高的提示指標。希望用此方法初步認識心肌缺血的患者可能存在著潛在的代償性的血壓升高。大多數成年人的主動脈血流速度穩定在 100 cm/s，相對而言，不同患者的主肺動脈峰值血流速度提高的程度，可以間接反映左心室缺血和代償的程度。雖然這樣的做法並不屬於嚴格的量化推理，也很難得到直接的證實，但是，我們希望可以據此間接、大致地推斷患者的血壓情況，因為血壓的升高是心臟代償功能狀態的一個部分，其前提是假設患者們的基礎血壓都一樣。

　　例如，主肺動脈血流速度明顯加快到 105～120 cm/s 時，可以間接推測患者血壓也有高度的升高，可能達到 180～200 mmHg（24～26.6 kPa）；中度的血流速度加快對應於中度的血壓升高；低度的血流速度加快對應於低度的血壓升高。這不是嚴格意義上的定量研究，但這是一個經過數年核對總和十分有趣的類比分析方法。因為左心室代償還包括容量代償，由主肺動脈血流速度推測血壓頂多是一種類比方法，遠不如血壓計測量血壓更直接、更準確，但是以此方法估測血壓升高程度之後又有了意外收穫。

　　在實務中，當推測患者可能有中、高度血壓升高時，一個特殊的情況出現了：經與患者交流，或實測患者血壓，將患者的血壓分為兩種情況：

或者同意推測結果；或者只承認有輕度升高，甚至沒有升高。理論上如果每個人的基礎血壓都一致，相同的主肺動脈血流加速的程度大致會反映一致的血壓判斷結果。可是患者的血壓或者與推測一致，或者低於推測值很遠。這兩種答案提示我們很可能患者有不同的基礎血壓。例如，2 種不同的基礎血壓為 120/80 mmHg（16/10.6 kPa）與 90/60 mmHg（12/8 kPa），兩者相差 30/20 mmHg（4/2.7 kPa），這樣的差別絕對不可忽視。如果根據主肺動脈血流初步推斷左心室血壓上升的程度得不到患者的證實，就可以很有把握地推斷他的基礎血壓是 90/60 mmHg（12/8 kPa），這樣的修正幾乎得到了 95% 以上患者的確認。現實中，幾乎所有的人都不知道自己的基礎血壓，使用這樣的類比方法可以大致估測患者當年的基礎血壓，這對解釋患者當前的症狀很有好處。

透過類比的方法可以得到簡單而實用臨床資訊。血壓升高或高血壓病的程度與大血管的血流速度變化程度並不是線性關係，不能按照線性邏輯看待。每個人的基礎血壓已經是若干年以前的事了。但是我們卻可以透過這個類比的方法大致判斷患者的基礎血壓的水準，這對分析和判斷心肌缺血的過去和現狀都有十分現實的意義。此外，經過這樣的類比，至少我們可以更深刻地理解基礎血壓概念是重要的個性指標，確認它的客觀存在，它深刻影響著每個人血壓。

經過這樣的對比觀察，我們發現血壓升高和心功能降低之間有密不可分的關係，甚至可以初步確認它們之間的因果關係。

## 二、心肌代償功能的消失

我們一直在強調心肌的代償功能與心肌的缺血密不可分。這是指一旦出現了心肌的急性缺血，代償功能幾乎同時出現。可是，如果心肌缺血一

且消失，這種代償還有可能存續下去嗎？當然不能！所以，這裡必須提及心肌的缺血和代償同時消失給臨床帶來的影響。

　　心肌的一次缺血可以透過兩種途徑徹底解決：一種是被充分代償。在缺血過程中會很快完成充分的代償。患者越年輕，缺血程度越輕，越容易完成充分代償。甚至在 1～2 分鐘之內就可以完成一次很輕的充分代償過程。如果缺血持續的話，代償的時間也會延長。在此期間，臨床症狀可持續存在。只要缺血尚未被充分代償，新的缺血又發生了，尚未被代償的部分缺血就會持續存在，有待隨後的機會代償或進入恢復期。另一種途徑就是心肌缺血的恢復，體內外促使心肌急性缺血的條件被解除以後，心肌有向缺血前的功能平衡狀態恢復的趨勢。因為任何心肌的代償都要付出更大的代價才能滿足正常的供血。只要急性缺血一結束，心肌就會在最短的時間內停止付出這種更大的代價，努力恢復原有的射血狀態。例如，努力恢復原有的心肌長度。事實上，這兩種情況在臨床中是不容易區分開的。在缺血時，一方面代償力度不斷加大，表現為缺血程度不斷縮小；另一方面，心肌功能的自我恢復也隨時準備減少代償的份額。缺血和代償總會在某一個心肌功能水準取得平衡。只要急性缺血發生和結束的時間足夠短，心肌幾乎完全可以恢復急性缺血前的功能水準。如果缺血不能很快結束，代償就持續存在，只要心肌有足夠的時間充分代償，這也意味著心肌在代償條件下取得功能的暫時平衡。

　　總之，心肌的代償只是因為心肌缺血才發生的，缺血一結束，代償就消失了。兩種矛盾對立的功能狀態構成了弗蘭克－斯塔林定律作用的基本環節。這個定律是生物進化的產物。不遵守這樣的定律，生物體一分鐘也不能正常生存。這個定律說明了缺血與代償的共生關係，二者也一起共滅。這裡強調的是，心肌的緊急代償作用一旦消失，如果此前的心肌缺血尚未充分代償、恢復的陳舊的缺血，那麼，仍然可以表現出收縮功能降低，

胸悶、氣短的臨床表現可以再一次顯現出來。這應該屬於缺血的心肌得到了血液再灌注以後的損傷，是過去遺留的歷史問題在當前的情況下重現，使原有的損傷再現缺血症狀和體徵。

這是筆者反覆觀察後才得出的結論。一些老年患者經過了長期的合理的治療以後，自我感覺良好，生化指標、心電圖表現也都恢復了正常，臨床症狀也有好轉。可是，再經過了一段時間休整，超音波心圖的診斷更加不好了：心室內徑更大了，室壁運動普遍更低了，臨床症狀甚至又出現了。在這種情況下，不要緊張，不要慌，只要了解心肌缺血的代償功能存在和消失的條件，就能理解為何會再次出現症狀，因為心肌長期缺血與代償之後，得到了血流的再灌注，失去了急性缺血和代償作用，陳舊性缺血的相關症狀就會再次顯現，臨床超音波設備的螢幕上也能看到類似缺血的表現，伴隨臨床症狀的再現，心室內徑較治療之前會出現一個微弱的擴張，同時，這也是心肌進入功能恢復過程的一種常見現象，是恢復過程中一個必然的階段。這樣的結果可以通過對比治療前後兩次測量的心室內徑結果得到證實。沒有經驗的醫生可能會對此產生誤解。患者應繼續堅持休養和治療，患者心臟正在恢復，預後是好的。如果此刻確認患者沒有任何使心肌負荷增加的狀況，應耐心等待。

但這樣的情況常常給臨床的診斷和治療帶來誤導，認為治療無效，或者認為患者有了心肌的再灌注損傷，這些都給臨床缺乏經驗和理論知識的超音波醫生邏輯分析室壁運動帶來了困難，成為無法統一認識病情的癥結所在。這樣的情況甚至影響了診斷和治療心肌缺血的各個環節，致使心肌缺血的概念無法統一。

# 三、高血壓病和冠心病不可分割

## 1. 高血壓和冠心病病因的不可分割性源於血液壓力和容量的不可分割性

（1）血液的固有特性：任何容量的血液都擁有一定的壓力，血液存在並流動於閉合的心臟和血管腔內。特別是在血液流動和體內的血容量再分配時，總是在一定的壓差條件下由機體統一實施的（詳見第十章）。血液本身的不可壓縮性使自身的容量和壓力永遠保持一定的偶聯關係，一個量的變化必然引來另一個量相應的變化，儘管二者常常不是線性關係。臨床常用「壓容環」（壓力－容積環）的方法客觀地表示血液在體內的即時的壓力和容積的變化。它是以橫座標表示心室內容量變化，以縱座標表示壓力變化，在平面直角座標系上，用連續的點描記出一個心動週期的、隨時間變化的軌跡圖像，結果顯示為一個不規則的閉合環狀圖形。該方法用來研究心臟收縮與舒張功能的變化和偶聯關係。

血液是實現循環功能的載體，心肌和外周血管在推動血液循環時主要從壓力方面做出反應，血容量通常由循環、消化、排泄、泌尿等系統來維持。

（2）心肌的責任和特性：心肌為血液循環提供唯一的動力。在心臟遇到相對缺血或絕對缺血時，首先要確保最重要的臟器的血液供應。此時，根據弗蘭克－斯塔林定律，身體可以隨時發動容量代償，外周血管也會收縮，確保及時的壓力代償。心臟能平穩完成供血功能，離不開這兩種代償的協助，兩種代償方式總是並存的，目的是維護心室的每搏量不變。

（3）外周血管的責任和特性：不同部位的外周血管保持不同程度的緊張度以實現血液的流動和再分配，同時，也保持一定的總體血壓值，產生足夠的組織灌注壓力。這種按照臟器的重要性和機體的需要不斷調整局

部和整體血管緊張度的方式，常常使整體血壓上升，並最終形成高血壓病。壓力代償的前提條件之一是有足夠的心肌射出分率，目的是進一步整體調動心臟的儲備供血。

（4）符合力學最小原理：壓力代償和容量代償在滿足機體的供血需求的同時，心肌本身還要滿足力學最小原理，即用最小的能量代價，實現最好的工作效率。這是自然界功與能轉化的最高原則，所有的生物活動都要遵循這一原則。貝塔朗菲在《一般系統論》裡多次提到這一原理。既能夠克服困難，也不浪費能量。按照這樣的原則，心室腔應該更小一些，以保存容量代償的儲備能力。事實上，微小的室壁增厚就可能替代較大的容量代償，因爲心肌的代償性增厚可形成新的射血能力。但是出生後的心肌細胞數量很少增加，壓力代償也是有限的。

（5）兩種代償共同接受神經、體液的整合作用：心血管系統的容量代償和壓力代償如此精準地配合有賴於神經、體液的統一整合作用，這需要心臟和血管共同努力。心臟周圍有限的擴張空間和心肌有限的射出分率儲備，要求容量代償與壓力代償相互轉化。心肌細胞的增粗或加長需要時間。現實中更多見的是容量代償形成的心室擴大。代償活動的相互協調才能保障長期的代償能力，既維持正常血供，又符合力學最小原理。在此條件下，有人表現爲高血壓病，有人表現爲冠心病。這正是冠心病和高血壓病不可分割的機理，二者只是個人表現的不同。

（6）心肌的缺血與代償在臨床表現爲統一的收縮與舒張過程：儘管上述生物過程很複雜，但是，各種心臟病的臨床表現都是由心肌的收縮與舒張過程構成的。幾乎所有的獲得性心臟病都出現心肌缺血、代償甚至失代償過程，心肌的容量代償和壓力代償是它們共有的功能。就像有了收縮功能就必須有舒張功能一樣，有冠心病就必須有血壓升高與之相適應，使我們認識到兩種疾病的機理是統一的，也意識到預防它們都需要從預防心

肌缺血開始。

這一方面表現了生物學現象的複雜性，另一方面也為我們提供了簡化高血壓病與冠心病共同的發病機理的機會，這將成為臨床解決心血管病的突破口（詳見第五章）。

## 2.壓力代償和容量代償各自獨立

壓力代償與容量代償一起及時又精確地完成對心肌急性缺血的代償活動。但二者又可以相互獨立活動，可以相互轉化，又各具特色。

（1）高血壓病只是外周血管因壓力代償需要不斷保持一定的緊張狀態，隨著年齡的增加和不斷的血液再分配，引發血管的纖維組織增生，促進動脈硬化，也與其他器官的功能減退，不斷出現慢性病灶等有關。這樣看來，高血壓病的真實的臨床價值是一個值得討論的重要課題。至少通過上述邏輯分析可以知道血壓升高和高血壓病首先不是單純損傷心肌的危險因素，它們的基本臨床意義是代償作用。即使強調了高血壓病對腦血管的衝擊，對其他目標器官的損傷，也是它們代償心肌缺血過程中的副作用。所以，單純地降血壓並不解決問題，更主要的還是要早發現心肌缺血，重點應放在預防和終止心肌缺血上，從根本上預防冠心病和高血壓病。由此可知，保護好心臟的健康對確保其他器官的健康，甚至對抗衰老都有十分重要的意義。

（2）高血壓病的病因主要是後天因素，任何人與冠心病和高血壓病做鬥爭的主觀努力都是有用的。不恰當地強調遺傳因素將不利於調動個人預防心臟病的積極性。

（3）成年人的高血壓病與青少年的血壓升高有本質不同，不能根據青少年的心血管損傷和血壓升高預測成年人未來的高血壓，對那些血壓特別高的青少年，尤其應設法發現其個性病因，而不能只按照成人的治療方

案爲其開藥。這裡再次提示基礎血壓概念的重要性，它可以區分青少年血壓和成年血壓，它們分別代表了人體發育的不同階段。

（4）值得注意的是，在臨床診斷冠心病時，節段性室壁運動異常是其重要特性，而高血壓病或血壓升高的代償特性卻趨向於使室壁的節段性運動異常變得模糊，爲臨床診斷心肌缺血增加了難度。在臨床中，只要注意血壓的升高會對心肌缺血的超音波診斷有掩蓋作用，就會減少誤診。有時，臨床醫生只進行降壓治療，患者仍會有乏力、頭暈等不適的感覺。

（5）從臨床實際看，正因爲容量代償是缺血的主要代償形式，心室擴大的機會總是比室壁肥厚的機會更多，同理，擴張性心肌病患者就比肥厚性心肌病患者多；大部分心臟衰竭者也多表現爲心室擴張。相對而言，心室肥厚可能只是對壓力超負荷反應的結果。

（6）高血壓病的診斷標準是在把高血壓病當作獨立的疾病的條件下，根據樣本人群制定的統計學的診斷標準。如果高血壓病不能獨立於冠心病的話，這樣的標準就存在問題了。由於心肌缺血隨時可以發生，它因人而異、因環境變化而異，透過統計學制定的標準將在很大程度上既抹殺了血壓升高的共性原因，也抹殺了個體血壓升高的個性原因，忽略了心肌缺血的背景，這就注定了單純研究高血壓病不會取得滿意的結果，單純降壓不能解決高血壓問題。

血壓本來是最重要的生理性指標，它的升高不應該首先產生自我傷害的作用，所以，高血壓病研究不能脫離生理狀態，也不能脫離對冠心病的考察，而且每個人都應該擁有一個專屬於自己的個性化的基礎血壓值。青少年在達到此值以前的血壓變動一般不會形成對身體的損傷，而此後的血壓升高才會有損傷身體的可能。

## 四、高血壓病和冠心病是各種心臟病的基礎疾病

　　既然血壓升高只是心肌缺血的代償表現，那麼，這樣的認識一方面使得心臟病的臨床結果變得更為錯綜複雜，另一方面也使得有關心臟病的理論線索更加清晰、簡明了。心肌缺血／代償機制統一了兩個最常見的心臟病的概念，因此我們要高度關注心肌缺血。其他各種心臟病的心肌都擁有引起心肌缺血的可能性，所以，心肌缺血也是其他心臟病的病理基礎。

　　根據上述邏輯分析，如果把正常血壓看作正常心功能狀態的標誌，或者說穩定的血壓是人體的生理功能適應體內外環境的標誌，那麼，應該透過血壓升高的現象研究心功能降低的問題，血壓升高並不是一種獨立的心血管病理現象。

　　血壓升高的個體差異代表了個體不同的心功能狀態及其不同的影響因素。心功能主要受後天影響，因此才千變萬化。血壓的變化也主要受後天影響，如心理狀態、睡眠狀態、消化功能、文化背景、工作壓力，也包括疾病的家族傾向以及各種可刺激心臟應激狀態的隨機事件。凡是可以影響心功能降低的因素，都可能造成血壓升高。正確認識並預防心功能降低，對預防高血壓病有重要意義。影響冠心病和高血壓病的各種因素同樣也可以影響其他心臟病。

　　人們都願意「用數字說話」，「用事實證明」，但是如何用量化資料描述人體複雜性的綜合性功能資訊，如何區分心肌缺血和代償，有時並非易事。例如，當我們把血壓升高看作是心臟收縮功能受損的代償性反應的時候，血壓的測量值只是心肌有無缺血表現的一個間接指標。缺血與代償是一對矛盾的兩個方面，在二者相互競爭中，或者血壓升高使同步的室壁運動代償了心肌缺血的節段性室壁運動狀態，提高了供血效率又調動了射血儲備力，急性症狀逐漸消失；或者繼續出現新的心肌缺血和勞損，臨床症

狀持續存在。在心肌缺血表現為節段性室壁運動異常時，心臟主要表現功能減弱的一面；在血壓升高時，心肌的異常運動特徵逐漸被掩蓋，取而代之的是較為合理的同步運動和強有力的運動幅度，心功能測量值是正常的。此時的心室可表現為趨於正常的收縮運動。這是心臟調動了儲備力量在工作，而不是心臟功能已經恢復為正常水準的結果。所以，儘管可以表現為同步的室壁運動，也無法阻止心室的緩慢擴大。只是這樣的心室擴大是極其微小的，無法從一次影像學檢查中做出判斷。如果看到室壁運動的正常化，不代表心肌缺血已經得到解決。值得一提的是，單純追求心室壁的同步化運動並不能限制心室腔的擴大。其實，心肌在代償階段的收縮功能是缺血受損狀態的另一種表現，其證據是心率加快。血壓在這裡只表現為矛盾事物中的一個方面，任何確定的血壓測量值都不能輕易代表收縮功能的全部。血壓的升高不但可以掩蓋室壁運動異常，也會掩蓋一定的臨床症狀。

　　總之，如果對心肌缺血和室壁運動異常的理解和評價發生偏差，診斷心功能時就可能發生偏差。所以，單獨強調任何一個臨床指標都不可能充分反映綜合的臨床過程。這些複雜現象只能用綜合性資訊來表示，將這樣的綜合資訊概括為少數指標，進行量化時要十分謹慎，應努力選擇有代表性的指標。

　　透過上述分析，了解到高血壓只是心臟收縮力減弱的一種代償性表現，進而可以做出以下推論：

　　可以認為各種心臟病都是在心臟功能最初的降低以後，其他危險因素乘虛而入的結果（詳見第六章），並由此加重了病情，使之惡化和複雜化。有人可能對此持有異議，認為應該先有各種病因的入侵，例如，先有心肌的感染、風溼因素的侵襲等，形成了不同的心臟病，才有功能的惡化，這是結構醫學的觀念，結構醫學的診斷只關注有形的改變。這裡不想更多地

強調功能的主導作用，只想再次提示，在出現心臟病理性解剖改變之前，功能的降低是引狼入室的基本條件。我們容易察覺到的是感染後的疾病、風溼出現後的病變，而容易忽略的是之前的抗病能力的降低。這一點牽涉到了人體功能與結構的關係，這是更深層次的課題。在此，無需再爭論「先有雞，還是先有蛋」的問題，只要承認一旦確診了某種心臟病，病理性證據確鑿，心臟功能也難恢復的事實，就應得出以下結論：心肌缺血的早期診斷比病理確診性診斷更重要。而目前的心血管病理論缺乏對早期功能降低的討論，因而醫生容易對過多診斷心肌缺血大驚小怪。這個原則不僅對心臟的功能研究有效，對於其他臟器的功能研究也有效。如果我們承認心臟功能的降低的確是各種心臟病的共同的核心問題，我們就必須把對心臟功能的研究放在第一位。如果我們能夠及時報告心臟功能的惡化趨勢和心臟任一時刻的功能狀態，那麼對於預防心功能的惡化，減少各種心臟病的發生，甚至減少心因性猝死都會有重大意義。

　　從功能主義研究來看，無論外界環境如何變化，無論患者罹患的是何種心臟病，心功能總有惡化或好轉的趨勢，臨床應更加重視心功能的發展

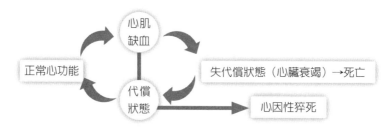

圖 4-1　各種心臟病共同經歷的心功能轉化過程示意圖

　　心肌缺血和代償狀態是同一個心功能環節不可分割的兩個方面，就像射出分率和阻力不可分離一樣。心功能從左向右的發展趨勢為惡化，主要表現為缺血的特徵；從右向左為心肌缺血的恢復過程，主要表現為心功能的好轉趨勢。心肌缺血、代償和失代償是心功能轉化的三個基本環節

趨勢。

　　臨床心功能惡化的過程應包含三個不可分割的基本環節：心肌缺血、心肌代償和心肌失代償的過程。儘管臨床可出現不同的心臟病症狀，心臟都要努力克服困難、滿足供血的需求，即使心臟衰竭時的心肌也有努力向正常心功能恢復的趨勢（詳見第九章）。心功能好轉的過程主要表現為功能的恢復期。心功能的轉化方向常常比確診疾病更重要。圖 4-1 為心功能的轉化示意圖。

　　鑒於此，心臟病患者有權要求，不要等到心臟病發展到心臟衰竭的程度再忙於搶救，為什麼不能進行早期預警？應早期報告患者的心功能狀態，早期報告心功能的惡化程度。

　　心臟科的醫生們有責任提出疑問，為什麼不能在長時間的心臟功能逐步惡化階段給予明確的診斷？為什麼不能夠充分把握心臟功能的惡化規律？為何無法隨時中斷、逆轉、制止心臟功能的惡化進程？

　　醫學政策的執行者和理論研究者有責任質疑，為什麼不能實現心臟病的早期診斷、早期治療和預防？為什麼要等到病情惡化，造成患者危險、痛苦，醫生被動、有壓力，個人、國家都面臨極大的資源浪費，結果卻不令人滿意呢？

　　我們要高度關注心功能惡化的表現，特別是早期的心肌缺血。

# 第四節　系統理論探討

## 一、定性研究與量化（一）

　　一直以來，我們的科學研究都是以「用數據說話」為信條。如果你的

命題有可靠的數據作爲證據，那麼你的結論就被認爲是科學的。其實「用數據說話」的論證方法之所以如此令人信服，恐怕只是因爲數據是有大有小的，兩個數字放在一起，可以清楚地分辨出誰大誰小，或者相等。而我們人腦是喜愛簡單思維的，透過數據對比很容易取捨，更容易形成共識。而醫學普遍使用統計學的機率方法，即根據量化的數據論證絕大多數的醫學命題，認爲高機率的結論一定比低機率結論更科學，以至於所有的醫學研究都必須利用統計學的方法確認。沒有統計學的研究成果就連發表都成問題。「用數據說話」本來是一個常見的論證過程，各行各業都在使用這一論證方法，數據論證應該是無可厚非的科學方法，但該方法不應成爲唯一的科學方法，下面談一談醫學問題與數據論證的關係。

### 1. 不是所有的問題都能夠進行定量研究的

特別是研究未知的疾病，不了解其病因和機理。例如，目前對各種心臟病綜合症都在進行量化研究，但是這樣的研究似乎並沒有給臨床醫學帶來令人滿意的結果，以至於我們對許多重要的心血管疾病，依然不了解它們的病因，這一直是心臟病學研究的難題。再如，每次測量血壓都可以得到量化的數據和結果，可它不能幫助我們發現高血壓的病因。

此外，臨床廣泛應用的量化研究往往採取「自下而上」的研究策略，從微觀著手，希望逐漸展開每個局部的研究之後再逐漸走向整體的研究。筆者認爲，這可能是一條充滿荊棘的艱難的路。另一條路是「自上而下」的研究策略，即首先從最高層次開始研究問題，逐漸走向局部和細節的低層次問題。最高層次的研究是從整體研究開始的，它便於充分把握構成整體的各個生物亞系統之間的功能總體平衡狀況，因此，它只能從定性研究開始。

觀察疾病的現象爲的是認識疾病的本質。各種病理生理現象的測量數

據常常並不能直接代表問題的本質。例如，血壓值和血糖值都是多因素共同作用的結果，對這些數據的測量和比較就是一種量化研究，但不一定能夠反映問題的本質。而本書的研究原則上採取「自上而下」的研究策略，首先從整體出發，從一開始就採用定性研究的方法。

　　因為人體內各系統、各器官的功能首先表現為整體水準上的相互平衡。例如，左、右心室壁的厚度不同，表示二者可提供的心室射出分率大小的不同，但這兩種不同能力卻可以帶來生理條件下的左、右心室功能的協調和平衡。定性研究主要反映整體研究框架下的生物各系統、器官的功能之間的總體平衡關係，這種平衡主要指不同器官之間能力的平衡。同一種關係可出現平衡或不平衡，表現出的生物現象可能不同。生物的多樣性應該包括相同的因果關係導致不同的外在表現，也包括不同的因果關係導致相同的外在表現，包含複雜現象中的因果關係。我們所進行的各種量化研究常常只是對所觀察到的各種外在現象和暫態狀態的描述。近年來有人提出大數據理論，但似乎也只是把更多的複雜現象的數據集中起來。面對大數據，最重要的是分辨它們的基本屬性，也就是把它們歸結到恰當的數據類別之中，還要看它們在功能關係中的地位和價值。這樣的歸類不是根據表面現象的人為分類，而是直接反映生物過程或本質的定性分類。

　　與量化研究不同的是，在本書討論心肌的缺血和代償過程以及其他問題時，完全採用定性研究。因為定性研究可以概括或代表相應的所有的量化值。如外周血管的收縮升壓，心肌射出分率的順勢升高就是描述一組成對的生物力的相互作用。這樣的兩種力或多種力的相互作用只能首先用定性的概念來表述，才能體現它們各自的基本能力。心臟衰竭的概念就是指收縮功能的失代償，即代償能力不足，所以，最終解決心臟衰竭問題主要依賴定性研究。我們似乎更熟悉暫態的量化研究，而忽略了對量化資料背後的定性概念的探索。合理的定性研究能為相關的量化研究指明方向。在

臨床研究中，疾病的嚴重程度不是最可怕的指標，而疾病的發展趨勢才是更重要的臨床指標。雖然一組量化指標也可以代表功能的現時水準，但是它常常只是表面現象，只有正確的定性指標才能夠代表病情的本質。目前臨床用心室的射出分率表示心室的收縮功能，其實它的任何測量值只能表示測量時的功能水準，不能告訴我們心功能的發展趨勢和預後。特別是如果把人的特定的心理狀態看作心臟病的病因時，量化心臟病研究就顯得力不從心（詳見第十章）。

只有首先經過定性研究確定研究結果的意義，才可能正確理解血壓測量值的臨床意義。定性研究可以確定具體量化值的生物學價值，沒有正確的定性研究一定沒有科學的量化研究。遺憾的是，當前的許多醫學研究都在努力迴避合理的定性研究，全力追求量化研究和量化結果，對許多很難量化的資訊，醫生也在努力進行資料化處理以顯示研究的嚴謹性，例如，許多心理學的問題也希望得到統計學的論證。因此，其研究成果很少能反映事物的本質。定性研究與量化研究有本質的不同，基於完全不同的研究策略。如果我們承認人體科學是系統科學，就應該探索「自上而下」的研究策略。系統科學的一個重要原則就是整體研究，整體研究的一個重要策略就是定性研究。

## 2. 任何問題都可以進行定性研究

定性研究雖略顯粗糙，但那只是我們的一種錯覺。我們可以把左心室的射出分率計算得很精確，但是，它可能並不是表示心臟收縮功能的最好的指標。只是目前還沒有更好的指標取代它，所以，臨床還要使用它。我們常常願意投入更多的時間，用超音波心圖的心臟雙平面容積測量法測量射出分率，卻常常忽略所選超音波切面是否最具代表性；我們也常常在超音波心圖的「M 型」顯示條件下測量 EF 值，習慣於努力分辨心內膜與心

室腔的界限以便準確測量，卻常常忽略取樣線是否垂直於左心室長軸（詳見第二章）。總之，量化研究可能把注意力放在測量的準確性上，而定性研究把注意力放在如何選取有生物學價值的觀察指標，如何達到研究的目的，如何把觀察指標設計得更合理上。

定性研究易於把握，能揭示問題的本質。因為生物體是個整體，直接進入量化研究很可能失去對整體的把握能力，失去科學研究的正確方向。一般來講，對被研究對象進行綜合性評價，首先應該進行定性的評價，既簡練又概括。生物體內的任何量化值都是從屬於某一個或幾個定性指標，沒有例外。每個血壓測量值只是代表壓力降低或者被代償的暫態指標，正常的血壓都可以在一個較大的量化範圍內浮動。人群的血壓統計學正常值範圍包含了很大的血壓跨度，但是它並不能完全科學地反映個人的真實情況。我們所希望得到的是能代表個體血壓特性的測量值範圍。判斷高血壓病的標準也應該是動態的、個性化的。這樣的個性血壓應該包括個人的基礎血壓，包括引起血壓上升的個人特定的因素，例如，吸菸、肥胖、缺乏鍛煉、年齡等。個性因素也都是建立在共性因素的基礎上的。對於共性因素必須進行定性研究，才能找到個體血壓升高的不同的原因。

從認識過程來看，人們面對任何陌生事物，總是首先得到它的初步印象。這樣的印象開始並不具體，也不可能深入，只能停留在表面和總體的認識上。即使經過長年的詳細了解，最重要的認識還是整體認識，然後才可以決定我們與之相處的態度。對人體疾病的認識也是如此。經過一段時間對其進行整體的觀察、思考，在已有相關知識的基礎上，經過推理可以構建進一步的認識。再把這些認識應用到臨床中驗證，看原來的初步診斷是否合理，再調整原先的假設，形成近一步的新的認識。這些研究都只能涉及定性研究。

從科學的定性研究進入合理的量化研究是順理成章的事情。這個過程

比建立一種完整的量化研究體系要容易得多。在這裡有必要提及的是，美國心臟協會主辦的《循環》系列雜誌中已經增加了《循環：定性研究和結果》這樣一本新雜誌，表明他們也鄭重啓動了醫學定性研究的新模式。

## 二、生物的整體觀念

　　生物的整體觀念是生物系統理論的最基本的概念之一。早在理論生物學家貝塔朗菲 1952 年出版有關系統理論的早期著作《生命問題》之前，心理學界已經從 1913 年開始創建心理學的整體觀念。從那時起至今已經走過了一個多世紀，期間不僅誕生了生物學的一般系統論，而且心理學也已經有了蓬勃的發展，只是這樣的整體觀念對臨床醫學界依然顯得很陌生。雖然我們的理論並沒有違背生物整體論的主觀故意，但是，如果構成任何生物現象的相關因素之間的關係都可以隨意地被割斷，就會完全抹殺這些關係，對整體研究的結果和臨床疾病的整體認識產生不良影響。努力把各種問題和現象分割爲細小的局部或片段，似乎解決問題的正確的答案將在未來的某一天出現，到那時，把所有的局部問題的新發現匯總在一起似乎就可以明確地解釋那些疑難問題，這是還原論者最常見的做法，將任何一個系統分解爲它的基本組分，分別研究所有這些組分，他們以爲這樣就可以理解整個系統。儘管從 1953 年，我們就進入分子生物學時代了。我們的確也取得了輝煌的成就：在微觀上，我們開展了分子、離子或原子水準的研究；在宏觀上，我們可以登上月球，探索銀河系，可以不斷地利用克隆原理人爲地創造生命。可是爲什麼我們總是解決不了危害我們自身的心血管病難題呢？究其原因，恐怕正是這種還原論的思維方式在起作用。還原論是一種在許多自然科學中廣泛應用並且已獲得成功的思維方式，因爲它允許在研究剛開始時，大膽地或者說隨意地剖開被研究對象，

割裂開被研究對象的固有的邏輯關係，這在非生物世界的研究中是可行的，但在生物醫學研究中，這種方法不經意間已經破壞了事物的整體性，因而很難得到滿意的結論。

不可否認，多年來，還原論思維對自然科學的研究做出過重大貢獻。我們所熟悉的一個例子就是對氣體的研究。因爲氣體在常規條件下，總是在體積、溫度和壓力三個物理量之間共同變化、相互轉換的。我們的做法是先設定一個量不變，而觀察另外兩個量之間的關係和變化。這樣可以使問題變得很簡單，有利於研究，也便於理解和應用。這不僅僅是一種研究策略，重要的是體現了人類思維的簡單化傾向。而能夠執行這樣的研究方法的先決條件是氣體的物理特性不複雜。這仍然是簡單的線性問題。我們所熟悉的經典物理學，如著名的牛頓定律，實質上都是線性科學。而人體科學中的複雜性問題，是由多因素共同起作用的，遠非線性問題所能描述。現實中，我們常常首先按線性思維研究各組成部分，然後再考慮如何綜合歸納所研究的各種結果，而這後一步卻很難實現，甚至不可能實現。

遺憾的是，在醫學研究中，我們也全盤照抄，對分解性研究駕輕就熟，至今沒有對臨床疾病的研究結果進行綜合性研究，也沒有全面深入解決醫學難題的例證，至少在解決心血管病疑難問題方面，還沒有看到令人鼓舞的先例。例如我們研究各種心臟衰竭，包括急性心臟衰竭和慢性心臟衰竭，收縮性心臟衰竭和舒張性心臟衰竭，沒有整體研究收縮與舒張、缺血與代償的關係，以至於不能正確認識並控制心臟衰竭。所有心臟病的病因都沒有找到，心臟病的許多內在的和外在的危險因素間的關係還沒有搞清楚，心因性猝死依然常見。再如，舒張性心臟衰竭的研究完全脫離了收縮功能對它的約束和調控，這個完全不存在的概念就是脫離整體性研究的成果。科學概念本身固然重要，概念和概念之間的關係同樣重要，一個好的科學概念必須指明與之相關的必要因素的內、外邏輯關係，也必須同時

考慮這些因素及其關係。

再舉一個例子，我們每天吃三頓飯，每天都要喝一些水，呼吸空氣是一刻也不能停止的，這是人體生存的必要條件，是身體的總體需求。我們不能今天只吃飯，明天只喝水，後天再呼吸。因為這些人體的生存條件必須同時起作用，同時滿足人體的各種需求，而且這些物質進入人體後還必須服從於有機體內固有的邏輯關係，或者說通過機體新陳代謝的同化作用和異化作用完成個體的發育和生老病死的過程。在體外，這些物質看起來很平常，即使把個體所需要的所有的生存物質都放在一起也不會形成新的生命物質。可是這些物質進入體內，它們之間的關係雖然十分複雜，但井井有條。體內穩定的內環境促使這些簡單物質迅速、高效地參與機體的代謝，維持了個體的生存和生物的進化。這說明單獨存在的各種必需因素不可能通過加和，即簡單相加之和組成有機體。也說明體內的環境提供了複雜又穩定的條件後，才有人類今天的健康狀態、身體條件和進化程度。生存物質必須被納入體內環境所規定的必要關係之後，才能有生物變化過程。這說明複雜情況不遵守簡單的加和原理，而是遵守系統原理。人體極端複雜，幾乎不可能讓人先忽略什麼條件，進行簡單研究，然後再匯總各種簡單研究的結果，得到總體情況，這是生物的複雜性不可隨意簡化的特性所決定的。但是生物的複雜性問題卻可以通過恰當的定性研究得到簡化，複雜現象中也蘊含簡單性（詳見第五章）。

整體觀念也是系統研究的首要原則，系統概念的邊界條件就是使某一個系統成為獨立整體，並與其他系統區分的界限。忽視了整體概念就等於忽視了系統，就不能取得生物醫學的科學研究結果。人體系統有內、外之別，其外部因素和關係一般不能夠直接作用於體內的某個因素及其關係，而內部因素是通過特定關係自成體系，常常是以整體的面目相互影響並接受外部系統的各種影響的。現有的臨床醫學研究，一方面拋棄了許多

相互的必然聯繫，使某些必要因素失去了特定的邏輯聯繫，另一方面，讓沒有關係的因素相互發生作用。例如，所有藥物都只能在人體內的具體環境中發揮作用，不可能根本改變或超越人體內環境的邏輯規律，獨立地直接干預內在的生物規律或過程。如果藥物損傷了機體的結構和功能，就會產生副作用。治療癌症的藥物消滅了癌細胞，同時伴有一些損傷機體的副作用。這就是說外部因素不能單獨與體內某個，或某幾個因素直接相互作用，而不受其他因素的影響。人體就是由皮膚所包繞並限定範圍的一個獨立的活的生物個體。皮膚不僅僅是明確個體的外表界限，也同時是區分一個獨立的複雜的生物系統的界限。它不僅包含了個體解剖結構的獨立性，而且也嚴格規定了生物個體功能的彼此的獨立性。沒有這個邊界條件，就不能成為系統，人體就不能存活。

在臨床工作中，我們把發現病理性改變，發現那些看得見的組織學、細胞學的改變作為最有力的診斷證據。2005 年，澳大利亞巴里・馬歇爾（Barry J. Marshall）和羅賓・沃倫（Robin J. Warren）因發現幽門螺桿菌以及該細菌對消化性潰瘍病的致病機理而獲得了諾貝爾獎。其實，他們早在 20 多年以前就發現這種桿菌了，而且知道應用抗生素治療消化道潰瘍有效，為了證明這種桿菌與胃潰瘍、十二指腸潰瘍和胃炎之間的必然的而且是唯一的因果關係，他們花費了很長的時間。從某種意義上講，確認這種專一的因果關係比發現桿菌本身還困難。因為以往我們認為是精神的高度緊張、心理的抑鬱和高度壓力造成消化道潰瘍。那麼，在論證桿菌與潰瘍之間的因果關係時，是否也應該證明精神和心理作用與潰瘍之間的關係只是間接對應的，或者根本與潰瘍沒有關係。就是說，上述論證還應該把現有的桿菌理論與精神、心理因素統一起來才能對桿菌病因理論有更充分的認證。這可能是美中不足吧！

所以，德國著名哲學家叔本華（Arthur Schopenhauer, 1788-1860）有

一句名言：「哲學的任務不在於更多地觀察人們尚未見到的東西，而是去深思人人可見卻無人深思過的東西。」在實際工作中，我們早已習慣於尋找那些可見的病因，尋找那些具體的物證，那些有形、可測量的各種相關因素遠遠比它們之間的內在關係更容易看得見並容易形成共識，而那些必然關係可能以各種形式出現，常常不是直觀、可視的，而且有時是很複雜、很難確定的。但是這不能成為我們忽視複雜關係的理由。在我們對各種已知因素進行充分的研究之後，更能明白各種因素間內在的邏輯關係的重要性。

什麼是關係？關係就是秩序，關係也是規律和程序，既是時間順序，也是邏輯。它包括形形色色的、各種相關因素相互作用的所有因果關係，有依賴關係、矛盾關係、並存關係、因果關係等。哲學、邏輯學對關係有過精闢的論述。可以說任何一門科學，無論是自然科學還是社會科學，都要以很大的篇幅講解各種複雜的關係。所有複雜事物的相關因素都是以各不相同的、千變萬化的關係存在著的。沒有關係就沒有存在，相互關係也是一種共同存在的形式。

邏輯學本身就是研究概念和命題之間的基本推理關係的科學，可是我們常常在臨床研究中忽略許多醫學的基本邏輯關係。第二、三、四章所述各項內容主要是提出了這樣和那樣的功能關係問題，重新認識這些關係可能會成為解決這些難題的有利線索。毫不誇張地說，在後面各章所談到的所有的臨床疑難問題都是相關的基本邏輯關係被忽視或被歪曲的結果。絕大多數生物關係都被誤解了，這是結構主義思維方式容易得到的結果。要想解決心血管病難題就必須重視尋找病因，找不到病因的研究策略和方法會使我們的研究誤入歧途。

所以，從研究的最開始就要強調整體研究，或者說從制定一個系統的功能概念開始就要考慮系統的全域的情況。例如，心肌缺血和代償的概念

將貫穿本書所有涉及心血管病醫學難題的章節。這個概念將成為統一全書各章節的核心概念。有了這個概念貫穿始終，這樣的理論才有可能成為完整的邏輯統一的醫學系統理論。

可以說任何生物學研究都是尋找所有的必要因素和確立它們之間的必然關係的活動，這樣才能達到認識新事物、改造舊事物的目的。最終我們希望在整體認識被研究對象和應用其發展規律方面都得到滿意的答案。當我們充分了解了所有的必要因素時，它們之間的關係也就很容易了解了：當我們確立了血壓的三個必要的構成因素時，就能夠確定心臟的射出分率是唯一的動力因素，無可替代。如果了解了因素之間的關係，也就很容易把握因素的性質和特徵。目前的研究常常忽視了這一點。

但實際上我們幾乎不可能在完全了解了各種因素之後再去了解它們之間的關系，也不可能在了解了它們之間的各種關係後才去研究構成這些關係的因素。我們在既不了解相關所有因素，又不了解它們之間的全部關係的條件下，還要解決嚴重的臨床疾病問題。我們不能等到一切都明白了，才來考慮心因 ] 性猝死的問題，因為猝死問題已經越來越嚴重地威脅著人類生命了，這就要求我們盡快地解決複雜的問題，而被研究對象呈現給研究人員的只是個別線索和表面現象，但這些已經是最寶貴的臨床資料了，我們就要充分利用這些有限的條件，正確挖掘它們的應用價值。可是對心因性猝死，可利用的條件似乎並不足以解決問題，以至於猝死問題仍然是一個無解的難題，這是背離系統的整體思維的必然結果。系統論和系統思維正是為了解決這樣的難題才應運而生的。我們對猝死的全過程和患者進行系統的全方位考察後，就能找到預防猝死的方法（詳見第七章）。

只有按照人體是一個整體的系統觀念開展研究，才有可能構建人體理論的整體體系，以及合理確認每個因素的理論地位及其邏輯關係，才有可能使我們在研究中充分關注所有的必然關係，使所有的必要因素都得到科

學的確認。爲此，所有的推理首先必須納入定性研究的框架，才能最終得到整體的可靠的結論。站在整體觀念的立場上看，人體所擁有的內在的和外在的邏輯關係就可以統一起來了。而統一認識這些人體內、外的邏輯關係正是建立科學理論的最高的評價標準。整體性和統一性是人體科學研究的最高追求，也是解決人體疾病難題的基本依據。如何把局部結論合理地整合爲科學的整體理論，是建立醫學理論的難點。把所涉及的內容整合在一起需要應用系統理論的各項原則，充分分析每一個疾病特徵，並把它們統一起來。這個過程更多地依靠縝密的邏輯思維和整體原則指導下的綜合分析。

中醫在診治過程中都要經過望、聞、問、切四診合參的過程。全面了解患者體內各臟器的功能狀態後，才有可能發現最終的病因，而不是單純地頭痛醫頭，腳痛醫腳。心臟的供血要對全身的組織和臟器負責。心臟的各種疾病都可以歸結爲功能的降低，其降低的原因可能是患者的各種病變所造成的心臟超負荷，進而形成疾病（詳見第九章）。整體評價全身所有臟器的功能狀態是尋找病因的合理途徑，中醫實踐中的四診合參是中醫整體觀念的體現。

第五章

# 建立統一的心血管病功能模型

## 摘　　要

　　人體是一個系統。生物系統的特點首先是一個整體。當我們用系統思維構建現代心血管病醫學理論的時候，只要方法合理，總會走上生物學建模的道路。統一建模就是努力把臨床的觀察、患者的表現與基礎醫學理論合理地組織在一起，將所有這些相關資料有機地構建一個臨床疾病的生物模型。這個模型不同於生物工程模型，它經過一段時間的豐富和完善，將會逐漸走向成熟而固定下來，成為一種公認的模型，供臨床使用。臨床各種心臟病本來就是心臟的功能在不同條件、不同方向上異常演化的結果，這個演化過程中出現各種病理性改變的機會，形成不同的疾病。因個人的條件不同，形成個性化的疾病。

　　醫學模型的構建是系統理論在生物醫學中的應用，它強調各種人體必要因素之間的必然關係，揭示各種生理和病理性過程的因果關係，對各種生物現象進行邏輯分析，可以發現各種代謝性疾病的病因。

　　這樣的模型是由不可改變的理論硬核和可變的理論保護帶組成。心肌缺血和代償過程就是心臟病理論不可改變的理論硬核。基於這種硬核，在不同條件下形成了冠心病、高血壓病和其他心臟異常功能狀態。由此，我

們不能否認各種心臟病的內在聯繫，儘管它們千差萬別，可是它們的功能性病因原則上都是心肌的缺血。保護帶是可變化的，其主要的作用是保護理論硬核不變的成分和固有的邏輯，以維持理論原則的穩定性。

我們當然可以推斷：冠心病可以得到有效的預防，其他各種心臟病也都可以得到整體性的預防，而絕不會出現冠心病、高血壓病、心臟衰竭等疾病被分別解決的狀況。臨床醫學模型的建立將會幫助臨床醫生簡化思維，便於與患者溝通，增強他們戰勝各種心臟病的信心。

# 第一節　臨床醫生的思維誤區

## 一、萬變不離其宗的醫學邏輯

凡是來大醫院就診的患者都是因為自己有了某些不適的症狀或感覺，希望得到醫生的幫助。如果真的有了病，患者希望早日得到治療，別把病情耽誤了；沒有病，患者也希望得到醫生合理的解釋。醫生對患者介紹的病情也是格外重視，因為這些都是第一手資料，是診斷的依據。可是如果僅僅根據患者個人的訴說就直接下結論，那麼一定會引來一些麻煩或造成誤診，因為患者的主觀感覺不一定反映疾病的本質。於是醫生們為患者開具了一系列的檢查單，希望得到更為客觀的檢查結果，輔佐醫生判斷病情。醫生們拿到了客觀的檢查資料後，根據已知的理論和個人經驗對病情做出判斷。可是，如何讓這些檢查資料幫助醫生得出正確的結論呢？如何選擇檢查內容，如何判斷患者的訴說內容的臨床價值？如何利用這些資料？幾乎沒有專門書籍討論這些內容。醫生可能找到的參考資料，例如《疾病症狀鑒別診斷學》之類的參考書，書中把每種疾病的症狀或體徵一

個一個羅列出來，然後分別把它們可能的病因一一羅列出來。這樣的羅列並沒有給醫生綜合性的考慮提供幫助。每個患者的情況不一樣，患者的病情可輕可重，隨時變化，有的患者只是當前還沒有表現出來。例如，我們僅根據患者胸悶的主訴，不可能斷定它是否有心臟病；只看到血壓的升高也不能夠確認其心臟有無損傷；在臨床實務中，許多女性患者常常訴說乳腺有刺痛感，想看一看是否長了什麼東西？其實乳腺幾乎不會出現針刺一樣的疼痛的情況，刺痛是心臟疼痛的表現。

　　每個患者的訴說都是個性化的自我感覺的表達，每個醫生遇到了相同的主訴時，他們都會做出主觀的判斷。那麼，醫生們如何把握有限的臨床資料，迅速從中發現最有價值的部分，並合理地組織起來，形成有效的診斷思路，引導自己去偽存真，逐漸發現疾病的核心問題呢？資深醫生的優勢就是臨床經驗多，許多人都認為臨床醫學就是經驗醫學，看過的患者多了，自然就有經驗了。這是結構醫學研究帶給我們的必然印象，因為在心血管病專業書中，每個疾病都是獨立介紹的，但是不同的患者的症狀和體徵不一樣，不同的疾病也可以表現出許多類似的症狀，這些都會擾亂臨床醫生的合理診治。剛剛畢業的醫學生們都願意留在大醫院工作，目的就是為了積累更多的臨床經驗。

　　但是，如果用功能主義的研究策略構建全新的醫學理論模型，把所有疾病的功能性因果關係有機地組織起來，構成一個統一的醫學模型，屆時的情況可能會大為不同。

　　在前面四章裡，我們透過邏輯分析竟然可以把冠心病、高血壓病和心臟功能的描述統一在心臟功能過程中了。這不是人為設計的結果，也不是採用統計學方法得出的結果，而是利用定性的邏輯分析得到的必然結果，這樣構建的模型是一種定性的醫學模型。它完全沒有改變這些生物功能的相關因素和它們之間的邏輯關係。只要逐一理清功能因素之間的必然規

律，我們的思維就變得清晰起來，我們的認識也更接近於真實狀況了。這個模型不是簡單的結構模型，而是一種功能模型，它能把醫生和患者的思維都統一在共同的基本平臺，也可以在邏輯分析中確立各種症狀的可能病因，而且還不需要增加額外的醫療投入。

有人認為在新理論建成之前，我們還要繼續沿用已經熟悉的診斷標準，至少它還可以幫助臨床醫生做出大致的分析和對疾病進行簡單的處理，畢竟結構主義研究也可以提供十分珍貴的臨床資料，這樣做可以暫時解決理論的空白階段帶來的茫然。這種提法有一定的道理，心血管病的功能主義研究一定會尊重已有的有意義的經驗和理論，會把主要的精力放在室壁運動的觀察和力學分析，以及心臟的血流資訊環節上，而不是盲目搜尋那些缺乏更多臨床價值的指標。

值得注意的是，這樣的模型是透過多種方法學的創新所建立的模型，它盡可能考慮每一個必要因素，並且充分展示它們之間的邏輯關係。這樣的模型擁有充分的概括力，概括應有的臨床資訊；擁有充分的包容能力，包容應有的生理學的邏輯關係，避免曲解和誤導。臨床醫學的建模過程就是彙集所有公認的醫學規律，提出新認識，糾正各種邏輯錯誤的過程。雖然我們主觀上進行了努力，也許仍有考慮不周、理解不正確的地方，誘導我們一時犯錯誤，或者按照簡單的思維低估了問題的複雜性，使研究的結論出現偏差。只要我們始終圍繞疾病病因這個共同的目標進行討論，不同的意見最終會統一在一個最佳的醫學模型方案中。因為只要該理論體系中的核心部分沒有改變，這個理論體系的本質就不會改變。其他的任何修改只能更加完善系統理論的整體性和生物功能的多樣性。

## 二、建立科學的理論需根據全面的資訊

本書一直強調超音波心圖的臨床作用，認爲它可以提高對心肌運動觀察的敏感度，以及加強對心肌缺血的診斷精度和定位能力。其實超音波心圖技術能夠帶給臨床更有價值的診斷的原因，是因爲它可以提供更爲全面的臨床資訊。

根據對生物系統理論的理解，在建立心臟醫學研究模型的過程中，之所以堅持定性研究的一個重要前提就是，因爲它可以獲得最全面的關於心臟功能的運動資訊，並能構建動態的心臟功能模型。以此爲條件對我們所關心的任何問題，包括心臟病的病因問題，進行充分的邏輯推理，最後所得到的結論才是可靠的。這是完全性歸納法的優勢，超音波心圖正好能滿足這樣的需要。它可以在不受任何干擾的情況下，同時提供眞實的室壁運動、血流情況和不同時相、全方位的心臟資訊，並把它們整合成統一的模型，而定量研究和不完全性歸納推理都做不到這一點。

第三章已經闡述了心電圖診斷心肌缺血的能力十分有限。雖然我們總是希望心電圖能給出明確的心肌缺血的準確定位，以準確判斷缺血的程度。但是，心電圖在這兩個方面的診斷中存在缺陷。例如，心尖部應該是左心室最容易缺血的部位，但是，心電圖在此部位存在明顯的盲區，有時超音波心圖已檢測出心尖部有室壁瘤存在，但心電圖卻顯示爲正常。

現有的心電圖是人爲地把立體的心臟電生理信號簡化爲一條心電圖曲線，喪失了大部分的有效資訊，這樣就降低了它的臨床價值。心電圖還有時間有效性的不足，即缺血發生後超過一定時間便無法診斷了（詳見第三章）。

臨床生化檢查的侷限性更爲突出，它無法爲心肌缺血定位、未能確定心功能時相，也存在有效診斷時間的問題，這些都限制了生化檢查的臨床應用。

總之，關於某一種檢查手段是否有權威性，主要取決於它能否提供

更為全面的必要資訊，這對得出正確的結論至關重要。在本書第八章的醫學論證中，介紹了形式邏輯的完全性歸納推理方法，它把所有的必要因素集合起來，只要按照它們之間的邏輯關係恰當地推理，就能得出可信的結論。總之，透過對定性資料的完全歸納可以得到可靠的結論。與此相對應的是，以往的科學推理，包括統計學的推理多屬於不完全性歸納推理，其結論是可能成立，也可能不成立的。這樣的結論在形式邏輯學中被稱為或然性結論。雖然，我們在生活中大量應用不完全歸納法來判斷是非曲直，但是，不完全歸納推理已經在科學哲學界受到強烈的抨擊。

相對而言，超音波心圖對整個室壁的機械性運動的不同步情況進行判斷時，它的觀察標準一致，沒有死角，對於缺血室壁的定位診斷明確，而且基本不受時間限制，一旦室壁出現局部缺血，導致室壁運動異常（詳見第三章），超音波心圖都能做出客觀的分析，它有利於診斷，也便於判斷預後，而且其敏感性強的特點更為冠心病的臨床診斷和預防提供了必要的條件。對於心肌缺血的診斷，超音波心圖比心電圖敏感、比生物的痛覺神經反射的速度反應更敏感（這是一個世界著名的動物實驗給出的結論）。

打個比方，一個剛畢業的醫學生可能因為沒有足夠的知識診斷某種常見疾病，而有了充分臨床經驗的醫生可能會透過邏輯分析確認從未見過的疾病。後者一定是透過全面了解患者的現狀，並總結了相關理論之後完成診斷的。在這樣的推理過程中，他主要根據完備無誤的定性資料，再加上合理的臨床推理得出結論。

中醫的理論雖然沒有提到醫學模型的概念，但是它所建立的陰陽五行、臟腑辨證和營衛氣血辨證等學說，都是在取得全面的相關資料之後，在應用定性的辨證研究的基礎上，對人體的生理功能進行整體性概括。如果脫離患者的具體病情，只是把所有理論的原則和概念整合在一起的時

候，就構成了一個單純的動態的生理學理論模型。它爲每一個醫生搭建起認識疾病、推理分析、辨證施治的立體平臺。這個平臺就是醫學模型，它也屬於功能主義研究的範疇。透過辨證、認證的過程及其歸納推理的過程，最終醫生心中構建起一座具體且與該患者病情大體一致的認知模型，然後根據這個模型的基本性質和變化的方向，開具處方。這樣的模型是認識疾病和治療疾病的依據。虛則補之、實則瀉之等治療原則都應該來源於對疾病的總體認識，即醫生心中已有的疾病模型。

## 三、用整體觀念解決心臟病的局部問題

冠心病、高血壓病和心臟功能是心血管病領域中最重要的三個基本理論方面，雖然整合三者及其他心臟病，建立統一模型，還有無數的細節問題有待解決，但都需要一個整體的解決方案，因爲心臟本身和人體本身都是系統的整體。從系統的觀點看，心臟和人體只是不同層次的整體結構而已。

舉一個例子，對冠心病分類，是心臟科醫生們每天都會遇到的問題。現有理論把冠心病分爲心絞痛和心肌梗塞，目的是爲了區分心肌有無壞死，但事實上，臨床醫生並不是根據心肌取活檢後的病理檢測報告證實細胞有無壞死而確定臨床類型，這是一種無效分類；進一步細分，心絞痛又可分爲慢性穩定型心絞痛和不穩定性心絞痛，其本質可能還是急性與慢性心絞痛的區別，只是急性的情況太複雜了；近年來又把各種急性表現的心絞痛和心肌梗塞都歸結爲急性冠狀動脈綜合症；關於心肌梗塞，就只能根據心電圖的表現分成了 S-T 段抬高型與非抬高型。這些都體現了急性心臟事件的複雜性。這樣的區分貌似對診斷或治療有幫助，但並不是根據冠心病的本質特性，或者根據疼痛程度，或者根據症狀發作的穩定性，或者根

據心電圖的變化等分類。分類的標準不統一影響了醫生對冠心病的認識。細胞壞死與否不能夠僅僅根據心絞痛的程度和持續時間來確定；症狀的穩定與不穩定也不是決定病情嚴重與否的關鍵因素；據說根據 S-T 段抬高等情況大致可以推斷心肌缺血是否緊急，推斷室壁是否存在透壁性壞死，但這些都不是可靠的邏輯關係，也不能代表冠心病的本質和發展趨勢。

什麼是冠心病的本質呢？其本質是功能性的心肌缺血，它包括了心絞痛和心肌梗塞、穩定和不穩定的心絞痛，以及透壁和非透壁性的心肌梗塞。代償也是心功能的一種形式，它們都可以表示冠心病的本質，因而可以反映各種心臟功能的變化。分類方法是形式邏輯研究的重要內容，只有根據事物的本質變化進行的分類才有價值，而不是僅僅根據臨床症狀表現分類，因為臨床表現常包含了個人主觀因素；也不能僅根據心電圖的改變分類，因為心電圖所占有的臨床資料並不全面。分類的目的是為了全面掌握病情的發展，如果分類的根據不充分，就達不到此目的。之所以出現這種情況，是因為心臟病的本質不是結構改變，而是功能改變。

如果把心肌缺血作為冠心病的代表特性，就可以在超音波心圖儀的螢幕上直接確認。因為超音波診斷時所獲得的心臟資料最完整，可以構成完全性資料，由此推論所得到的結論因而也最可靠。它可以把心臟的所有資訊整合在一起，能整體確認是急性心肌缺血期，或是慢性缺血的恢復期。此外，這樣的診斷可以提示病情是在惡化，還是在好轉。其臨床意義很明確、很重要。雖然它也不可能確認某一部位的心肌是否有透壁性壞死，但是，它可以對比不同室壁的缺血程度，觀察局部或整體功能的變化，任何具體的細節問題都要將它歸納到整體的研究過程中，才能夠得到本質的認識和解決。這正體現了整體原則的重要性。

超音波心圖技術的最大優勢在於以一己之力，通覽整個心臟的結構與功能，有能力整合各個局部室壁的功能狀態，把它們與血流資訊匯合為心

臟整體的動態認識，更有利於區分心臟系統或呼吸系統引發的呼吸困難，區分左心室還是右心室的功能異常。

## 四、根據心臟病的整體病因理解女性心臟病的根源

近年來，歐美發達國家的心臟病協會一直關注女性冠心病問題，學術界展開了廣泛的討論。他們認為女性冠心病不同於男性患者，歐美發達國家年輕女性急性心肌梗塞的患者數量甚至高於同齡的男性。

男性冠心病的病死率已經不低了。如果說以往更多研究的是男性的冠心病，無論從患病的絕對數量看，或是發病的嚴重程度看，冠心病對全人類的威脅主要還是偏向男性。所以，目前心血管醫生對女性冠心病問題還沒有給予同樣的關注，也是可以理解的。

為了突出問題的重要性，美國國立衛生研究院提出了振興健康的法案，要求所有由美國國立衛生研究院資助的冠心病臨床實驗項目都要包括女性冠心病項目，並進行性別的特殊樣本分析。同時，美國食品藥品管理局提出的評價臨床藥物的性別差異的研究指南，也要求檢查藥品實驗的性別差異。2014 年，筆者有幸參加了世界心臟病大會（由歐洲心臟協會主辦，在澳大利亞墨爾本舉行）。大會組織者專門安排了女性冠心病的討論。

美國每年有超過 15,000 名小於 55 歲的女性因心臟病死亡，是該年齡組患者死亡的主要原因之一。美國青年女性急性心肌梗塞患者住院期間的死亡危險性是同齡男性患者的 2 倍。此外，有文獻指出，那些存活的青年女性患者的病死率也高出同齡男性 50%。至今不知道是什麼原因引起這種異常增高的病死率。

他們經過多方的觀察，認定男性和女性對藥物治療的反應不同。進而，認為男性和女性在心臟病預防、診斷和治療方面都有不同的反應。所

以，也就認定女性的心臟病與男性相比可能有本質的不同。歐美學者認為女性的心臟病問題有可能是他們新近發現的重大問題。如果集中精力研究這個問題可能會有所斬獲，甚至可能對推動其他心臟病的研究有重要作用。

至於冠心病的情況，無論從實際住院的絕對數量，還是發病的年齡來看，仍以中老年男性為主，國際上除了幾個開發國家以外，許多國家都是如此。既然總體情況是這樣，為什麼歐美的心臟病同行們一定要把女性心臟病作為關注的重點提交全世界來討論呢？難道女性心臟病的問題已經成為他們面臨的首要課題了嗎？

西方的心臟病專家們希望透過對比性別差異，甚至比較女性人群內部情況深入解釋為何女性心臟病病情比男性要嚴重。他們認為解決特殊問題，可能需要特別的方法和研究策略。

筆者認為，更主要的原因是西方醫學界還沒有從整體上認識心臟病的病因，沒有找到整體解決心臟病問題的有效途徑，所以才提出這樣的具體問題。其實一旦總體病因找到了，這樣的具體問題也就很容易解決了（參見第十章）。

女性心臟病只能說是所有心臟病中的一部分。看到男性和女性之間的差別就產生深入研究的願望，那如果看到了小於55歲的患者與大於55歲的患者之間的差別，是否也要進行差別研究呢？差別處處可見，任意選定一個人群都會有與其他人群不同的臨床表現。男、女性別的差異是否可以引導女性冠心病的深入研究，這要取決於它是否可以改變構成心臟病的整體要素及其關係，或是否可以代表整體冠心病的本質變化。

從生物系統的整體觀念看，只要心臟病的整體情況沒有根本改變，只要冠心病與其他心臟病的病因有內在的本質聯繫，只要大多數國家的冠心病總體情況依然如故，那麼，女性冠心病的基本情況就不會因為某些國家的局部經濟、政治情況而根本改變。對任何疾病的研究都要從它整體的情

況考慮，女性冠心病問題也不例外。雖然我們對他國的具體情況不了解，但是對冠心病的整體情況還是了解的。至今尚未發現足以改變對冠心病的整體認識的新因素。這是一個有關系統的共性和特性的關係問題，也是一個如何看待差別的問題。

對心臟病的共性來講，男性、女性都有。總的來講，各種心臟病都不分男女，說明心臟病的主要因素與性別無關。只有女性患病，男性沒有；男性患病，女性卻沒有的因素才能稱爲其特性。女性特有的情況有兩個：一個是月經，另一個是懷孕和生育。如果這兩個情況成爲女性心臟病的特殊病因的話，那麼從邏輯上講，它們也可能會成爲女性其他疾病，例如腦血管病、精神病的病因。相應的，女性與男性的疾病特性將會在各個方面都有所表現，表現出嚴重的性別差異和對立。事實上，男性沒有的而女性僅有的與生育有關的疾病只有婦科疾病；男人有的而女人沒有的疾病只有男科疾病。

能夠在女性心臟病人群中找到特定的病因，只能是那些在男性中完全沒有表現的情況。男性和女性除了生殖系統的結構和功能方面的根本差別以外，男、女性其他的系統和器官的結構和功能都是大同小異的。所以，在非性別疾病方面，兩性應該擁有大致相同的疾病譜，只是患病人數和患病程度上有所差別。這樣的差別不應該成爲尋找特殊病因的理由。在世界上大多數國家，冠心病的主要發病人群爲男性人群，男性冠心病的嚴重程度也高，我們不能因部分女性的高病死率而改變基本看法，只能說女性在某種條件下的病死率可能高於男性。

不能根據某些方面的差別就確定或改變心臟病的總體研究方向。如果說根據普遍概念進行的功能研究是深入認識心臟病的本質，面對複雜的心臟功能就要找出能夠反映心臟功能惡化和功能恢復過程的最基本的環節。心肌缺血和代償正是這個本質過程的兩個方面。這樣的架構構成一個完整

的功能性模型，它將成爲揭示所有個體心功能狀態的共同基礎，在此基礎上，再找出男性和女性心臟病方面的具體差別和原因。總之，男性和女性首先都是人，都有患心臟病的充分條件。如果硬要區別他們之間的差別，也要在得到他們之間的共性之後，特別是了解冠心病的共同病因後，才能夠討論女性的特定的情況。由此推而廣之，當發現任何臨床疾病的差異表現時，都應該按照先共性、後個性的順序進行研究。

# 第二節　邏輯分析

以後的各章將繼續討論重大的心臟疾病是如何各自走上不同疾病的發展之路的，它們看上去是各自獨立的疾病，最後都可以達到心臟衰竭的程度。總之，我們將沿著功能狀態的不同發展方向，逐個討論不同疾病的功能性發展的邏輯病因，這就是我們探討它們的病因時一定要走的路。

## 一、心肌的基礎運動特性

這個命題是從前面各章的論述中自然得到的，不可能從目前的結構性心血管病理論中得到。現有的心血管病理論一直把各種心臟病看作獨立的疾病，這樣就不可能探討它們之間的功能關係。只要我們承認心臟的系統特性，就會發現心肌的共同運動特點，這樣的運動特點承載著各種心功能的本質特性，我們的任務就是把所有必要的臨床資訊組織成一個整體，尋求其共性。

一般系統論裡的系統概念的三個基本因素是必要因素、必然關係、邊界條件。必要因素是指基本的人體結構，必然關係專指這些結構的功能關係，而邊界條件不僅確保了所有人體內部的基本結構的統一性，也確保了

生理功能可以得到充分的相互匹配，因而使每個個體成為一個獨立的、有充分共同特性的系統，人體是具有十足個性的活系統。人體疾病的共性是醫學的研究目的，人體疾病的個性應該在個體疾病的診治中得到合理關注。

在前面的各章裡曾經多次提到了弗蘭克－斯塔林定律，它反映了心肌細胞在缺血的情況下擁有與容量代償有關的運動力學特性。除此之外，還有另一個特性，即安雷普效應，它是指當左心室後負荷由於主動脈壓力的快速上升而急劇增加時，在 1 分鐘或 2 分鐘之內出現收縮能效應。它顯然與肌肉長度無關。安雷普效應也是對心肌細胞的基礎運動特性的描述。如果綜合起來考慮，弗蘭克－斯塔林定律反映的是與心臟的容量代償相對應的特性，而安雷普效應反映的是與心臟的壓力代償相對應的特性。這兩種心肌特性是心肌細胞面對心肌缺血所表現出的主要代償反應的基礎。這些特性是所有活的心肌細胞的基本共性，那麼我們在研究心臟各種臨床疾病的時候，為什麼會忽略它們的這些特性呢？心肌的這種明確的組織特性一定是在長期的生物進化過程中形成的，它有利於長時間重複同一種射血運動而不出現心肌疲勞，造成組織缺血。正是這些有利於心肌供血的功能代償的特性，才使整體的心肌在一次次缺血的時刻始終能平穩地完成供血任務。

心肌在發生容量代償時，心室擴張一定是弗蘭克－斯塔林定律在起產生用；當心肌面臨壓力代償的時候，室壁增厚，一定是安雷普效應在發揮作用。兩者缺一不可，因為心肌每一次缺血狀態一定都包含了容量代償和壓力代償，在實務中，有時其中一方面占主要地位，有時是另一個方面促成主要作用，所以，按照功能主義的觀點討論心臟病時就不能忽視心肌的這些特性。

如果在疾病的病理性功能討論中忽略這樣的特性，那就是忽略了心肌的系統性。心肌的生物學特性是最基本的功能特性，這樣的特性在以解剖結構為主導的研究策略中常常被忽視，只有功能主義的研究策略才會重視

心肌的特性。

　　人利用鋼鐵製作工具，以提高生產效率；當人類掌握宇宙太空的自然活動規律時，就可以實施登月計畫；當我們了解了一種事物的基本特性時，我們才可以說了解了這個事物的本質。可是當我們已經充分了解了心肌的基本運動特性的時候，卻為什麼完全脫離了這些特性而討論心臟疾病呢？這至少是一種思維欠缺，或者是一種醫學邏輯的混亂。這樣的邏輯混亂與制定高血壓病的診斷標準的邏輯混亂如出一轍。而功能主義研究優於結構主義研究，是因為它反映了醫學領域中的這種功能特性的本質，它是一種認識論的提高。

　　此外，在這裡還應該提及另一個心肌的功能特性，即班氏反射。這是一種與靜脈和心房壓力有關的反射，也可以譯為「靜脈心臟反射」。這個反射對增加的心房壓力發生反應，同時增加心率，這個反射是由位於心房和肺靜脈接合處的牽張受體介導而發生的。其結果是，靜脈回流的血增加，心房、心室血量也增加，而且也增加心率。為了排除過多的容量，心室肌不僅根據弗蘭克－斯塔林定律增加每搏量，也根據班氏反射增加心輸出量，同時兼顧了靜脈系統的功能狀態，對心率變化也做出反應，以維持心臟穩定供血。

　　還有一種心肌功能的生物學特性叫作鮑迪奇（Bowditch）現象或階梯現象。此時，更快的刺激速率也可增加收縮力，也是正性促收縮能效應的啟動，它是針對力量－頻率關係而言的；反之，降低的頻率具有負性的階梯效應。

　　關於心肌的功能特性的討論還有很多，但是僅僅這些已經足夠讓我們認識到在臨床心臟病的研究過程中，心臟功能的轉化的核心和基礎作用。心肌和血管中到處分布著壓力感受器和容量感受器，心臟功能就是在這樣的條件下不斷地形成缺血，又不斷地回饋，並完成它的供血功能，使它在各種不

正常的情況下完成相對平穩的供血，以保障所有臟器的組織功能的穩定。

　　無論心臟得了什麼樣的病，都不會改變心肌的基本的運動特性。所有的獲得性心臟病都將圍繞著心肌的缺血和代償過程分別展開，只是在不同的環節表現出來的病情不同而已。這是我們構建人體多種心臟病的統一的生物模型的基礎。

　　一直以來，中醫的診治過程和理論體系完全遵從系統理論，實施對個體患者的診治活動，並總結出了切實可行的醫學生物模型。陰陽虛實辨證、臟腑辨證和營衛氣血辨證都是非常實用的醫學模型，指導著每個醫生的日常工作。可以說，這樣的模型已經成為醫生心中進行醫學分析的思維範本。有了這樣的範本，就可以避免許多由於思維的不足或偏差造成的誤診誤治。在臨床上，每個醫生的思維過程都會有認識的偏差，對患者的訴說也會有不同的理解。成熟的醫學模型可以幫助醫生有效地把患者的主客觀資料綜合起來，形成一個完整的、清晰的認識，並且很快與已知的理論模型融合在一起，很容易形成對疾病病情的準確判斷。根據已知的理論模型，不但容易了解各種病症的邏輯病因，也容易把患者的訴說、臨床的檢測資料和定型的理論框架結合在一起，可以迅速建立個體患者實際的特定模型。此時醫生心中的醫學模型不再是空洞的、抽象的模型，而是被患者的個體資料所充實了的實際系統模型。醫生在最短的時間內把那些瑣碎的看起來雜亂無章的資料整合起來，醫生理解病情，確認患者大致的病因和疾病發展的過程，不會有太大的偏差。依靠這套中醫理論體系，中醫醫生在 2000 多年的臨床應用中取得了豐碩的成果。這樣的理論模型已經成為醫生的思維工具。我們幾乎不能想像在沒有這樣的模型的時候，不同的醫生會得到怎樣千差萬別的結論，其臨床效果也會因失去了基本原則而變得低效和錯誤百出。總之，醫學模型就是醫生的指南針，引導他們少走彎路，

正確地辨證施治。

　　在這裡還需要指出的是，所有的現代疾病的名稱都是人為命名的。在確認了一項特有的病理變化之後，就確認為一種疾病，給出一個名稱，例如冠心病。即使沒有相應的解剖學變化，只要偏離了某種生理性的指標，也要給出一個病名，例如高血壓病、糖尿病、高血脂病等，這樣的認識很難發現大多數疾病共同的因果關係。在中醫固有的理論中，沒有這些疾病的名稱，但是，這並不妨礙中醫醫生的工作。原則上，中醫的診治是從症狀和體徵入手，直接判斷整體病證，這是一種徹底的邏輯分析和定性診斷，這樣形成的活體醫學模型自然擁有了所有疾病共同的因果關係。所以，中醫的辨證施治的原則是其實踐特色。近來有許多中醫醫生也提到「辨病」的概念，這也許是由於他們較多地接受了現代西方醫學的各種臨床概念，也許是為了更好地把兩種醫學理論融合起來的善意使然，但是也有可能是出於對辨證思維的自信不足，人為地把中醫理論向現代西方醫學概念靠攏的結果。但是，無論是辨證施治，還是辨病施治，只要尊重醫學模型的系統思維，醫生應用它就不會發生困難，兩者都應以標本兼治的原則為臨床行醫的最高標準，以求更好的診治結果。

　　自古以來，中醫的臨床應用以定性研究和診治為主，其診斷結論也以定性的結論為主。現在國內有人批評中醫的所有活動都只停留在粗略的、原始的定性的研究中，很不科學。其實，從醫學模型的觀念看，是少數批評者無知。沒有正確的定性研究，就沒有統一的醫學模型，這是我們的老祖宗在幾千年前就為我們指明了的研究原則，系統醫學研究也要執行這樣的原則。現代西方醫學迴避了定性研究的環節，現在應補上這些研究內容。

　　此外，有許多中醫醫生以中醫處方最終都會量化為由，為中醫辯護，其實，這樣的辯護是毫無意義的。中醫大夫開處方恰恰是以定性分析為基礎，確定了君、臣、佐、使藥名之後，再在整體思維指導下確定每味藥的

用量。我們應該理直氣壯地告訴質疑中醫的人，在合理的定量研究之前，必須進行定性研究，有了正確的定性分析，自然會有量化的結果。中醫處方的量化是正確定性的必然走向。其實現代醫學的臨床診斷所強調的也是定性的診斷，其各種定量的診斷也是在這樣的定性的基礎上自然發生的。當我們把特定的心理狀態也當作心臟致病的重要因素之一時，就會更加理解定性研究的重要性（詳見第十章）。

　　遺憾的是，當前有許多中醫醫生在診治疾病的過程中一定要量化那些難以量化的症狀或其他指標，這樣的強行量化的做法只為配合統計學研究，是一種削足適履的做法。定性研究不是粗製濫造，而是生命科學研究中必不可少的一個階段。只要正確把握科學的定性過程，量化其結論就是水到渠成的事。

## 二、心臟病的生物學模型將促進各學科知識的融合

　　從某種意義上講，臨床心臟病模型的建立也是創建理論醫學模式的一種嘗試和探索。理論醫學就是要充分討論本學科各因素的內在的邏輯關係，並努力找出本專業的各種現象的因果關係，發現它們發展的必然趨勢和規律。所應用的研究方法只能是邏輯分析。而把那些有效的科學規律整合在一起的過程就是建立生物模型的過程。

　　這樣的理論模型將成為統一臨床認識的基礎，也是規範醫生思路的基礎。如果沒有這樣的模型，不同的醫生面對相同的患者也會得出完全不同的看法。例如，如果患者只提到頭暈、頭痛，但血壓測量值正常，醫生可能會否認他的血壓潛在的升高。每個人的基礎血壓不同。如果患者基礎血壓偏低 [ 如 90/60 mmHg（12/8k Pa）]，雖然其血壓測量值未達到目前的高血壓的評價標準，患者血壓升高，變為 120/80 mmHg（16/10.6 kPa），

血壓仍在正常範圍，雖然患者臨床症狀可能並不十分明顯，但是醫生們仍然不能忽略他的血壓比其基礎血壓升高的事實。而基礎血壓高的人〔如130/80 mmHg（17.3/10.6 kPa）〕血壓升高比較容易發現，因爲他血壓一升高，就超出血壓正常值範圍。評價個人血壓升高與否，只能參照本人的基礎血壓，醫學模型已經爲臨床醫生提供了基本的思維框架，使他們能夠隨時發現患者的心功能的眞實狀態，並進行個性化的診治。這對於臨床醫生尤爲重要，患者也會受益。

　　醫學模型不是限制醫生的思維，它的作用是確定必要的臨床步驟，確定合理的臨床思維，鼓勵醫生盡力發揮個人的主觀能動性，個人經驗的積累和提高有利於豐富和完善模型。醫學模型要不斷吸納醫學的普遍概念和醫生們的共同認識，醫生將成爲最嚴格的理論評審員，醫生最終也是醫學模型的使用人員。他們的愛護和關注是醫學發展的最主要的動力，這也是醫學模型不斷走向成熟的唯一途徑。

　　醫生的臨床思考模式就是這樣逐步建立起來的。統一的理論模型會成爲醫生學術交流的平臺，醫生們相互交流、相互補充、共同提升、臨床醫學的生物模型也將日臻完善。

　　醫學模型進一步證明了人體的整體性和統一性，多學科融合的醫學模型的統一體形成之時，醫學理論將變得更爲成熟。統一的醫學模型對人體的結構和功能的認識也日趨深刻。

　　從以上的分析可知，與心臟病密切關聯的功能性心臟模型只能有一個，從中能夠分析出各種疾病的邏輯關係。統一的分析方法、系統的思維模式和共同的研究目標有利於把人體的各種資訊整合進心臟模型，有利於醫生更深刻地理解心血管疾病，心臟模型也會統一不同學科醫生們的基本認識，讓不同學科的醫生們主動加入心血管病的研究中來。例如，糖尿病的研究如何與心臟病的研究接軌？那時將有消化內科、內分泌科的醫生們

參與心血管病的研究，新的認識逐步融入統一的醫學模型。如成功建立功能性心血管疾病模型，那麼消化系統疾病、神經系統疾病的統一研究也將走上樣的道路，構建統一的醫學模型的前景是光明的。

　　本書第十章將討論人的思維、心理和精神因素可能作為病因參與心臟病的形成，所以，創立心血管病醫學模型還應該有精神科、心理學醫生參與。人體的心理狀態、神經結構與心臟的生理狀態、功能狀態聯繫最密切。統一多學科的關係，特別是統一它們的功能關係是一件很困難的事情。在生物醫學科學研究的道路上再次遇到笛卡兒實體二元論問題，需要把精神和心理的實體與心臟病的實體按照因果關係統一起來，而且要求醫生們構建這樣的統一模型（詳見第十章），因此，解決心血管病難題需要有效而實用的生物醫學模型。

　　醫學模型將成為溝通醫學理論和實踐、溝通醫患雙方的橋樑，是調動醫患雙方積極性的基礎，也是預防醫學理論的基礎。科學的醫學理論將指導醫學模型的建立。醫生對患者的診治過程將更加合理，邏輯分析將更有依據。醫學模型是加深不同學科的醫生們互相理解和交流的共同的思維範本，有利於提高醫療品質。醫學模型有充分的容量接受各種臨床回饋資訊，以便進一步完善醫學模型。

# 第三節　　醫學理論再認識

## 一、臨床應用中已知的醫學模型

　　模型的概念最早來源於工程學，如機械模型、木模型、手工模型。軟體邏輯模型把電腦行業的一系列相關軟體組合起來，用來表示一個事物

的整體，並對其所代表的事物進行深入研究。模型廣泛應用於生產和生活中。只是在我們以往的認識中，大多數的模型都是立體的，都是具體有形的，是有參照物的研究對象的仿製品，其目的是簡化研究過程，突出研究對象的特徵，防止因思維的片面性引起實際研究的失誤，產生認識的偏差。建立醫學模型的目的就是為臨床醫生帶來便利，減少其失誤，提高其療效。

當把人體最重要的必要因素透過生理功能的相互關係建立起相應的理論模型構架的時候，一個充分反映人體結構和生理功能的可變化的獨立系統就在每個醫生的心中矗立起來了，這就是醫學模型，它集中反映了當前人類對人體及其疾病的認識。從理論上講，這樣的模型應該成為人體的映射。首先應該建立反映正常人體生理功能的生理模型，在此基礎上，再建立以某種心臟病為原型的病理性模型。

其實，醫學模型的概念也不是什麼全新的內容。從我們走進醫學院校那天起，我們首先學習的解剖課，就是要給每一個醫學生建立起人體解剖結構的整體認識，隨後學習的生理學課程給解剖模型賦予了各種生理功能，形成了功能統一的生理模型。其他所有課程都是要醫學生建立起對疾病的整體的認識，把書本上的知識、老師講解的內容，以及在老師的帶領下所觀察到的疾病、臨床實習中的所見所聞全部匯總，醫學生逐步形成對疾病的系統認識。醫生的醫學實務使其心目中的醫學模型日益完善，同時注入了大量鮮活的經驗。

然而，在這裡不得不指出，儘管每個有經驗的醫生心中都有相應的醫學模型，但是這樣的模型多為結構主義的模型，它們不可能超越現有醫學理論的不足。即使在資深教授的心中，各個心臟病的不同模型也是各自獨立存在的，也會隨時在工作中顯露出結構醫學的不足。

進行臨床疾病研究，常常要進行動物實驗，先建立相關疾病的動物模

型。根據人類疾病原型的某些特徵進行類比複製，人工創造出具有該種疾病的實驗動物。人類疾病動物模型是指在生物醫學研究過程中建立的具有人類疾病模擬表現的動物實驗對象。透過對動物模型的研究，探討疾病的實質，發現疾病可能的因果關係。動物試驗的種類繁多，因研究的目的、被試動物的特性、選擇的實驗方法的不同而不同。關於動物模型的理論已經成爲醫學研究不可或缺的組成部分。

　　另一方面，利用模型的主要目的是便於開展各種不同視角的觀察和研究，省略無關的結構和功能，避免了以人體做試驗所遇到的倫理學問題。但是，利用動物的模型探討人體的疾病也有很大侷限性，因爲二者的生物學特徵畢竟有著本質的不同。其中最大的不同是人類的智力比任何動物都要高很多。人類的行爲是受自己意識支配的，這一點在第十章專門進行討論。如果把心理問題當作大多數代謝性疾病的病因，那麼利用動物試驗探討疾病的病因就可能產生誤差。

　　此外，生物醫學工程學所建立的動物模型更是五花八門：有人根據力學原理建立關於心臟收縮功能的模型，也有人根據心室的形態學變化建立收縮功能的模型，其結果一定有差別。特別是根據工程學觀念所建立的醫學模型，因爲研究者各自的視角不同，觀察的目的不同，模型必定不能統一。從工程學的視角看問題，工程師很難理解生物學原理的統一性，但是任何人體或動物，從系統的整體來看都應該是功能性的統一體。心血管系統本身就是一個整體，它的各種疾病也存在著生物學功能的內在統一性。生物醫學模型是生物功能的邏輯統一體，是抽象的思維模型，邏輯模型將存在於每個醫生的心中。它來源於所有正確的理論和認識，其外周吸附了各種活躍的醫學思想精髓，也匯聚了醫生們的觀察和智慧。因而，生物醫學模型既是醫學認識更新的場所，也是醫學探討的平臺。

　　或許有人不同意，他們認爲以往沒有專門提出模型的概念，醫務工作

照樣發展得十分順利，所有的臨床工作都有條不紊，也獲得很好的成績。

然而，事情並不是這樣簡單。讓我們看一看模型的具體作用：

對醫生個人來講，它可以在醫生心中逐漸建立對人體的正常狀態和疾病狀態的正確認識，那些確切的醫學理念和知識是構建醫學模型的主要材料。每個醫生從求學到從事臨床工作，所得到的各種與人體和疾病有關的認識都將逐漸豐富完善自己心中的模型。資深醫生的臨床經驗很重要，是因爲他心中的醫學模型更豐富、更真實，而且還不斷提高。

對於醫學學術團體而言，醫學模型更強調了那些得到了集體公認的正確認識，當然還包含許多具體的前沿性的觀點和認識。有爭議的重大問題也會出現在模型的邊緣，有待於逐漸認識，共同提高。這些爭議性問題一旦經過實踐和理論的檢驗，形成共識，這個部分的內容就會逐漸走進模型的核心，成爲深入研究其他部分內容的依據。

如果醫生能自覺地充分應用生物醫學模型，他將會少走彎路，把有限的時間和精力都應用在有效的深入探索中。醫學模型可以減少醫生的困惑，減少無意義的探索。任何領域的科學研究都要建立自己的研究模型，這是全世界各行各業普遍遵守的原則。過去的結構主義醫學研究不可能爲我們提供開展功能醫學統一模型研究的條件。人體的結構和功能儘管複雜，但是從整體和定性的觀點看，只應該構建成一個統一的醫學模型。

醫學模型的廣泛應用一定會開創臨床工作的新局面，因爲它是理論探討的平臺，也是醫學各學科相互支持的基礎，更是新的醫學研究發展的方向。很顯然，僅僅建立心血管病的醫學模型是遠遠不夠的，心血管病醫學模型的研究尚處於起步階段，臨床各學科的醫務人員應共同參與，共商大事，建立統一的和定性的理論模型。

再以單純的頭疼爲例，只有當我們把《疾病症狀鑒別診斷學》所講的內容都融會貫通地、合理地安排進這樣的模型之中，才有可能使每個醫生

更準確地理解疾病的各種症狀和體徵，進而採取相應的處置措施。總之，醫學模型是簡化研究或觀察的捷徑，利用和不利用模型的研究過程和效果會有極大的不同，前者明顯優於後者。

臨床證明，把各種心臟病的功能過程和功能性病因貫穿起來，把不同心臟病全過程整合在一起，才可以稱之爲一個完整的心臟病模型。缺乏心理過程的心臟病理論是不完整的理論，甚至不能算作眞正的心臟病理論模型。也就是說，不同的心理狀況可能會成爲大多數心臟病的重要病因，所以，心理學的內容也是醫學模型的重要組成部分，它將成爲醫學模型研究的一個重要特色。

從臨床中也可以得出這樣的結論：一個模型應該承擔眞實描述人體系統的功能過程的任務。所有對人體和疾病的正確的認識構成模型的核心部分；其外周部分匯集了各種與人體疾病相關的前沿問題，供深入研究使用。模型的整體性克服了結構主義研究孤立看待疾病的片面性，也更容易發現和解決醫學各學科之間的聯繫和問題，醫學模型甚至可能成爲臨床一線醫生必備的工具。功能主義研究才有可能把所有的合理的結論綜合成醫學模型，它所包含的各種原理和規律都將成爲深入認識和預防疾病的重要指南。

在實際面對心臟和其他臟器的病理生理學疑難問題時，建立統一的生物學模型可能是幫助解決這些問題的有效的系統方法。在建模過程中要進行假設。「經典的實驗由三個階段組成：觀察階段、構想一種假設的階段、實驗階段。其中最大的腦力勞動發生在第二階段。即大腦必須把觀察到的材料組織在一起。一個假設可以用幾條線索把經歷的事實組成系列。顯然，任何研究都要以假設的詳細構想爲中樞而展開活動」。假設無所謂對與錯，只有高明與次高明的差別。越高明的假設所涵蓋的生物現象越多。假設成爲我們對所觀察的內容進行學科邏輯分析的重要步驟。完善假設就

是完善和提高醫學模型的過程。

## 二、冠心病和高血壓病可以預防

恐怕所有冠心病、高血壓病患者都被醫生要求「終生服藥」和「按時服藥」。這幾乎成了一條最重要的治療原則，這是大多數醫生都堅持的觀點。對許多老病號而言，至少沒有人告訴你從何時起可以不用服藥了。終生服藥的原因是我們賴以維持健康的醫學理論沒有明示我們冠心病等心臟病是否可以恢復正常的生理狀態，它也沒有告訴我們如何做就能實現這樣的目標。現實是患者一旦進入了冠心病的行列，從此就成了終生的患者，無法走出這個困境。不但造成患者本人的生活和工作的負擔，也成為全家人的精神壓力。隨著心臟病患病人數的增多，心臟病帶給人們的壓力也普遍加重了，「看病貴、看病難」已成為社會問題。患者只能接受這樣的事實，沒有表達自己意見的機會。這些事實情況不會出現在任何醫學教科書中，也很少有醫生參與討論如何解決這樣的問題，只是因為它們涉及更深的醫學理論。

只要我們緊緊抓住預防心臟病的關鍵環節，現在就可以開始著手解決問題了。功能主義的研究策略和系統生物學理論能夠幫助我們解決這樣的難題。今後醫生們的著眼點應該放在心肌缺血上，更多地關注了心臟功能惡化的早期，抑制缺血向心臟病的發展，這樣就可以預防心臟病。

按照心肌缺血的發展程度，它可以分為冠狀動脈堵塞前和堵塞後兩個階段。兩種心肌缺血的本質都是心肌的前負荷增加，只是由於冠狀動脈一旦出現了狹窄和堵塞，下游心肌的缺血將會加劇，對心功能的損傷也將加劇。正是由於我們關注冠心病的焦點已經不是冠狀動脈是否狹窄以及狹窄的程度和狹窄的部位了，在狹窄之前及時解除心肌缺血，就可以預防心臟

病。臨床實務告訴我們，從完全正常的冠狀動脈發展到冠狀動脈狹窄，是需要很長時間的。這樣漫長的時期正是我們診斷和設法治療心肌缺血的時機。此間心肌缺血的發展無疑是相對緩慢的，它給所有的患者充分就醫的機會，只要醫生們高度警惕心肌缺血的存在，並且及時通知患者，告訴他們注意改善不良生活習慣和不良嗜好，隨時治療心肌缺血，可以斷言：在如此漫長的時期內，任何患者不會有重大的心肌缺血被遺漏，也不會有任何嚴重的缺血無法治療。

目前，我們已經擁有十分成熟的超音波心圖技術，可以隨時確認心肌缺血，也可以隨時觀察和評估解除心肌缺血的結果。該技術對患者沒有任何副作用，經濟上也是可以承受的。擺在我們面前的緊急任務是進一步完善相關理論，向多數患者和一般健康人做好普及相關知識的工作。鼓勵醫患雙方的積極性是預防心臟病的關鍵一步。因此，心肌缺血可以預防，冠心病也可以預防。

另一個嚴重的問題是那些已經被確診的冠心病患者，他們自從戴上了冠心病的帽子就從來沒有摘下來過。他們渴望重新回到健康正常人的行列中，盡快解除他們的精神和生活中的負擔，結束他們終生服藥之苦，還其個人與家庭生活的安寧，這是心血管醫生的責任。

一旦冠狀動脈主幹發生了狹窄，即使經過介入手術治療解除了狹窄，只要無法去除病因，冠狀動脈還會再狹窄。好在冠狀動脈再狹窄的本質仍然是心肌缺血，我們同樣可以設法辨認或解除再次的心肌缺血，因為缺血的過程和缺血所形成的症狀、體徵，缺血對心肌的損傷過程都是一致的。診斷和設法終結最近發生的心肌缺血不會給患者增加任何額外的負擔。他們需要做的就是與醫生充分配合，定期檢查，確定心臟的功能狀態，防止心功能惡化。在介入性手術過後的三個月內，及時就醫檢查，初步判斷心肌缺血的恢復情況，採取措施，防止新的缺血發生。如果情況較好，可酌

情延長就診時間的間隔，直至一年檢查一次足矣。

許多患者可能還要問：充分預防心肌缺血可以取代介入治療嗎？

在這裡有必要強調的是：當然不可以！凡是需要介入手術治療的患者都須及時接受手術治療。每個患者都應該努力調整自身的不良生活習慣，而不要期望用藥物治好冠心病。終生服藥不可能治癒冠心病和其他任何心臟病，只有積極預防心肌缺血和冠狀動脈狹窄，才有可能從根本上擺脫冠心病，結束終生服藥。冠心病患者的病情完全可以透過早期診斷和預防缺血得到及時控制。不但預防冠心病的功能惡化是可能的，讓大部分患者的病情逐漸好轉，甚至完全擺脫冠心病、恢復健康都是有可能的。

# 第四節　系統理論探討

系統理論是一套看上去十分簡單的理論，它不再是由一個個獨立的疾病按照某種次序排列在一起的臨床疾病譜系，而是以完整而清晰的邏輯關係為線索，並以生物系統為基礎的醫學邏輯體系。因為具體的每個醫學難題都證明了邏輯關係的喪失，或者邏輯關係的被歪曲，解決這些難題依然需要邏輯學和生理學的幫助。人體系統所反映出的複雜問題被呈現善於簡單思維的人類的面前。解決醫學難題必須堅持人體的系統理論，唯有透過功能主義的研究努力簡化醫學理論，才是解決醫學難題的必經之路。

## 一、心血管病理論必須簡化

從目前的結構醫學理論中，我們已經領略了心血管疾病的複雜性。人類的思維方式總是傾向於簡單思維，不會因對系統思維的認識提高而改變。當我們關注和彌補了各種必然關係時，就恢復了疾病的真實的因果關

係，解決疾病的方法也隨之而來。

只強調理論描述的客觀性並不能代表其科學性，科學性的本質是深刻揭示生物複雜行為的因果關係。一般來講，內在的因果關係總是反映本質的，而外觀的行為舉止卻可以千變萬化，引導這些複雜行為的就是明確的行為目的，揭示各種行為的目的可以使描述條理清晰，邏輯關係明瞭，理論當然更簡潔實用了。簡單化不是簡單性，簡單化是指迴避生物現象的本質關係，而非邏輯性地、主觀性地化簡生物理論的做法，是一種錯誤做法，不能推動臨床問題的解決。

簡化醫學理論也是認識論的昇華。越來越厚的專業著作並不能說明科學的進步，只是證明當前對疾病的研究還沒有找到更為理想的途徑，無法發現疾病的本質病因。描述性醫學只是把觀察結果記錄下來，把專家們的認識不斷地公之於眾，並當作「最新的進展」。描述性醫學是一種外觀性醫學，凡是不符合醫學內在邏輯規律的研究都缺乏深層次的科學價值。去掉那些各行其是的研究，把所有的研究統一到系統思維和邏輯思維的方式之中，就能夠使醫學理論大幅度地精簡，形成一種思維清晰且容易被大眾所接受的理論，從這些實踐的核對總和評價中，容易得到繼承和改進，進而發現新問題和突破舊思維。

本書把心肌缺血和代償當作最主要的核心概念和心血管病的共同病因，這為心血管臨床醫生面對患者提供共同的思維框架，便於發現每一個患者的心血管病症狀的共同原因和個性化原因，使醫生很容易確認病因，正中主題，簡化診治的過程，也簡化了現實的理論。這樣的核心概念當然不會隨著時間的推移而改變。

如果我們站在結構主義的立場上看待心臟功能，心臟功能顯得複雜無比。我們無法發現所有疾病的共同病變，無法找到功能性的邏輯病因。共同的病因深藏在各個心臟病的功能環節，需要仔細分析，精心提取，結構

主義的描述醫學很難完成任務。所以，邏輯分析應該成為功能研究的主要方式，但是邏輯分析只能站在醫學邏輯關係的基礎上，這樣的邏輯基礎是可以用很少的綜合概念表達相當複雜的醫學變化的。正如愛因斯坦所理解的那樣，科學理論「追求最少量而最本質的邏輯矛盾，然後，在這些最少量的矛盾方面探索出最簡單的構造形式，再用最簡單的數學形式將之表現出來。」這也是我們簡化醫學理論的依據。

理論的簡單性不是隨意而為的，它將接受實踐的考驗，理論上符合邏輯規則是系統理論的標誌，它應該被專家團體所接受，體現被研究物體的一種真實的客觀存在形式。人體本身就擁有簡單性的特點，但人是能夠達到如此精密程度、能夠自我發展，不斷進化，實現複雜的生物功能的活系統，這樣的形態結構和功能設計已經是最簡單的形式了。例如，心臟射血不可停止，人體心血管系統選擇了收縮與舒張的方式循環往復地工作，而不是輪－軸的結構方式。如果單純考慮永遠重複、不停運動的特點，輪軸方式可能更簡單、高效，但是心臟的舒張功能兼有對收縮功能的補充和代償作用，那麼，心房－心室結構就是最簡單的。它把收縮與舒張、缺血與代償、刺激與回饋、變化與穩定等功能統一在一起了。這就是複雜生物結構的簡單性。能夠準確體現這樣的簡單性原則的理論就是最佳理論。

總之，好的心血管理論應該善於發現和揭示生物功能的簡單性，並形成前後邏輯一致的理論模型。

林振武教授將中國傳統科學方法大致歸納為 7 種方法：簡單性方法、唯象思維方法、觀察與經驗方法、古代實驗方法、格物致知方法、類推方法、適其天性方法。其中主要介紹了中醫理論所涉及的實例，給我們的研究帶來了豐富的啟示。

林振武教授談到簡單性方法時認為，簡單性原則是科學和哲學的一種

重要思維方法。在西方，這個原則從古希臘開始出現。西元 2 世紀的托勒密對這個原則有比較明確的表述，即「在解釋各種現象的時候，採用一種能夠把各種事實統一起來的最簡單的假說仍是一條正路」。簡單性是一個評價原則，是一種境界，而不僅僅是一個方法。

## 二、生物模型可以簡化心血管病理論

無論現代醫學理論有多麼複雜，系統醫學有多麼高深，解決醫學難題是對所有醫學理論的考驗。而解決這些難題需要將各種理論、觀點、概念、推理和結論有機地整合在一起，形成一套完整的、邏輯上融會貫通的，看上去十分簡潔明瞭的理論。無論成功與否，本書執行的一個最重要的原則，就是把這些複雜的相互獨立的疾病譜系，從功能主義研究的角度統一起來，形成思路清晰、首尾呼應、功能貫穿的理論體系。這是一套全新的理論模型，也是一種從系統的角度探索臨床疾病的因果邏輯關係的理論體系。

筆者把心肌缺血及代償的核心概念作爲線索貫穿全書，因而使得全部心血管病理論變得簡單明確。理論的簡單性不是簡單化。簡單性原則是科學和哲學的一種重要的思維方法。愛因斯坦的相對論的建立也與簡單性原則有密切關係，他認爲理論的建立會受到兩個原則的制約，其中之一就是邏輯的簡單性原則。簡單性原則就是把表面上極其複雜的自然現象歸結爲幾個簡單的基本觀念和關係，這也是自然哲學的基本原理之一。簡單性原則是複雜性理論固有的特性之一，它常常需要透過定性研究才得以實現。例如，本書第四章強調了高血壓病不是獨立的疾病，而是心肌缺血的慢性代償性表現，也就是說，只要確認了慢性的心肌缺血，就要從邏輯上考慮

會有血壓升高的可能性，無論血壓計的測量值如何。隨時發現細微的心肌變化，結合血壓情況可以充分解釋患者的各種臨床症狀及其臨床表現，少有漏診、誤診，這樣不僅規範了醫生面對複雜病情時的思維，也使複雜理論更爲簡單化了。

　　超音波心圖接受定性研究的原則，把問題簡化。把各學科、各種疾病的理論用統一的功能性核心概念整合在一起，就構成了簡單性的理論模型。理解了這一點，我們就會心安理得地接受超音波心圖這項技術，以診斷心肌缺血和各種心臟病。定性研究有強大的概括能力，可高度概括各種疾病的因果關係，使理論簡單化，它是我們解決問題的基礎。

　　超音波心圖儀是展現功能醫學理論的統一性和簡單性的平臺。第二章所提到的系統醫學研究的八項原則可以在該平臺上全部得到展現。透過超音波心圖儀螢幕，我們可以檢測原有理論，發現錯誤概念和錯誤認識，還能監視解決心血管病難題的全過程，在此基礎上進行理論創新。

　　實現理論的簡單性原則是解決醫學難題的前提。它的臨床價值在於融會貫通了所有心臟病研究的八項理論原則，規範了在臨床中認識心臟功能的思維方式，有利於評價現有理論的科學性和實用性。它可以使每個心血管醫生更容易接受新概念和新理論，增強醫生與患者聯手抗病的信心。

　　在中國，簡單性原則是由《周易》首次明確表述的。由於《周易》在中國文化中占有非常重要的地位，它對中國的科學和哲學都產生了重大影響。中醫理論從來都貫徹以預防爲主的醫學理念。在這樣的理論中，沒有不可預防的疾病，只有辨認不準確的臨床病證。中醫理論的特徵就是功能主義、定性研究、邏輯分析和規範性的整體綜合研究。它雖然缺乏量化研究的特性，但是符合解決醫學難題的各種必要的研究原則。中醫是包容性極強的開放性理論，它爲功能醫學研究的簡化原則帶來了全面的示範效應。

# 第六章　心肌病的形成機理是心肌的過度代償

## 摘　　要

根據系統思維的整體觀念，提出心肌病的發病原因和機理。反對將任何不同心肌病亞型的可能病因看作心肌病的整體病因。建立功能醫學的心肌病的新概念。用理論模型的綜合分析方法貫穿全文。將心肌病、冠心病和高血壓性心臟病看作一個系統，並據此分析它們共同的發病病因及各自的機理。從病因和發病機制的角度明確了三者之間的關係和差別。心肌病的病因是心室收縮功能的整體低下和整體的過度代償。回饋—代償機制是人體生存和保持內在環境穩定的基本條件。現代醫學應該是一種系統的、以回饋控制爲主導的整體醫學。用統一的機理闡述不同亞型的心肌病的共同本質並解釋其不同表現，這種方法可能會成爲醫學理論的一種論證方式，其醫學論證意義遠遠大於醫學統計學的論證效力。

## 第一節　臨床醫生的思維誤區

在現代心血管病醫學理論中，絕大多數的心臟病醫生都會認爲，心肌病就是不治之症，患者只有死路一條。在我所遇到的患者中，很多人不了

解這一點，還會積極配合治療，也有一些人了解了這一點，便喪失了與之抗爭下去的信心，很快精神就垮掉了，結束了自己短暫的一生。於是大家就覺得心肌病真的是一種不治之症。但是，這個病是怎麼得的呢？至今，沒有理想的答案。

　　所有關於心肌病的研究似乎都沒有給出其總體的發病病因和發病機理。前面各章已經對結構主義的思維方式進行了批判。既然人體是一個活的開放系統，研究人體科學就應該充分尊重系統的方法。黑箱方法就是典型的系統方法，但在臨床上並沒有得到較多的應用，這是因為以往並沒有把人體當作開放的活的複雜系統來研究，也就不需要了解如何應用黑箱方法，也不可能從中獲得有效解決醫學難題的啟示。然而，只要我們尊重被研究對象的系統的各種邏輯特性，承認系統方法，它就有可能成為解決複雜性難題的重要的新契機。

## 一、各種亞型心肌病的病因都不是心肌病的共同病因

　　近來，心肌病的分類越來越細，提出的病因種類也越來越多。2008年已經有學者把原發性心肌病分為 15 種，把繼發性心肌病（其他原因所導致的心臟損害）分為 8 大類。它們充其量只能表示可以從形態上見到如此眾多的亞型心肌病，其中只能針對少數亞型心肌病，有人提出其可能的病因。然而這些可能的亞型心肌病的病因都不能代表心肌病的總體病因。從邏輯學關於概念的從屬定義關係看，「屬概念」加上「種差」才形成種概念。例如，「一個角是直角的三角形就稱為直角三角形」是一個簡單的定義。其中三角形（屬概念）為任意三角形，當它被直角（種差）限定之後，就只有部分三角形稱為直角三角形了（種概念）。

　　心肌病的整體相當於「屬」，心肌病的各種亞型就相當於不同的

「種」。種概念只能解釋各種亞型心肌病的「種病因」。作爲心肌病整體的「屬病因」必須是所有各種亞型心肌病的共同病因，它能夠解釋所有各種亞型心肌病患者的臨床表現。從心肌病的整體考慮，它的屬病因才是合乎邏輯的心肌病病因。長期以來，臨床醫學研究忽視了這樣的邏輯分析，因而出現了邏輯概念的混亂。

根據邏輯學的種－屬關係看：各種亞型心肌病的病因都不應該是心肌病的共同病因；不斷地發現新的亞型心肌病，就更需要不斷地尋找新的種病因。即使各種不同的亞型心肌病都找到了各自的病因，也很難統一認識它們的共同病因。事實上，我們一直在各種亞型心肌病的病因方面煞費苦心，結果並不理想，而尋找心肌病的共同病因是首要的任務，它不應該受到各種亞型病因的約束，暫時放棄各種亞型病因（種病因）直接尋找屬病因，是最重要的任務。

一般的臨床觀點認爲：發炎反應可以很快擴展到全部心肌，使心肌的收縮功能普遍降低，心肌的發炎反應及其後期漫長的功能降低階段可以誘發心肌病。目前臨床及病理實驗研究都提供了一些病毒性心肌炎轉變爲慢性充血性心肌病的證據。在理論上，人們把心肌炎看做一種原發性心肌病，或被稱爲炎性心肌病，它是指心肌炎性改變伴心功能不全。狹義的心肌炎是指由病毒、細菌、支原體、眞菌等所引起的感染性心肌炎症。

這樣的解釋可以理解爲：心肌病是由微生物感染引起的，病因是微生物的入侵，結果出現心肌病的臨床表現。這樣的解釋還可以進一步理解爲：心肌炎就是心肌病的一個亞型，發現了心肌感染的證據就可以診斷爲心肌炎，沒有發現感染證據的就診斷爲心肌病。有資料顯示，感染性心肌炎具有以下共同特徵：①病原體在心臟中複製；②在疾病的慢性期中，難以分離出感染的病毒；③在感染的動物模型中有自身反應性抗體和針對心臟抗原的特異性 $T$ 細胞；④自體免疫反應是細胞凋亡和心肌損傷的主要因素。

　　這也可以理解為：微生物感染階段已經完全結束了，留下了心肌病的病理性結果，主要是功能不良的結果。而且，對心肌感染的直接反應應該是免疫力的增強，形成抗體等，這些也會造成心肌損傷。如果把心肌炎性的臨床表現歸納起來，大致可以歸納為：①感染性的症狀，如發熱、肌痛；②心室擴張性症狀，如心室擴張、功能下降，這也是心肌病的急性特徵。如果僅從功能主義的視角考慮，心肌炎完全是一種伴有感染的擴張性心肌病，於是人們都把心肌炎的病因歸結為微生物感染。或許，還存在另一種可能，心肌的感染沒有發展到擴張性心肌病的程度。沒有心室的擴張就不會有心肌炎的診斷，更不會考慮為此做心肌的活檢，以確認心肌是否有發炎現象。可見心室擴大在實際診斷心肌炎或擴張性心肌病時具有決定性的作用。而心室無擴張的心肌感染人數有多少？無從考證。只要沒有發現微生物感染心肌的證據，特別是沒有心室的擴張就不能診斷心肌炎或心肌病。實務中，討論心肌炎能否轉化為心肌病的關鍵證據在於心室擴張，而在慢性病變時期，主要為非急性感染期的心室擴張。而且，在疾病的慢性期難以分離到感染的病毒，此時抗感染無效，這說明心肌的感染不能成為所有心肌病的共同病因。

　　現實中，一旦發現中年人的心臟明顯擴大就診斷為擴張性心肌病，如果其感染症狀並不嚴重，則很少診斷為心肌炎。而青少年的心室擴大多診斷為心肌炎，較少診斷為心肌病。面對感染，機體產生各種免疫反應，心室擴大只是心功能降低的表現。我們承認心肌炎是心肌病的一個亞型，也可以接受心肌炎的種病因只是感染的結論，但不能接受感染就是心肌病的可能的屬病因的結論。至今，沒有西醫資料討論心肌的感染表現在前，還是心功能降低的表現在前？有了心肌的感染，又有了心室擴張的表現，就一定是心肌炎，在這種認識中不排除有主觀臆斷的成分。而中醫理論回答了這個問題。《黃帝內經・素問》中有「正氣存內，邪不可干；邪之所

湊，其氣必虛」的說法。

只要心肌缺血不能及時解除，就將啟動代償機制。心臟在克服不斷增加的前、後負荷的過程中，無論是自身的消耗產生缺血，還是阻力增加的狀態，都出現心功能降低。不是因為感染才激發機體代償機制的。機體面對感染的反應主要是抗體增加和免疫力增強。無論心肌炎還是其他心肌病亞型的有關病因，都是在先有心功能降低的前提下，微生物才能乘虛而入，而這更加重了心功能的損傷。正常功能的心臟不可能成為微生物的攻擊目標。心肌蟄伏和心肌功能喪失就是常見的功能降低的不同表現形式。感染性病因容易察覺，但總在功能降低之後出現，而早期微量的收縮功能降低容易被掩蓋，是不易被察覺的。感染更加重了收縮功能的降低。一旦臨床確認了感染的證據之後，往往忽略了在此之前的功能減低的情況。在這一方面，心臟病理學已有明確的說明：在心肌形態改變前就出現了鈣離子代謝的異常、兒茶酚胺代謝的異常和脂類的代謝異常。

根據前幾章的邏輯推理可知，在形態學改變之前已經發生了功能的降低，由此推斷，心肌病的屬病因不是感染，而是自身的功能降低，甚至心肌炎的首要病因也可能不是感染，而是先有了收縮功能的降低，才有感染發生。據此，邏輯上可以做以下的推理，心肌的感染過程只是形成心肌病的推波助瀾的力量，可以加速心功能的降低。

同樣的道理，任何心肌病的亞型，包括限制性心肌病、肥厚性心肌病、克山病（亦稱地方性心肌病）等的病因都不應該是心肌病的屬病因，還是前述心肌相對缺血和心肌絕對缺血的狀態首先造成了最初的功能降低。

特發性心肌病、無法分類的心肌病的存在證明了沒有特異性病因也會存在心功能普遍降低的狀態。只是目前臨床尚無方法測量早期的心功能的降低，這是因為微小的功能降低很快就被功能代償所掩蓋。自然界中有意

義的資訊常被掩蓋而不表現出來，表面現象可能是假象，並不直接反映問題的本質。長期被掩蓋的心肌缺血應該對所有的心功能降低負責，不能因為缺乏敏感的測量方法而忽略這一點。反過來，只有想到了這一點，今後才有可能產生相應的測量方法。

把克山病當作不明原因的心肌病已經有幾十年的歷史了，從急性克山病、亞急性克山病過渡到慢性克山病，這有一個過程。最初，急性發病時心肌已有多發性小灶性壞死，我們的注意力全部放在壞死灶的病理改變方面；儘管知道心室的進行性擴大，卻只認為擴大是局部心肌壞死的結果。其實這樣的心室擴大恰恰是對壞死的代償反應，是一種主動過程，是為了保持穩定供血，是心肌透過弗蘭克－斯塔林定律調動心肌儲備力的過程。

## 二、心肌病面臨兩種不同的射血困難

長期以來，對心肌病病因的研究主要集中在解剖結構和形態的變化方面，如細胞病理性改變、基因突變等。而臨床醫學的各種觀察、研究也多是為病理學研究提供案例。但是，如果從系統理論的整體觀念看，情況可能會是另一個樣子。

心肌病主要可歸納為擴張性心肌病和肥厚性心肌病，兩者占所有心肌病患者人數的85%～90%，把它們看作是各種亞型心肌病的兩種極端的形態，或以心室壁增厚為主要症狀，或以心室腔擴大為主要症狀。幾乎所有病症都出現為單一形式，極少數會有兩種形式共同存在，形成不同心功能程度、不同亞型的心肌病。而各種亞型的心肌病，包括限制性心肌病、家族性心肌病等，都可以看作是這兩種類型心肌病之間的過渡類型。這樣的歸類方法可能會使問題變得簡明，重點突出，有利於屬病因和屬病機的整體推斷。整體觀念是系統思維的最基本觀念之一，以此為根據尋找屬病因

似乎更能正確反映心肌病的眞實情況。整體觀念擁有對局部認識的解釋能力，或者說各種亞型的心肌病首先應該擁有它們的共同病因，即擁有心肌病的總體病因，雖然各種亞型心肌病的形態學變化都有所不同。

心臟在向全身供血的過程中，總會遇到各種情況，但主要有以下兩種困難：

（1）外周阻力增加，即後負荷增加，心室以增厚心肌的方式代償之。例如高血壓病引起的室壁增厚，體現了機體的代償方式可使室壁整體增厚。

（2）心肌射出分率的降低，即前負荷增加，心室以擴大心室腔的方式代償之。例如冠心病心臟衰竭時的心室擴大，說明心肌的容量代償方式可使心肌整體被拉長。在這裡，心肌的壓力代償和容量代償是以這樣的形式統一起來了。

值得注意的是，心室射血時所遇到的這兩種困難，都可以激活機體的兩種代償過程，使心肌形態向這兩個方向轉變，與心肌病的這兩種極端的存在形式相一致。當心肌面臨以外周阻力增加爲主的供血問題時，最終可能形成肥厚性心肌病；而心肌面臨以心肌缺血爲主的供血問題時，最終可能形成擴張性心肌病。我們當然應該考慮各種心肌病的共同原因可能就是造成心肌供血困難的這兩種情況，即射血阻力（後負荷）增加和心肌缺血（前負荷）增加。現在的問題是，爲什麼高血壓性心臟病和冠心病在面對這兩種超負荷時，心肌發生微小的形態學的改變就可以克服這樣的困難，完成正常的射血功能？而心肌病出現了較大的形態學改變，爲什麼仍不能很好地維持正常的射血功能？同樣是心肌的缺血和代償，在什麼情況下才會發生心肌病呢？或者說爲什麼多數患者的心肌進行了正常代償，得了冠心病或室壁肥厚，而只有少數患者得了心肌病呢？

系統論很重視系統思維的上向因果關係和下向因果關係，爲了解決醫學難題，筆者更看重後者，因爲它與系統論的整體觀念相一致。因而只有

把心肌病放在一個更大的系統中才能更好地理解其病因和形成機理。地球圍著太陽轉的道理就是把太陽和地球都放在太陽系中，而不是只站在地球的小系統中才認識到的。將一個現象放在一個更大的系統中去分析它的地位、作用、角色與功能，從這個整體脈絡中去認識事物，是系統方法的重要組成部分。

# 第二節　邏輯分析

我們至今不了解心肌病的可能病因還是因為結構主義的研究方法不足以達成此目的。按照統計學方法和對心肌病、猝死等心臟病的觀察，我們常感到知之甚少，只能依靠黑箱方法逐步展開我們的討論，這種方法是與功能主義的研究和定性研究的策略密切聯繫的。

## 一、心肌收縮基本特性的改變

### 1. 心肌病的特點

如果注意到了心肌病的發病年齡和隱匿性的發病特點，心肌病與冠心病的鑒別就不困難。眾所周知，冠心病是中老年發病，而心肌病發病的最大特點是不能確定每個人的發病時間。心肌病的發病年齡以往並沒有引起人們的關注。實務證明，心肌病發病無明顯症狀，很難確定發病年齡。儘管有教科書聲稱心肌病平均發病年齡為 40 歲，或許這只是患者第一次被診斷為心肌病的年齡。到目前為止，確診心肌病只能根據其形態改變，而此時已經是疾病的晚期了。從功能主義研究的角度看，心肌炎的本質病變並沒有脫離心肌病的收縮功能降低的主要特徵，兩者都可能發病於青少年時期，兩種病的早期都很容易被忽略，因而可以考慮二者屬於同一種疾病。

　　因而推測心肌炎與心肌病可能都在青少年發病，但在發病前並無任何徵兆。如果沒有心臟健康水準的低下，心肌的收縮功能有所降低，心臟是不容易被感染的。這正是隨著人們的健康意識和生活水準的提高，心肌炎的發病率逐年降低的原因。心肌炎的本質也不是感染，而是心功能低下，與心肌病的本質是一致的。

　　青少年的心肌正處於發育階段，可塑性強，適應性差，抗病力弱，局部心肌的代償力也弱，稍有心肌缺血就會誘發全部心肌的代償機制，而且首先是容量代償，所以，心肌炎易形成心室的擴張，這與擴張性心肌病形成機理相吻合。

　　因為心肌炎患者的感染症狀隨著簡單治療逐漸消退或逐漸減輕，年輕人就會感覺到疾病已經痊癒了。擴張性心肌病的臨床症狀也比較輕，如果不是偶然的心臟的突發症狀，患者可能永遠不會覺得自己患有心臟病。正是在這樣的不知不覺之中，心肌炎和擴張性心肌病的心肌細胞的肌節被拉長了，超過了最佳的肌節長度。如果在沒有症狀的情況下，患者本人讓心肌常常處於過度勞累狀態時，心肌的過度代償就可以發生，而且兩者形成的臨床體徵也頗為相似，均表現為心臟收縮功能的降低和心室腔的過度擴張。所以，預防心肌炎和預防擴張性心肌病的道理是一樣的，只要發現心室腔的大小明顯超過同齡人的平均水準，就應該提醒醫生和患者，警惕這些疾病的發生。

　　相對而言，引發冠心病的心肌缺血的特徵是節段性的室壁運動異常。冠心病最初的缺血總是從小範圍的局部缺血開始的，有較多的正常心肌代償較少的缺血心肌，不存在過度代償的可能。冠心病的心肌缺血可以經過有效的休息，在短時期內消失，就中斷了缺血或代償的連續累加過程，短期內不發生心臟衰竭，也不可能出現心肌病那樣過度的形態學的代償與低效果的功能代償相分離的結果。簡單地說，這可能與成年人的心肌發育成

熟、免疫力強,而正常無缺血的大部分心肌代償能力也強有關係。

### 2. 心肌病的本質特徵是心肌收縮基本特性的改變

前面討論心肌炎與擴張性心肌病的關係時,提到了二者的共同本質是心肌被拉長了,超過了最佳收縮長度。心肌被過度拉長以後的結果又是什麼呢?此外,對肥厚性心肌病,面臨壓力代償帶來的射血困難又將產生什麼樣的結果呢?

這便是心肌的基本收縮特性的改變和相應的過度代償。

擴張型心肌病的心肌的肌節一旦超過了最佳長度,收縮力便會下降。也就是說,在收縮力普遍降低的基礎上,在體內的功能自我調整的過程中,心肌細胞不斷得到收縮力降低的資訊和繼續代償的指令,於是容量代償要求心肌繼續拉長,然而,此前的心肌收縮力已經普遍降低了,就無法產生相應的代償力。於是體內功能的回饋機制不斷下達繼續代償的指令。在這些特定的條件下,心肌進入了收縮力降低和過度代償的惡性循環。這樣的惡性循環包括心室腔的異常擴大,收縮力的持續降低,完全沒有了通常的代償效果,證明心肌的代償特性遭到破壞,由正常的代償機制變為形態上的過度代償和功能上的微弱代償。

同樣的道理,當心肌面臨的是以壓力代償為主的射血困難時,雖然不會出現心肌被拉長,超過了最佳收縮長度的現象,但是一定存在一種與最佳收縮長度相類似的概念,這將成為心肌肥大的關鍵性指標。正常的心肌在面臨阻力增大的射血困難時,心室肌普遍增厚,但一般不會超過 12.5 mm,就能夠充分代償心肌收縮力的降低,例如高血壓性心臟病。然而,如果阻力增大持續存在,而且心室收縮力普遍降低,同樣會在體內的回饋功能調控下,發生室壁代償性過度增厚,一旦超過了心肌的「最佳」指標,心肌的收縮力的增量也將相對下降,而形態學的過度代償性肥厚就成了肥厚性心

肌病的診斷標誌。安雷普效應是指在壓力代償條件下，心肌可激發起更強的收縮力，使缺血得到代償，而心肌病破壞了心肌的這種基本代償機制，使代償效果明顯降低。

　　至於與靜脈和心房壓力有關的班布里奇反射，與心率加快有關的鮑迪奇現象，在上述過度代償的過程中發生何種變化，可以作爲一個新的課題留在今後詳細討論，但是相比較而言（類比分析），它們的生理作用也應該是在心率和壓力改變的情況下協助維持心臟的平穩供血，那麼在前兩者遭受過度代償的嚴重損傷時，它們也會遭到同樣的破壞，那時的心功能將會出現心臟衰竭的局面，因爲各種代償機制都遭到破壞。其原因很簡單，心肌終生穩定的供血能力正是由心肌的這些功能特性協助完成的。心肌綜合性功能調節能力之所以強大，就是因爲它擁有多重回饋代償機制，確保射出分率不被破壞，保持平穩供血，既防止發生失代償，又防止過度代償。一旦發生過度代償，就很容易發生心臟衰竭或猝死，我們的任務就是努力恢復心肌的正常代償作用，挽救生命。

　　以上分析完全是一種宏觀生物學的邏輯分析，關於這些心肌的生物功能特性的分子生物學機制尚不清楚，這只能等待基礎醫學的深入研究。但是，對過度代償的分子生物學機理不甚了解，並不妨礙對心肌病的整體病因和機理的探討。因爲這樣的分析得到了臨床的實證。

## 3. 心肌病可能的發病機理及其相關證據

### （1）心肌病發生的可能機理

a. 發病不明顯。心肌病本身只是一種慢性的功能持續低下的臨床綜合症，它或許是臨床最難確定發病時間的疾病，以至於我們不得不反覆比較心肌病和心肌炎的機理和病因。如果認爲兩者的發病機理大體一致，因爲心肌炎的診斷多考慮青少年發病，那麼青少

年時期心肌病發病的機率也應該最大。比較各種人群心臟功能的總體特點，青少年的心肌功能的發育相對比較不完善，嬰幼兒時期更是如此。例如，青少年的血壓都比成年人略低一些，其他各種生理功能都在成長和完善之中。

b. 心肌最初的收縮功能普遍降低，這是心肌發生過度代償的首要條件。如果心肌在成年以後發生心肌缺血，多向冠心病的方向發展，表現為節段性的室壁運動異常，因為成年人的心肌已經發育成熟，局部心肌缺血的機會大大增加，而且耐受性、代償力也增加。青少年心肌的代償性更敏感，耐缺血能力差，但心肌普遍缺血的機會更多，所以，一旦心肌缺血，多以整個室壁參與代償，這是形成過度代償的另一條件。

c. 任何心肌病都有形態的過度代償和功能持續低下的特點，這證明心肌病的病因一定與心肌功能自身的欠缺有關，也與結構方面的原因有關。統一二者是微觀世界研究的內容。

d. 心肌沒有發生像冠心病那樣的局部缺血的特定機會，局部心肌的供血應該相對正常，所以臨床症狀也顯得較輕，心肌病有理由恢復得更好。但現實中它的預後不好，證明它有一種漸進性功能降低的趨勢，給診斷和治療帶來困難，所以對心肌病應以預防為主。

（2）嬰幼兒心肌病

此類患兒案例較少，心肌病也很少作為重點課題開展研究。幼兒同樣也能發生擴張性心肌病和肥厚性心肌病，只是嬰幼兒缺少青少年的致病因素，多表現為營養不良條件下的心功能普遍降低。隨著社會和家庭生活條件的好轉，這樣的病例會越來越少，以至於絕跡。有趣的是，撰寫心肌病專著的作者們更多的是關注心肌炎和其他亞型心肌病，很少談論嬰幼兒心肌病。但是從共同機理上看，嬰幼兒心肌病更能代表心肌病的共同特點。

例如，我們可以把小兒常見的心內膜膠原彈力纖維增生症稱爲嬰兒型擴張性心肌病、心內膜硬化症等。但是，此病的主要臨床表現爲充血性心臟衰竭。這種表現是心室高度擴張和心肌纖維化。心室擴張屬於擴張型心肌病心功能降低的表現，而纖維組織增生對過度降低的室壁張力產生補強作用，防止彈性降低過快。限制性心肌病的亞型中同樣可見到心肌纖維化的病理改變。

（3）解釋冠心病患者比心肌病患者多的原因

臨床證明：因爲每個成年人都有形成冠心病的機會，成年人心肌形成節段性室壁運動異常的機會要比青少年機會要多。壓力代償和容量代償一旦進入冠心病的進程，就很難再形成心肌病。心肌病只能發生在青少年時期，還必須同時滿足上述各項條件。心肌普遍的缺血，而代償功能敏感性較強，兩者共同產生作用才能引發疾病。心肌病患者的壽命較短，這也是心肌病患者人數少的原因之一。

在人生漫長的歷史中，冠心病有無數次引發局部心肌缺血的機會，而在最容易發生缺血的部位，反覆疊加，使局部缺血日漸加深。所有的人從成年以後都有這樣的缺血，只是大部分人的心肌缺血最終沒有達到冠狀動脈狹窄那種程度的心臟病而已。

（4）解釋心肌病症狀較輕，預後卻不好的原因

比較左心室內徑相等的心肌病和冠心病患者，比較這兩種患者的心功能（其他條件均相近時），心肌病的臨床症狀多輕於冠心病者，但其預後並不好；相反地，冠心病患者一般的症狀比較重，預後卻較好。

冠心病的主要病損發生在節段性的局部心肌，不同室壁的缺血程度不同，那些缺血嚴重的室壁常常在反覆疊加的缺血變化中發生心肌壞死，冠狀動脈狹窄的出現更加重了局部的缺血。例如心肌的透壁性壞死。缺血的嚴重程度和臨床症狀可同步加重，至少這樣的局部室壁中壞死的心肌細胞

較多，而那些缺血較少或沒有缺血的部分心肌的代償能力較強，可表現爲局部室壁的代償運動的增強，這樣可以取得較好的整體代償效果，心室整體收縮功能緩慢降低或不降低，心室擴張的速度較慢，預後較好。

而心肌病的病損從青少年發病之日起就改變了心肌的運動特性，以心室的普遍缺血和過度代償取代了冠心病的節段性室壁運動異常。心室的代償性擴張是它的主要的手段，所以患者的心室擴張的程度比冠心病心室要快，很快就可以達到冠心病晚期心室擴大的程度。在此期間，心肌病的主要表現爲心室壁普遍缺血與代償功能不良，但沒有使局部心肌迅速壞死的機制，所以臨床症狀很輕，特別是在患病早期沒有症狀，或出現輕微的早期症狀，這更容易加速心室擴大。因而，在相同心室內徑的情況下，心肌病患者的症狀可能更輕。

此外，可能也與冠心病的發病年齡不同於心肌病有關，因爲青少年以後就沒有得心肌病的機會了。

對心臟病患者而言，根據室壁被拉長的程度評價它的預後。在心肌達到同樣長的過程中，心肌病的心室被拉長的速度要比冠心病快得多，也就是說，心肌的儲備力減少要快得多，患者可以較快進入心臟衰竭狀態，因而預後較差。

青年人的心室擴張常常被診斷爲心肌炎，而且存在難以徹底治癒的傾向，與擴張型心肌病的頑固的臨床表現類似。如果改變了心肌病爲不治之症的認識，那麼心肌炎和擴張性心肌病的分類和臨床表現就完全一致了，因而醫生可以有信心幫助患者改變心肌病的不良預後。

擴張性心肌病與冠心病的功能惡化的晚期相互趨同，二者的形態學表現也趨於相同，因而有人把冠心病的心臟衰竭狀態稱爲缺血性心肌病也是有道理的。

只是由於無法根據室壁厚度準確估測肥厚性心肌病患者的心功能，患

者才更容易發生猝死。但是，如果心肌病的心肌細胞並沒有受損壞死，就有可能設法恢復它們的基本功能，中斷心肌的整體缺血和過度代償過程。這種類比方法可能是我們並不熟悉的方法，它往往被認為十分粗糙，不是嚴格的科學方法。這或許是因為我們對生物的整體研究和功能研究並不熟悉的緣故。類比的方法已在人類實踐中得到廣泛應用。例如，根據光學的原理研究超音波的原理及其應用，根據生物的行為和特性建立了仿生學等。如果生物醫學研究一定要走系統的整體研究和定性研究的路，那麼，可能會經常應用類比的研究方法。類比研究是系統方法中的重要內容。

## 4. 心肌病的促發因素

可以肯定的是，機體的代償機制掩蓋了最初收縮功能的降低。如果心肌所面臨的困難加劇，且持續存在，心肌就必須及時進行功能代償，持續代償。在此期間，雖然代償機制可維持長期射血功能不變，卻掩蓋了心肌功能降低的本質。青少年正處於心肌發育階段，心肌功能降低可以隨時出現，但馬上就被回饋代償機制所掩蓋了，最初會表現出「正常」心功能，正是在這種「正常」條件下，不知不覺產生了心肌病，此時，任何增加心臟負荷的因素都可形成促發因素，如勞累、感冒等。

除上述必然因素外，形成心肌病的另一個促發因素可能就是心功能降低後的無症狀，或症狀較輕，給患者和醫生以誤導，使患者錯過了早期診斷的機會，增加了心肌過度代償的機會。這也證明預防心肌病必須改變現有的思維方式，只要不忽略心肌早期的微小變形和運動異常，重視輕微症狀，綜合判斷病情，從某種意義上講，所有的心臟病，包括心因性猝死都可以得到有效預防，因為這些都與忽視心臟的早期功能變化有密切關係。因此，我們可以找到預防心肌病和對抗心臟猝死的方法，特別需要關注青少年群體，青少年是心肌炎發生的敏感人群，儘管出現了輕微的心室形態

學改變，但因爲沒有症狀，或症狀較輕而被忽視，所以，要特別注意青少年心肌受損缺少症狀的特點。

## 二、不同亞型心肌病的過度代償

### 1.擴張性心肌病的過度代償

擴張性心肌病患者的數量占心肌病患者的絕大多數，擴張性心肌病是心肌病的代表類型。

我們把 18 歲以前的人稱爲未成年人，也就是說，18 歲以後的人的生理發育已經大體完成。形體不再長大，生理性血壓不再升高，各個不同的臟器的功能大體處於一個平衡的狀態，因而 18 歲以後的青年時期應該是人一生中心臟整體功能最強大的時期。在此之前，心肌對缺血的敏感性很高，代償能力相對旺盛，而且正處於機體的發育階段，也就是說，細胞的可塑性非常大，如果此時的心臟反覆面臨缺血和代償，就會使心室腔快速擴大，心功能降低和心室擴大不是由於細胞遺傳資訊改變，否則患者出生以後就會發病。而實際上，大多數的心肌病都是青少年時期發病，而且它只表現爲心肌過度的代償。較少患者有家族性心肌病發病傾向。如果根據少量的家族性發病的例子，就推測其病因是遺傳因素，理由並不充分。

此外，心肌病的本質是過度代償，類似植物學中的「過度生長和假長」。根據系統理論，這樣的過程可以自然回歸正常的「內穩態」，所以，有理由認爲人體對心肌病是有自癒能力的。因爲它的發病誘因只是正常心臟供血過程中所遇到的常見困難，即心肌缺血和過度代償。

關於心肌病的發病機理，目前還只是提出一些假說，從現有的資料看，多是從尋找異常的解剖結構或基因突變著手。筆者認爲應更加關注心

肌功能調控的基本特徵，如最佳肌節長度。這是一個很早就被發現的與心肌的收縮特性相關的概念。心肌存在一個最理想的纖維長度，超過這一長度，收縮力的增加幅度就會降低，代償效果也降低。那時，過高水準的靜脈回流可降低而不是增加由心肌纖維過度牽張後回縮所射出的心室泵出量。我們可把心肌纖維理解為普通的彈簧，在其彈性限度以內，彈簧收縮力與被拉伸的長度成正比。一旦超過了它的彈性限度，彈簧不但不能充分回縮，而且其收縮力也明顯降低。

## 2. 肥厚性心肌病的過度代償

　　肥厚性心肌病的機理與擴張性心肌病的機理類似。在心肌的生理學討論中，心肌收縮最佳長度的定義中並沒有提及心肌肥大問題，而只提及了心肌的長度要符合弗蘭克－斯塔林定律。言外之意，心肌肥大並不符合弗蘭克－斯塔林定律。

　　如果一顆心臟被壓力負荷所左右，即它的主要代償形式是後負荷增加和心肌肥厚，那麼，心肌細胞會過度增厚嗎？從診斷高血壓患者心室壁肥厚的經驗看，其心室壁厚度一般不超過 12.5 mm，而肥厚性心肌病的室壁厚度遠遠超過了高血壓病所形成的室壁厚度，兩者之間有明顯的厚度差，正常室壁厚度的增厚是有限度的，這是筆者多年從事心臟超音波觀察所取得的經驗。心肌超限度增厚，心肌的收縮力大幅度降低，主動脈血流速度有時偏低（＜ 100 cm/s）。

　　因為過度代償的肥厚室壁的收縮力會明顯下降，所以，我們可以進行以下推測：

　　在光學顯微鏡下可見肥厚性心肌病患者的心肌纖維排列紊亂及肥大，而且有嚴重糖原堆集現象。心肌細胞準備產生更強的收縮力，但是空有糖原儲備，沒有相應的消耗，也就不可能產生相應的、足夠大的收縮力。其

細胞學機制尚未完全明瞭。

然而，臨床的報導並沒有提及有根本治癒肥厚性心肌病的可能，只提及了室間隔基底部格外增厚可以產生左心室流出道的梗阻。為了解決這一問題，臨床上曾經設計並實施了一種射頻消融的方法，就是用射頻消融術把局部特別增厚的室間隔基底部削薄，使心室在收縮時，特別肥厚的室間隔基底部不再阻塞血液的流出。這是一種已經廣泛應用的手術方式。臨床學界認為，過度肥厚的室壁被削薄，就可以產生更多的收縮空間，也就會從結構上暫時解決肥厚性梗阻型的室間隔對血流的阻礙問題，但是並沒有取得好的臨床療效。被削薄的局部室壁在不久以後再次增厚，恢復到原有的厚度，左心室流出道再次受阻，許多患者仍然會發生猝死。這說明我們無法消除促使室壁過度代償的增厚因素，肥厚性心肌病的室壁細胞的收縮力有本質的降低，射頻消融方法不是針對病因的治療方法。在心肌病的發病機理沒有定論時，不宜過早實施該治療方法。

在討論肥厚性心肌病時，沒有涉及心肌最佳肌節厚度這樣的概念。心臟生理學中沒有這一概念，但是參照擴張性心肌病的最佳肌節長度概念，從邏輯上講，肥厚性心肌病應該有最佳肌節厚度的概念。

當然這是一種類比的邏輯推理。這種方法在結構醫學研究中是不可接受的，但是在系統醫學和功能醫學中是一種完全可以接受，並得到廣泛認可的方法。

上述關於心肌病的討論可能會有人質疑，特別是關於肥厚性心肌病的機理的討論，更令人有「不可思議」之感。但是，如果關於心肌病的主觀認識和分析都得到了臨床的實證，患者通過自己的主觀努力延長了生存時間，超過了臨床醫生們的估計，那麼，實務中的一切疑問都迎刃而解了。我們完全可以暫時把不清楚的細胞學機理放在一邊，可以專心在實務中有效地實施對心肌病的預防。

### 3. 限制性心肌病的過度代償

　　醫學教科書裡提到的主要心肌病有三種，除肥厚性心肌病和擴張性心肌病以外，還包括限制性心肌病。可見限制性心肌病的重要程度僅次於前兩者。限制性心肌病是以心內膜和內膜下心肌纖維化增生爲病理特點，是以一側或雙側心室充盈受限和舒張期容量降低爲特徵，收縮功能和室壁厚度正常或接近正常，可見間質纖維化的心肌疾病。目前仍未闡明它的機理和病因。

　　但是，如果接受了第二章所強調的舒張功能的代償理論，就會拒絕限制性心肌病的舒張功能受限學說，這種疾病的本質不但是某種程度的心肌收縮功能降低，而且舒張期代償也處於異常狀態。

　　如果有心尖部室壁增厚，那也可以用肥厚性心肌病的機理來考慮，限制性心肌病有可能是一種特殊的肥厚性心肌病，因爲心尖部的心肌總是受力最大（詳見第三章），完全有可能僅在心尖部形成一種侷限性的肥厚性心肌病，成爲肥厚性心肌病的特殊類型——心尖肥厚型心肌病。心尖肥厚本身就可以表現爲運動受限。這可能與外界施加的力學因素有較大關係。現實中，如果沒有心尖部的室壁明顯增厚，幾乎不可能診斷爲限制性心肌病。

　　如前所述，小兒心肌病的心內膜及心內膜下心肌可發生纖維化，「它可使舒張期心室壁難以舒展及充盈受限，使心臟舒張功能嚴重受損，而收縮功能保持正常或僅僅輕度受損的心肌病。」這仍是對舒張功能的誤解形成的認識，在多個版本相關著作中，關於限制性心肌病的討論都產生類似誤解。從心肌的力學關係角度考慮，只有普遍形成的纖維化才具有明確的病理意義，按照醫學理論，纖維化只出現在晚期收縮功能降低者中，其心內膜或心內膜以下才會出現纖維化，至少可以對收縮功能減弱的心肌發揮

補強的作用，而不是首先產生限制心肌舒張的作用。雖然表面上可以觀察到「舒張功能的受限」，本質上還是對收縮功能降低的組織進行的補強性反應。

心內膜及內膜下的纖維化病理變化一方面使心肌變硬，另一方面可以增強心肌對心室內壓力的抵抗能力。它是一種收縮功能持續減弱的組織代償性反應，所以，它只是一種疾病晚期的表現。正如第二章所討論的那樣，心室擴張的本質是收縮功能降低的表現，嬰幼兒心室的高度擴張更體現了收縮功能的降低，其功能惡化的結果就是心臟衰竭。所以，心肌纖維化的最重要的臨床意義是對抗收縮功能晚期心室壁過度擴張，是努力抵抗收縮功能快速惡化的一種手段。根據這樣的理解，它與肥厚性心肌病的機理幾乎完全一致。

總之，力學分析對各種心肌病都是十分重要的原則，改變思維方式可以更充分地解釋限制性心肌病的機理和病因。如果限制性心肌病沒有獨立存在的理由，那麼，心肌病的過度代償學說就應該得到支持，同時我們也應該支持用功能主義的方法深入研究各種心臟病。

## 三、植物的過度生長和假長

把心肌病的形態變化與功能狀態聯繫起來，可以說，所有心肌病都可以看作是一種結構的過度代償，也可以看作是一種不良的功能狀態，它與正常的心肌缺血與代償形成了鮮明的對比，這是一種異常的代償過程。此時心肌的代償能力弱，但較敏感，實施代償的心肌功能已降低，無法形成有效的代償結果。對擴張性心肌病來講，表現為心室的整體容量的過度增大，超過了心肌的最佳肌節長度，使其代償的功能效果明顯減弱。系統代償機制持續發揮作用，最終形成擴張性心肌病。肥厚性心肌病也有類似機理。

　　貝塔朗菲在《一般系統論》中對「過度生長和假長」進行了描述，植物過度生長和假長逐漸回歸生長的穩定狀態（圖6-1）。橫座標代表了時間，縱座標代表植物生長的形態學過度改變，而不代表它們擁有過高的功能水準。圖中曲線 c「過度生長」與正常生長的曲線 a 有明顯的差別。「過度生長」曲線的前半段顯示生長過快，後半段顯示過度生長曲線向正常的生長狀態回歸的趨勢，而且這個回歸趨勢所花費的時間更長。由於心肌病的發病較不明顯，很難確定發病的起始日期。所以，很難確定心肌病的早期和成熟期（確診期）時間的長短。根據筆者的理解，如果心肌病的形成過程需要 3 年的話，那麼它的恢復期肯定高於 3～5 年。心肌病的生存期至少長於 10 年，這還只是保守的估計。從理論上講，如果醫生和患者配合得好，絕大部分患者都可以維持正常的生命週期。

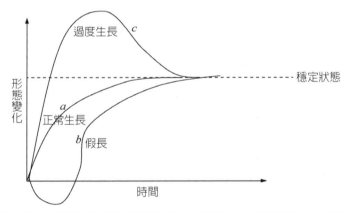

圖 6-1　開放系統的三種生長狀態：正常生長 (a)、假長 (b)、過度生長 (c)，三者將逐漸回歸到穩定狀態（引自：路德維希・馮・貝塔朗菲・一般系統論 [ M ]・秋同，袁嘉新，譯・北京：社會科學文獻出版社，1987：119）

　　圖中的過度生長和假長都遠遠偏離了正常生長的軌跡，這些多是指某些植物的生長環境發生改變，例如營養比例嚴重失調，使其發生異常生

長，生理功能嚴重不良，與我們理解的心肌病所擁有的過度代償的機理相吻合。就是說，完全可以把心肌病的過度代償的結果理解爲「過度生長和假長」。它們都表現爲形態學的過度生長，而功能卻偏離了正常軌跡。

　　原則上講，心臟的供血不能依靠心肌代償長期維持，機體要求心臟終生供血，不可能終生依賴於心肌的代償。心肌的代償相當於依賴心肌的儲備力解決眼下的問題，是一種借貸行爲，無論我們的生活還是工作都不能只依賴借貸行爲維持運轉，否則遲早要崩潰。透過心肌代償得到「正常供血」的代價是消耗了心肌的儲備力，降低了心肌的工作效力。心肌整體收縮性能已經下降，再加上過度代償，結果更使心肌的儲備力進一步消耗。心肌代償過程可以理解爲心肌在擴張後尋找新的功能平衡狀態。一旦找到了，就標誌著收縮與舒張功能已達到新的平衡，心肌可以在新的功能平衡狀態下進入功能的恢復期。但是心肌病一直沒有能夠形成新的功能平衡點，於是形成了過度代償，而且易於形成心臟衰竭和死亡。

　　人體作爲一個開放的活系統，無論外界環境如何變化，都可以保持自身內環境的穩定，這叫作「自穩定」能力。這是一種獨立於外界條件的功能穩定狀態，它的初始條件可能不同，達到最終狀態的方式也不同，但是都能維持自身穩定，在連續的不可逆過程中保持自己的秩序。與此同時，也會有相反的情況，開放系統可能出現假長或過度生長（圖 6-1）。心肌病的這種形態學的過度代償就表現爲過度生長和假長，只是因爲得不到功能恢復的機會，因而預後不良。

　　類似心肌病這樣的過度代償的情況客觀存在，只要可以間接地在實踐中觀察到這樣生長的可能的證據，類比和黑箱方法就接受這樣一種存在的可能性，接受在此條件下所做的各種解釋。

　　所以，尋找更爲合理的心肌病的機理還要從心肌缺血和代償機制方面來考慮，並注意與冠心病、高血壓病和心臟衰竭等心臟病區別。

心肌病首先要與心臟衰竭的概念相鑒別。眾所周知，心臟衰竭是指心臟功能逐漸惡化，甚至達不到滿足機體供血需求的程度。在這個過程中，其最主要的疾病特徵是收縮功能持續降低，即表現爲持續的缺血狀態，沒有充分代償的機會，可有節段性室壁運動異常的解剖學結構基礎和功能表現，有心功能連續惡化的表現。還有外界的不良因素持續刺激作用於心臟。而心肌病發病時，心肌也處於收縮功能降低的狀態，心功能水準也不能滿足日常的供血需求，但是其心功能降低主要來自體內的不良的過度代償，一直沒有達到收縮功能與舒張功能新的平衡狀態。根據機體對氧氣的需求，舒張期的容量代償和壓力代償持續產生作用，這常常使心肌處於持續的不良代償過程中，形成不良代償效果的疊加。

代償不斷，而收縮功能卻逐漸走向惡化。心肌病的晚期也可進入心臟衰竭階段，但是對於心肌病患者的心臟衰竭的搶救應該更小心，因爲它的收縮儲備力比冠心病患者的心臟衰竭更弱、更小。雖然冠心病的臨床症狀可能較重，但是，在得到充分的治療以後，預後比較滿意，這可能與冠心病的發病年齡較晚有關。此外，從圖 6-1 中可以看到心肌病的過度代償有一種回歸正常生長的趨勢，這是我們預防心肌病功能惡化的重要依據。

# 第三節　醫學理論再認識

以下幾個因素要求我們必須堅持討論心肌病的共同的機理（應該指明的是，病因和機理是完全不同的兩個概念，不可混淆。詳見第九章）：

（1）心肌病的病因中不包括遺傳因素。心肌病只是後天獲得性心臟病，這爲我們尋找心肌病的病因和機理及最終預防心肌病提供了理論依據。

（2）應該堅持探討心肌病的屬病因，而不是各種不同的種病因。確定了屬病因之後才能確定各種不同的種病因，這是邏輯學的概念——種屬

關係所決定的，或許某些亞型心肌病並不存在，也未有意義的種病因。至少目前可以認定優先探討心肌病的共同發展機理和屬病因是合理的，因此，針對病因進行治療和預防至關重要。

（3）當前對心肌病的認識，除了其特別的形態變化以外，主要是無法遏制它的功能的惡化。那麼就必須高度重視心肌纖維的最佳長度的收縮特性，因為超過此長度的心肌收縮力不增反降。

（4）如果青少年患心肌炎可能成為擴張性心肌病的初始階段，那麼，心肌炎的存在就強烈提示心肌病的發病年齡可能在青少年。

（5）始動病因中一定先有收縮功能下降的成分，這樣的功能下降會被心肌代償作用完全掩蓋，人們可能在不知不覺中形成早期心肌病的雛形。此外，如果能夠透過上述邏輯分析和以下的事實確認心肌病不是不治之症，並可以實現有效的預防，那麼關於心肌病病因和機理的難題就得到初步的解決。這樣的新視角可以給臨床帶來全新的認識。

（6）心肌病的心肌細胞沒有特別明顯的壞死，這是它的重要特徵之一，是我們可以依靠和利用的有利條件。

（7）提出適用於心肌病患者的心臟衰竭搶救方案，避免人為地進一步消耗心功能的儲備，以提高危重患者的生存率。

（8）心肌病的漫長歷程是我們診斷和實施有效預防的機會，醫生和患者應該樹立信心，共同面對困難。

（9）我們的任務是警惕和預防心肌病的發生，面對疑似性診斷，要積極防止心功能的惡化。採取措施越早，心功能恢復的效果越好，否則病變還會加重。

## 一、心肌病絕不是不治之症

　　從前面的討論可知，心肌病並不是不治之症，其緩慢的發展過程也不一定會走向心臟衰竭。肥厚性心肌病也不一定會走向心臟衰竭或猝死。心肌病重在預防，因爲心肌病的本質不是缺血壞死，沒有不可抗拒的病因，它只是缺血後的連續過度代償而已。只要針對具體的個性化的病因，努力消除病因，給予患者充分的恢復時間，就有可能中斷其過度代償過程。只要中斷了過度代償，就有可能逐漸恢復較爲正常的收縮功能。創造條件使缺血的心肌恢復功能平衡，保持一段時間，就可能贏得功能長期恢復的機會。

　　這就是系統理論的黑箱方法。它承認原有的臨床觀察都是正確的，正確看待最初的心功能降低和功能代償過程可能是理解心肌病機理的關鍵。如果轉變我們對心肌病的認識，並改善對心肌病患者的治療和預防，那麼，心肌病就是可防治的疾病。我們從中可以再一次理解功能主義研究的正確性，不是解剖結構決定了功能，而是功能統帥了解剖和形態學的改變。「功能是理解所有生命體系的中心概念。」

　　讓我們再一次回顧貝塔朗菲對過度生長和假長的解釋。從圖 6-1 可以看到，無論是過度生長還是假長，這兩種情況都可以在適當的條件下逐步回歸到正常發育的軌跡中來。心肌病並沒有心肌細胞的大量壞死，它只是一種不健康的功能變異。我們應給予心肌病患者恢復自身功能的機會，我們也應該耐心等待心肌病缺血的自然恢復過程，也就是等待過度代償心肌恢復到正常代償的良性過程中來。對成年人心肌病的預防措施要加強對其精神和心理的支持和幫助（詳見第十章）。對於確診爲心肌病的患者要預防其心功能進一步惡化，爲其創造心功能恢復的機會。

　　上述的認識將開創心肌病的診治的新局面。

　　筆者曾對心肌病患者提出一系列的忠告，如改變不良生活習慣，減輕精神壓力，保護消化功能，適當運動，對患者進行心理指導，疏導患者情緒，改善睡眠。

　　許多患者接受了建議，改變了不良的生活習慣、調整情緒，患者徹底中斷了心肌病的惡化進程。其中有 10 位擴張性心肌病、心肌炎患者主動與筆者聯繫，告知可喜成果，我還做了隨訪性超音波檢查。由於治療、休養方法得當，患者左心室能夠在幾個月之內明顯縮小。心室內徑的改變可以作爲評價和觀測療效的主要指標，並可通過超音波心圖得到及時、準確的觀察和證實（表 6-1）。

表 6-1　10 位擴張性心肌病和心肌炎患者左心室內徑的恢復情況

| 患者 | 性別 | 年齡 | 左心室內徑 /mm | 恢复期限 / 月 | 恢复后內徑 /mm |
|---|---|---|---|---|---|
| 1 | 男性 | 59 | 83 | 5 | 66 |
| 2 | 男性 | 19 | 61 | 3 | 55 |
| 3 | 男性 | 21 | 68 | 5 | 56 |
| 4 | 男性 | 59 | 65 | 5 | 54 |
| 5 | 男性 | 54 | 75 | 8 | 56 |
| 6 | 女性 | 54 | 69 | 6 | 62 |
| 7 | 男性 | 55 | 75 | 4 | 69 |
| 8 | 男性 | 68 | 72 | 10 | 64 |
| 9 | 男性 | 54 | 68 | 15 | 58 |
| 10 | 女性 | 47 | 64 | 3 | 50 |

　　有趣的是，在筆者檢查過的心肌病患者中，沒有遇到病情惡化的病例。雖然按照現有的醫學統計學標準，上述病例數不能成爲有效的證據，但是從邏輯分析的角度看，這樣的結果當然具有十分重要的臨床價值。患者心功能明顯恢復。如何鞏固治療成果，避免惡化，是今後研究的重要內容。這些結果證明心肌病不是不治之症，說明心臟有自身的恢復能力，這

爲防治心肌病，特別是防治擴張性心肌病，提供了重要線索，樹立了榜樣，爲功能主義的理論建設也提供了依據。

下面是部分患者的具體資訊：

一位年輕的在讀學生，男性，21歲。剛剛覺察到胸悶就去醫院就醫。經過超音波心圖檢查，確定了擴張性心肌病的診斷，馬上住進了北京一家三甲醫院。在住院期間，醫生曾三次下達病危通知書。後經多次調整治療方案，情況逐漸好轉，脫離了生命危險。此案例告訴我們，對擴張性心肌病心臟衰竭的治療不能套用冠心病心臟衰竭的治療方案，因爲心肌病的心肌收縮儲備力比冠心病患者的更弱。

一位54歲男性患者被診斷爲擴張性心肌病。國內某權威醫院曾建議他接受心臟移植手術治療，患者不同意。醫生認爲他只能活3～5年。5年之後，患者給筆者打電話，說他目前生活得很好，有信心生活得更好、更長久。

一位47歲女性患者被診斷爲擴張性心肌病，住院治療一個多月，醫院曾下達病危通知書，患者被告知只能接受心臟移植手術。患者徵求了筆者意見之後，拒絕了心臟移植手術，改善生活方式，減輕了心臟的負荷。經短短的3個月調養，左心室內徑從64 mm減小到50 mm，基本正常。

一位59歲男性患者（該患者是醫生）被權威醫院診斷爲擴張性心肌病後，感到十分吃驚，惶恐不安。他來徵求筆者意見，我告訴他心肌病不是不治之症，叫他放下思想包袱休養。經過5個月調養，左心室內徑由65 mm下降到54 mm，基本正常。

一位59歲男性患者被診斷爲擴張性心肌病後收入院。醫院幾次下達病危通知書，患者內心壓力很大。經過5個月的治療和休養，結合心理疏導，患者心室內徑從83 mm下降到66 mm。

一位55歲男性患者被診斷爲擴張性心肌病後，入院治療，休養4個

月，左心室內徑從 75 mm 下降到 69 mm。雖然恢復的程度比較小，但是患者很有信心。又經過半年多的休養，患者回工廠上班。經過 2 年隨訪，患者心室內徑一直保持在 60 mm 左右。筆者建議，在心肌病有效恢復的早期不應急於工作，應該創造條件把心室腔盡快縮小到正常範圍，這樣做遠期效果會更好。

心肌病與開放生物系統的「過度生長和假長」理論有關，證明心肌有自然恢復到「穩定態」的趨勢，與該理論吻合。就是說如果我們給患者較好的休養條件，只要患者度過了入院治療時的急性期，就有可能進入自然的恢復階段。這樣的時期可能很漫長，但是功能可以不惡化，並逐漸恢復其自然的收縮性能，這說明心肌病絕不是不治之症。

目前，因為沒有足夠的經驗，無法確切預測患者能存活多久，但是僅根據這些患者的回饋意見，至少他們在近 5 年之內一直保持著良好的生活品質，由此推斷心肌病患者也可以擁有與正常人相同的壽命。這讓他們的主治醫生都感到吃驚，這些病例的心功能和形態的恢復程度以及臨床症狀消退的程度都超出了臨床醫生的預想，大部分醫生無法解釋該事實。有人懷疑是診斷有誤，查看原來的病歷時，臨床資料均支持心肌病的診斷。

此外，一例剛剛發現心室壁增厚的 31 歲的男性，排除了高血壓，經休整和治療 5 個月後，心肌厚度由 12 mm 減至 10.2 mm，其伴隨症狀也隨之消失。由於室壁厚度的改變缺乏更多的治療經驗和資料，有待於今後積累更多的肥厚性心肌病資料。

上述心肌病（主要是擴張性心肌病）的正面例證雖然還很少，但是已經有足夠的說服力，這些案例都符合「過度生長和假長」原理，而該原理是在完全性歸納推理的條件下得到的結果，所以擁有廣泛的指導意義。這證明心肌病不是不治之症。只要透過治療，度過了心臟衰竭的緊急階段，主要依靠身體和精神的休息、調養，給患者充分的時間和信心，心肌病是

可以恢復的，也是可以預防的。但不要等到急性心臟衰竭時才確診，平時透過超音波心圖就可以做出早期診斷，給予個性化的防治指導，心肌病患者是可以長壽的。

## 二、對心肌病的病因與機理的綜合分析

筆者試圖用共同的缺血－代償機制，用整體的觀念，為心肌病的邏輯總體病因尋找重要的線索，為此需要尋找不同亞型的心肌病之間和不同種類的心臟病之間固有的功能聯繫和共性。在生物體內，負回饋機制是維持內在環境穩定的重要機制，也是機體產生自身免疫能力的重要機制。負回饋機制充分參與了對缺血心肌的代償過程。

「對別的概念而言，一個概念首先是全稱的，既要清楚地區分它們，又要努力把它們融入統一性之中」，這是建立心肌病的邏輯定義的基礎。功能醫學的這種對概念的認識的臨床意義將遠遠超過結構醫學對心臟病的定義和分類的價值，也將成為醫學統一性研究和論證的良好開端（詳見第八章）。本章就心肌病討論所得到的結論，只是根據形態提出一種可能性很大的假設，還需對這些假說進行深入的驗證。雖然臨床例證有限，但是定性研究和完全性歸納推理告訴我們這樣的結論是可靠的，甚至可以推廣到全體心肌病患者人群中去。筆者在這裡想強調的是，上述關於心肌病的正面例證都是在邏輯推理的基礎上和推理過程中可以預料到的結果，是根據生物的內在生理性邏輯關係進行推理的結果，目的在於探索本質的因果關係，即使案例較少也不應該只看作是偶然發生的。因為這種邏輯推理的前提和推理過程不受所考察的病例數量的多少影響。只要我們所觀察到的因素及其關係能夠代表事物的本質，就不存在例外。這樣的結果告訴患者心肌病不是不治之症，並給予他們戰勝死亡威脅的信心，要他們改變一切

不良生活習慣、不良飲食習慣，想必他們都認真去做了，得到了良好效果。這樣的結果不是偶然的，也不是從各種各樣的案例中有意挑選出所期待的結果。所以，它的示範效應是巨大的。由此可以推斷，其他的心肌病患者也都應該有非常好的預後。心肌病不是不治之症，它是可以恢復正常的疾病。

心肌病是指在缺血過程中心肌整體不能形成充分代償，代償目的與代償結果相分離的慢性過度代償性疾病。心肌病擁有五個特點：①過度的形態學改變，主要表現為心室腔的過度擴大或心肌過度肥厚；②心功能持續低迷，一直不能形成有效的缺血與代償功能的新平衡；③患者的心肌儲備力已經十分弱小；④擴張性心肌病與肥厚性心肌病是兩種代表性的心肌病亞型，它們在不同的外界條件下，分別進入了壓力或容量的過度代償，最後形成不同的結果，按照不同的比例組合形成各種心肌病的中間亞型；⑤它不是不治之症，它有明確的功能自癒過程，它的預後理應很好。

## 三、心肌病與冠心病、高血壓病的邏輯關係

如果說冠心病和高血壓病是所有心臟病的基礎疾病的話（詳見第四章），心肌病就是心肌的收縮性能發生了本質改變的疾病。如果醫生與患者知道心肌病是可治之症，那麼他們戰勝疾病的信心和勇氣就會大增，醫生幫助患者恢復心功能，延長壽命，患者甚至與正常人一樣生活，長壽都是有可能的。

### 1.心肌病與冠心病、高血壓病之間的邏輯關係

體內的回饋機制是體內功能穩定的基本前提。許多疾病的臨床表現、臨床用藥的治療作用無不在回饋機制的制約下發生作用。一旦出現心肌受

損的情況，負回饋機制就立即發揮作用，或者維護平穩供血，或者不知不覺地形成某些心臟代謝性疾病。圖 6-2 清楚地反映這些心臟病之間的邏輯關係和回饋關係，圖中把高血壓病看作一個獨立的疾病，這樣更便於理解、接受和比較三者的發病機制的共性和差別。理解三者的發病機制也是為了更好地理解三者在邏輯上的統一性。統一性不是完全相等，統一性也不是三種病混雜在一起的結果。醫學理論的統一性的重要臨床意義是：各種心血管病都有共同的功能性病因，說明早期預防缺血有重要價值。雖然早期診斷心肌病可能會有一些困難，但是早期診斷會有更多的預防機會。預防工作越早進行越好，心肌恢復的速度也越快，恢復的程度也越好。這個原則適用於各種後天獲得性心臟病的預防。心肌病與冠心病、高血壓病相似但又有不同的形成機理。

　　圖 6-2 不僅從機理上區分了這些心臟病，同時也明確了它們之間內在的功能關係。它首先幫助我們建立了對多種心臟病機理的統一認識，這樣的認識僅從病理解剖學分類的角度是無法得到的，由此可類推包括心肌病在內的多種代謝性心臟病的內在的功能關係。從理論上講，三種疾病各自獨立形成，機理相似又有不同。由於心肌缺血的情況不同，決定了同一個心臟可能存在向不同的疾病發展的可能，使心臟出現多種疾病表現，或不同的臨床亞型，或相同疾病的不同的發展階段。根據人體的負回饋－代償機制，形成冠心病、高血壓病和心肌病三種疾病的醫學邏輯關係。

　　心律失常型右心室心肌病有時被認為是心肌病的一種，它有多種症狀，包括右心室擴大或萎縮，可出現心臟衰竭、猝死等，主要症狀為心律失常。研究它的病理機制、發展趨勢、療法和預後似乎也應該參照左心室心肌缺血和過度代償來討論，可能還會牽涉到右心室功能和左、右心室的關係問題。從邏輯上講，把所有涉及右心室的、又不知病因的病變都歸於心肌病的一個亞型，可能不太理性。從功能分析的意義上講，心肌病應該

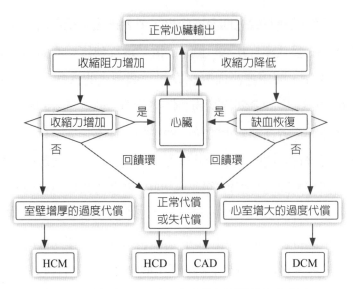

**圖 6-2　心肌病、冠心病、高血壓病的機理關係示意圖**

　　本圖顯示了以缺血心臟為核心的負回饋環，透過正常代償機制，穩定心功能，或可形成冠心病和高血壓性心臟病；或可透過過度代償形成擴張性心肌病或肥厚性心肌病以及其他亞型心肌病。

　　注：HCM（hypertrophic cardiomyopathy）為肥厚型心肌病；DCM（dilated cardiomyopathy）為擴張型心肌病；CAD（coronary artery disease）為冠心病；HCD（hypertensive cardiomyopathy disease）為高血壓性心臟病

是一種既有獨立性又與其他心臟病密切聯繫的疾病，而不是那些無法分類的疾病的「收容器」。功能是理解所有生命體系的中心概念。成熟的理論應該能夠解釋所有的疾病，不應該存在無法分類的疾病，而且應該有統一解釋各種疾病病因的能力。心律失常只是心功能異常的另一大類，不宜歸入心肌病研究。

　　人體是一個活系統，真正的病因常常隱藏在上一個更高層次的系統中。伽利略就是透過這樣的方法確立日心說的。用生物醫學理論的研究探尋病因也離不開這樣的原則。超音波心圖在整體研究心臟結構和功能方面

的巨大潛在作用也是透過整體原則體現出來的。

討論到這裡，我們發現還有一個大的疑問需要解釋：為什麼以往的心肌病患者大部分都在發病的3～5年內離世？而生物的「過度生長和假長」理論說明人體有自然恢復正常功能的能力！因為當患者感到自己的心臟有問題時，才到醫院檢查心臟。如果門診醫生沒有經驗，錯過了早期診斷的機會，病情就會進一步惡化，直到發生心臟衰竭。一旦臨床醫生確定了心肌病的診斷，多數患者病情已經比較重了，或者症狀雖然不很重，但病程已經很長了。臨床醫生又多參照冠心病所引發心臟衰竭進行搶救，希望幫助患者度過心臟衰竭的難關，解除症狀，沒有注意到心肌病的心功能儲備力更低。冠心病的心臟衰竭主要表現為局部室壁的收縮功能的低下和不平均，部分無缺血的心肌功能儲備較好，所以，冠心病的心肌缺血症狀比心肌病可能更重，但是預後較好。相對來講，心肌病的症狀比較輕，相對預後較差。因此心肌病應該特別強調早期診斷、早期預防。

在第四章，我們曾經討論過高血壓病的壓力代償的臨床特點之一就是掩蓋缺血應有的症狀。其實，充分的容量代償也可以使心室達到收縮與舒張功能平衡的狀態。只要在新的條件下，心功能呈現了平衡，臨床症狀就會在很大程度上被掩蓋而減弱，不利於診斷。這樣的掩蓋需要時間，在超音波心圖的螢幕上容易發現心室的擴張或者室壁的增厚。而心肌病的過度代償也會掩蓋臨床症狀。所以，無論肥厚性心肌病，還是擴張型心肌病，臨床症狀都比冠心病的症狀更輕。正是因為冠心病的症狀明顯，這些症狀可被看作是一種警報，使患者停止或減少活動，並及時就醫或服藥，使心動能得以提升，進而保護心臟免於發生進一步的缺血損害。如果及時中斷缺血的過程，也就中斷了過度代償的過程，相對較少地消耗心肌的儲備力。長期按照冠心病的心臟衰竭模式治療心肌病可能會形成對心肌儲備力的新損傷，反而加速了心肌收縮功能的惡化程度。心肌病患者的心功能很

弱,用藥應和緩。

注意:在生物進化理論中,功能始終是產生主導作用的。功能是理解所有生命體系的中心概念。而心肌病恰恰是一種功能惡化和過度代償的結果,形態學的過度變化表示疾病進入晚期,這是最容易發現的可測量的指標。

在這裡,我們是否已經清楚地感到問題可能並不在於有什麼尚未找到的病因,而是缺乏系統思維的功能意識、缺乏對回饋-代償的認識、缺乏從整體高度概括各種心肌病共同發病機理的意識,使我們對熟悉的現象視而不見了。或者說缺乏對各種心臟病的病理性功能變化進行整體思考的習慣,特別是把病理性結構變化看作是疾病的最初的病因,顛倒了原因在前、結果在後的基本邏輯關係。臨床所見的病理結構的形態改變一定在後,造成病理改變的功能降低作為原因一定在前,但它常常被掩蓋。所以,尋找包括冠心病在內的各種心臟病的病因,與其不厭其煩地尋找新的、尚未見到的形態學的病理原因,不如努力尋找功能方面的原因。

綜上所述,為了預防心肌病,早期發現心肌的形態學改變就變得十分重要。如果在青少年當中出現與年齡不相稱的心肌增厚、心室腔相對擴大等情況時,包括一些運動、血流資訊異常;並伴有乏力、心慌、睡眠不良、消化不良等症狀和體徵,透過詢問病史,總能發現患者的一些心臟感染、過勞的資訊,甚至能發現心肌的發炎現象,這些都是早期診斷和預防心臟病的重要線索。

## 2. 謹慎觀察每一位可能的心肌病患者

擴張性心肌病與冠心病晚期左心室擴大階段的心功能狀態都屬於功能惡化的晚期表現。這時的心室功能已經非常低下了,心室都擴大,然而二者還是有病因、病機方面的差別,它們的病變過程也不完全一樣,干預措

施和預後都不一樣。應該更謹慎地面對每一位可能的心肌病患者。

　　鑒於超音波心圖對形態學與功能改變的觀察優勢，可以進行以下的觀察：

　　（1）心室壁有無節段性室壁運動異常？

　　（2）心室腔擴大，或室壁的增厚是否超過了應有的限度功能降低程度和（或）臨床症狀與形態學改變是否一致？發病的初期就可以出現明顯的心肌形態學的變化，而症狀相對較輕；中年以後的心肌病患者的臨床症狀也比相同心室變形的冠心病人的臨床症狀更輕。

　　（3）雖然有時早期診斷心肌病比較困難，但是，除形態學改變的程度以外，也應格外注意患者的臨床體徵，如心率、血壓等。只要有不適的症狀和體徵存在，就可以認定患者心功能不正常。超音波心圖儀的操作人員不僅要測量心臟資料，而且要把所測量到的資料變成系統的整體資訊並提供給臨床醫生。規則而偏快的心律，稍增大的室壁運動幅度都會提示心功能的降低。心肌損傷的時間越長，或者得到有效治療、有效恢復的時機越晚，恢復的效果越差，恢復的時間可能要成倍增加。年齡越大、病情越重的患者越要注意科學養生。

　　（4）理論推測擴張性心肌病的預後應該好於冠心病的預後。所以，一旦診斷心肌病以後，叫患者不用緊張，讓患者放鬆，告訴他們疾病可以恢復，但是一定要做好長期恢復的準備，並指導他們改變不良的生活方式，任何時候都不要喪失信心。如處理得當，可在最初的半年到一年期間取得重要的進展。

　　（5）臨床面對心肌病患者時，首要任務是使其平安度過心臟衰竭期，防止反覆發生心臟衰竭，加重病情。診斷擴張性心肌病的心臟衰竭比較容易。相對而言，肥厚性心肌病則缺乏這樣的觀察指標，其室壁厚度並不能提示心臟衰竭程度，應該警惕患者臨床症狀的改變，注意血流資訊的改變

（參見第九章），防止肥厚性心肌病導致的猝死的發生。

（6）心肌病一般多發現於 30～50 歲的年齡段的人，就如同冠心病主要發生於成年以後（詳見第三章），與患者就醫早晚及醫生經驗有關。值得注意的是：成年人的冠心病的發病率比心肌病和心肌炎的發病率的總和還要高得多。這提示我們：成年人的心臟疾病的致病因素，可能主要來自社會因素和精神因素（詳見第十章），而青少年的致病因素，似乎主要來自於自己的生活因素，如心肌容易受到病毒、細菌、毒素等侵犯，或自體免疫性疾病，或缺乏臨床症狀和自述能力，或缺乏自我管控能力等。心肌病發病率遠較冠心病的發病率低，而青少年的心肌炎發病率較高。

（7）現有理論關於心肌病的描述性概念沒有根據統計學給出心肌病的最小心室內徑和最小心室壁厚度。事實上心肌病的過度生長與假長與高血壓病的心室肥厚或冠心病的心室擴大之間有比較明顯的差別，一般不會誤診。只要醫生心中早有準備，預防工作能取得好結果。但是醫生容易產生麻痺思想，使病情出現反覆，這可能會對心肌形成再次損傷，產生十分不利的後果。

（8）至於心肌病的臨床分型似乎不是目前最急迫的任務，因為只要針對疾病自身的邏輯學病因和機理，就可能實現高效預防，有可能使心肌病成為各種心臟病中最早得到全面控制的疾病。

而檢驗病因假設正確與否的標準是看預防是否有效。

有效的中醫治療與合理的康復管理是治療心肌病的有效手段。心功能衰減基本上是可以控制的。但得到正確的中醫治療是不容易的，不是所有的中藥方劑都有效，不能認錯證，開錯藥，也不能藥力過強，要注意保護微弱的正氣，因為心肌病的心肌儲備力已經十分低下，治療心臟衰竭更需謹慎，否則就會損及原本不足的心肌收縮儲備力。患者弱不禁風，治療必

須小心。在表 6-1 所列患者中，多位患者服用中藥而起死回生。

預防心肌病與預防其他心臟病一樣，應該注意個體的差別，努力發現並解決個體更深層次的問題。在深入研究個體後，才有可能進一步實現科學、有效的群體性預防。長期以來，我們對心肌病，心因性猝死、右心室收縮功能不全等許多現象缺乏認識，可能是我們更習慣於肯定性的論證和陽性證據，不習慣否定性的論證和陰性證據（參見第八章）。習慣以病理解剖爲基礎的思維方式，不習慣功能關係爲主導的思維方式。其實，長時間找不到特異性病因本身就證明沒有特異性病因。

# 第四節　系統理論探討

## 一、科學發現和科學論證遵循兩種不同的邏輯規律

（1）本章討論心肌病的發生機理時涉及最佳肌節長度的概念，這個概念對擴張性心肌病而言是可以理解的，但是對於肥厚性心肌病而言，根據類比原則，或許可以設想出一個「最佳肌節厚度」的概念，以此爲根據構建肥厚性心肌病的機理，看上去有點勉強。或許有人認爲這是一種沒有道理的想像，或者是沒有根據的猜想，但想像和猜想是科學發現不可缺少的要素。

英國科學家和哲學家赫歇爾（John Herschel, 1792-1871）肯定了邏輯歸納法和假設法在科學發現中的作用，但是他同時也證明這兩種方法都有各自的適用領域。在他看來，歸納法適用於觀察和試驗所能涉及的經驗現象。科學發現，如涉及無法確認共性的看不見的微粒等人類經驗所不能及的問題時，不能使用歸納法，而應該採用假設法。假設法是一種科學猜測

的方法，它與有規則可循的歸納法不同，全靠科學家自身的想像力和創造力。開展功能主義研究同樣離不開這種猜測的方法。

（2）在功能主義觀念指導下，以討論疾病的發生和發展的邏輯規律為內容，以定性研究為主要形式，將生理學、病理生理學的邏輯關係整合在一起，建立功能主義概念，以解釋病因。原有的生理學不僅無暇顧及一系列的臨床難題，也無法擺脫結構主義的思維方式。當我們根據系統理論，站在生理學整體的立場上看待疾病的時候，就會一下子明白：所謂的心臟病，包括心肌病在內，都是某些臟器功能的降低，偏離了正常的生理軌道的功能異常表現。偏離得越遠，疾病的病情越重。所謂的機體的抵抗力或免疫力是指機體自身努力恢復原有的生理狀態的能力。醫生的責任就是協助機體加快這個恢復過程，減少併發症。從邏輯上講，人為的診斷和治療應該順從人體自然的免疫能力和恢復功能的能力，而不是另闢蹊徑。所以，我們以生理學作為研究的出發點，充分利用已有的概念，如最佳肌節長度，將其設定為最可能的擴張性心肌病機理的關鍵概念。在沒有增加新的特殊概念的情況下，努力解釋未明的機理，不失為一種實用的條件假設的邏輯方法，隨後的工作就是在臨床中證實它。

（3）到目前為止，我們仍無法得到關於肥厚性心肌的最佳肌節厚度的概念，這恐怕需要基礎醫學的幫助，但是這並不妨礙我們對問題的論證。問題的本質是臨床醫生一直站在病理解剖的立場，常常忽略了生理學所講的功能關係。放棄了這些已知的關係就等於放棄了大量的已知條件。雖然我們已經很熟悉人體的主要生理功能，但是臨床研究所面臨的難題比單純的生理學知識複雜得多，而臨床所做的一切都是為了要守住這塊寶貴的生理學陣地，努力讓複雜的臨床情況回歸到生理關係中來。面對完全無知的機理，只能夠根據已知的概念和最接近的邏輯關係尋找形成病理過程的最大可能性，這也是功能主義研究的一個基本思路。

　　所有這些關係都需要透過邏輯分析才能得到。例如，生理學沒有告訴我們在青少年時期，心肌可以同時產生高度的形態學改變和低下的收縮功能，形成心肌病，但是邏輯分析幫助我們確認了心肌的這些變化只能是一種少見的過度代償，由此形成了心肌病的邏輯概念。由此形成的邏輯理論應該叫做理論醫學，它匯聚了人體最主要的邏輯規律和功能的因果關係，搭建了統一的醫學模型。無論你面對何種心臟病難題，總可以從這樣的框架中找到解決問題的切入點，從邏輯分析開始解決醫學難題。

　　中醫理論的成功恰恰是依靠同一套邏輯分析原則看待生理學和病理學、看待診斷和治療、看待早期預防和養生的。這樣一套規則充分尊重人體自身的免疫能力，尊重人體固有的系統的本質和各種邏輯關係。雖然中醫的診斷和治療主要反映了人類的一種定性的認識，這種形式恰恰可以充分揭示人體內在的功能關係，無論從定性與量化的關係，還是從病因的共性與個性的關係，從人體固有的抗病力與人為的干預力來看，中醫都以前者為基礎，以後者為發展。這樣的做法使中醫的理論和實踐兼顧了標和本兩個方面。這是中醫理論的共性，其理論和實踐都擁有標本兼治的優勢，如果某個中醫大夫沒有能夠做到標本兼治，那應該是個人能力的問題，而不是中醫學理論本身的問題。

　　（4）建立邏輯概念和邏輯理論模型。建立這樣的概念需要進行多方面的邏輯分析。例如，建立心肌缺血的概念，它的內涵一定包含了各種可能的因果關係，讓所有的心臟病概念都包含相關的假設和因果關係的陳述，使醫學概念不再是簡單的解剖結構的描述，而是在功能主義研究的基礎上，更合理地解釋並統一了各種心臟病的解剖與功能的變化，邏輯概念包含了功能變化及其相關的結構變化。心肌缺血和代償就是這樣的基本因素，它們可發生於任何心臟病進程中，這是深化認識心臟病的必然結果。

整合後的理論會進一步形成對心臟疾病的更深刻的認識，可以從個別推演到一般。當我們建立心肌缺血的概念時，缺血與代償就是一種假設，當我們根據這個假設推測心肌病是一種過度代償性疾病，這個假設已經擴大了它的涵蓋面，如果我們仍然以這個假設建立起對心臟衰竭和心因性猝死的新認識的時候，特別是這些認識已經從實務中得到印證的時候，假設已經不再是單純的假設了，它逐漸成為成熟的邏輯概念。這也是邏輯理論模型的基礎。

建立這樣的邏輯概念和邏輯模型的目的就是要為醫生提供充分的條件，使醫生在任何情況下都可以從容地分析任何疾病的病情。目前的醫學理論迴避了醫學假設、迴避了邏輯醫學的模式。正是結構主義理論才要求任何一個研究過程都要得到現實的證據，這是一種不切實際的要求，不符合人體複雜系統的論證特徵（詳見第八章）。在生物醫學研究中，最重要的是形成邏輯統一的理論體系。

（5）生物哲學界一直為生物醫學科學有無可指導醫學實務的定律而爭論不休。無論哲學家們持什麼觀點，筆者認為如果一個生物學理論擁有了自己的定律，能夠指導我們認識新生命，準確預測疾病的發生，科學判斷功能狀態等，那麼它就是一個有價值的理論體系。許多生物學家並不承認生物醫學有定律存在，認為生物醫學研究到處都存在著例外，不能用任何定律來說明千變萬化的生物現象。即「生物學中的概括幾乎完全是概率性的，生物學中只有一條定律，那就是一切生物學定律都有例外」。然而，建立在邏輯概念上的心血管病理論模型應該有能力提供完整的定律系統。由於它的概念都是普遍概念，推理所得到的結論也都真實可靠，所以，根據這樣的理論模型推理得到的結論肯定有重要的臨床價值。

（6）邏輯概念和邏輯理論體系可以在相當程度上滿足我們偏好簡單思維的需求。按照醫學固有的邏輯規律描述醫學問題將更簡明扼要，重點

突出，而且不會喪失開放系統的特徵。這樣的理論可以用普通的語言表達，醫生與患者可以相互理解，容易取得雙方的認同與合作，這對有效預防心臟病十分重要。

（7）邏輯理論體系擁有內在邏輯的一致性。它不僅可以充分地說明各種生物現象，預測病情發展，更重要的是還可以及時發現現有理論中的某些不足，及時給予修正和補充。這是一種具有自我審查、自我提高和自我完善能力的理論。從另一個角度看，邏輯醫學所追求的是相對真理，這也是開放理論的一個特點。它為解決醫學難題開拓了有效的研究途徑。

（8）英國邏輯學家和數學家羅素認為「外在世界的感覺材料是可分析的，即可以透過發現處於關係之中的個體和性質，從而構造它們之間的關係，使經驗成為可以理解的東西。」他力主用邏輯的觀點分析事物。但是，由於他追求精確的量化研究結果，他的邏輯構造主義夭折了。此外，當前許多西方科學家正在走一條結構主義的研究路線，即「結構就是有組織的變換系統」。他們主要研究的雖然自認為也是一個系統的各組成因素的相互作用，但這樣的研究策略可能還沒有完全脫離以形態、結構變化為基礎的認識，沒有完全走到功能主義的道路上來。結構主義的「結構分析」和「變換功能」仍然沒有擺脫其固有的侷限性，沒有充分考慮人體的開放系統的整體特性。

幾乎可以肯定，在邏輯醫學的基礎上推理得到的結論都是可以觀查驗證的。這些觀察將幫助我們不斷調整原來的科學假設，直至這樣的假設得到經驗的論證。疾病的因果關係也就更容易確定了（詳見第八章）。

事實上少數人的觀察不可能十分全面。為了避免以偏概全，避免這樣的邏輯分析發生偏差，一個好的開放性的理論隨時準備接受各種不同認識和觀念的質疑和批評，接受理論和實務的雙重檢驗，所以，新的理論、好的理論不等於沒有改變，而是在改變中逐漸接近真理。這就是波普爾強調

科學研究的目標只能追求相對眞理，而不是絕對眞理的原因。

## 二、普遍概念和完全性歸納推理

一個概念如果能夠概括所有個體的本質特性，這個概念就是普遍概念。普遍概念自然也是全稱概念，它將在相同的特性方面概括並代表所有的個體（單稱）概念。以這樣的概念爲基礎、以邏輯的定性推理爲主要研究方法的理論體系將構成醫學理論的邏輯體系。所以，這樣的理論體系可以定性地說明各種複雜的生物現象，它也可以在一定的範圍內預測某些疾病的發展。邏輯學的預測遠比統計學預測更可靠。

如果要找到高血壓病的病因，特別是要根除高血壓病，就要深入到每個具體人的情況中去，觀察他們對具體事物的反應情況，每個人的血壓在何種情況下會上升？如果我們只注重部分人群的血壓變化，就不可能解釋個體血壓升高的來龍去脈。每個個體的生理變化和病理變化不但有人群方面的共性原因，而且還有個人的特殊原因，個人的具體情況不可能完全一樣。

在臨床應用中，醫生不可能對每個人進行個別觀察，因此就要從個體觀察中得到可以代表所有個體特性的普遍概念，不可以隨意地從集合概念開始研究。必須指出，普遍概念代表所有人體的共同的邏輯規律，不只反映部分人體的規律；醫學的普遍概念還應充分反映生理性規律，能夠解釋從生理到病理逐漸過渡的疾病過程。與之不同的是，集合概念忽略了疾病的生理基礎和共同的病因基礎，只依靠統計學劃分生理狀態與臨床疾病狀態的界限，把這樣的人群的診斷標準用於個體疾病的日常診斷並不恰當。這是高血壓病診斷標準和理論的不足之處。不能忽略以普遍概念爲基礎的醫學研究。因爲普遍概念是代表所有人的普遍規律，從中才能找到疾病普

遍的因果關係，以此為基礎制定的診斷標準，才擁有判斷每個個體疾病的能力。

普遍概念的建立與定性研究的策略是一致的。同樣的道理，普遍概念還與完全性歸納推理的研究策略一致。如前所述，完全性歸納推理是為了在邏輯上得到可靠的結論、是為了獲得邏輯醫學的整體研究的可靠性，以便從整體方面取得醫學研究的成功。

完全性歸納法也是對概念進行劃分定義的方法。邏輯學中應用劃分定義的方法的重要前提是得到概念的全部組成成分。例如，心功能只能劃分為收縮功能和舒張功能兩個部分，二者沒有交叉或重疊，也沒有相容關係。「各子項的外延之和等於母項外延」。就是說，劃分以後的各小項已經包含了母項的所有內容。根據這樣的定義就可以進行完全性歸納性推理，就能夠得到可靠的結論。這樣的結論不再是或然性的了，而是必然性的。既然是必然的結論，哪怕僅僅根據一例臨床所見，就可推測全部的同樣的案例，因為結論可以代表全體案例，沒有例外。這是一種值得重視的醫學研究策略。這樣的研究策略以前被忽略了，只注重統計學研究，只追求量化研究，就有可能喪失結論的必然性。這裡強調普遍概念的另一個重要原因是利用完全性歸納推理可得到科學結論，因為它與定性研究密切相關。定性研究是醫學研究的一種必不可少的研究策略，這也是邏輯醫學的特點之一，也是我們解決心血管病難題的重要手段之一。

同樣的道理，我們可以把心臟的臨床疾病過程都歸結為心肌缺血和代償的過程，或者說把所有的心臟病的核心過程的共性歸納為這兩種現象。還有沒有其他現象呢？可能有，但也許並不重要，這兩個方面已經是對心功能變化過程的最基本的描述。臨床發現，任何心臟疾病都可以透過這樣的概括進行分析，得出它們各自的邏輯因果關係，病因和機理就在其中。特別是，如果僅僅發現少量的案例，只要對它們的分析包含了心臟功能的

這兩個過程的全部因素和步驟，分析少量案例得出的結論照樣可以指導其他病例。

完全性歸納推理的邏輯原則擁有獨立的論證功能，所以，這樣的邏輯分析的結論可以直接或間接試用於臨床。生物醫學研究離不開系統理論的指導，尤其是開放系統理論的指導。可以讓我們的研究更接近於人體疾病的真實情況，但不能直接解決具體醫學問題。這正是哲學和邏輯學在指導醫學研究時的一種美中不足。當然，這樣的邏輯醫學也必須建立在系統論的基礎上才能解決問題。或者說，把系統論落實到醫學現實問題中，主要透過嚴密的邏輯思維實現對原有醫學理論的彌補和修正。人們普遍認為，數學論證具有毋庸置疑的正確性和令人讚歎的嚴格性，而這種正確性和嚴格性，正是來源於其邏輯基礎的堅實性。這樣的理論醫學並不排斥現有的研究成果，只要是經邏輯檢驗證明是合理的結果。例如應用統計學獲得的研究成果只要合理，也可以作為寶貴的資料應用於臨床。現在流行的高血壓病的診斷標準依然有現實的應用價值，只是應該給予臨床醫生更大的靈活應用的餘地。

中醫的臨床個案總具有指導其他臨床案例的實際意義。我們在各種中醫雜誌中都可以看到「個案報導」的專欄。該專欄經常介紹一些臨床少見的病症被簡單的方法治癒的情況，也包含用一些特殊的方法治療常見病的報導。由於案例太少，幾乎沒辦法分型、分類，進而應用醫學統計方法深入探討。但是這樣的案例只要包含了臨床病理過程所需要的全部因素和相互關係，它就有存在的價值，沒準下一個同類案例就會出現在你面前，雖然這樣的案例很少見，尤其是當你了解了案例過少的原因的時候。去掉了特定的限制因素的個案案例對多數案例都有指導意義。幸虧中醫理論並不依賴於統計學的推理過程，而是依賴於中醫理論的邏輯推理，所以個案的

報導始終沒有被拋棄。因爲中醫理論的框架及其主要原則都是按照定性原則和完全性歸納的原則進行的。這一方面表現了邏輯推理的重要性（任何一門眞正的科學學科都有它自己的學術邏輯），另一方面也説明了只要符合本學科的邏輯規律，儘管案例數量不多，照樣擁有指導臨床的意義。

在揭示生物現象的本質方面，根據個案性質也可以推斷普遍概念所擁有的性質，這就是它的普遍意義。因爲普遍概念屬於全稱的概念，它可以概括所有的個案案例，也是個案案例擁有臨床意義的邏輯基礎。

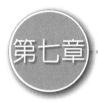

# 第七章 心因性猝死的功能主義研究

## 摘　要

　　心因性猝死應該是心血管疾病中最可怕的事件，多發生於青壯年，近來有年輕化趨勢，它導致了患者突然死亡，幾乎沒有任何徵兆。猝死應該是以長期的心肌慢性受損爲基礎，以心肌急性受損爲導火線，而且常在最後一次嚴重的急性損傷結束後的一段時間，在身體、精神、心理都開始放鬆的情況下發生。

　　事發前的症狀多偏輕，可以耐受。大多數人經歷了無數次的心肌缺血的發生、緩解、再缺血的過程，應激、代償狀態掩蓋了心肌缺血的症狀和體徵的警示作用，以男性爲主。這類極端的事件已經成爲對當前心血管病理論的最大的挑戰。本人嘗試根據功能主義觀念、系統觀念、邏輯觀念，重新認識心因性猝死。超音波心圖技術將在充分認識、預防該事件中發揮重要作用。應該努力建立功能主義的預防心功能惡化的新理念；合理應用統計學的研究成果；若要杜絕猝死，只能採取以預防爲主的方法，有效預防猝死將爲預防其他心血管病提供經驗。改革當前的心血管病理論，使每個基層醫生和普通人都能了解預防猝死的方法。

# 第一節　臨床醫生的思維誤區

心因性猝死一直是現代醫學研究的難點，以至於很少有人對此進行專門討論。因爲這種死亡的發生是完全出人意料的，甚至當事人及其家屬和他們最親近的好朋友也沒有想到，相關的醫務人員也感到意外。它純粹是一種猝不及防的死亡。而且在進行屍體解剖後，也沒發現相關的心血管病的解剖和病理改變。20 世紀 80 年代出版的《心肌病理學》一書就已經指出：過去曾經認爲在冠狀動脈粥樣硬化部位形成血栓，是造成血管緊急閉塞導致心肌梗塞的重要原因，但是最近的研究證明，冠狀動脈內血栓形成並不一定是造成心肌梗塞的重要原因，它常常是心肌梗塞的結果。由於梗塞後血流減慢或淤滯，在持續缺血的情況下，容易導致血栓的形成（詳見第三章）。在發病後急死的病例中，血栓的檢出率極低。這一方面支持了本書第三章有關冠心病的形成機理的論述，同時也提示了心因性猝死的預防必須堅持功能主義的研究策略。

在世界範圍內，心因性猝死隨處可見，而且發生頻率有逐年增加的趨勢。如國際歌舞巨星麥可·傑克森的去世令全世界歌迷痛心。他的私人醫生康拉德·莫瑞（Conrad Murray）被告上法庭，再一次使我們受傷的心沉痛起來。包括警方在內的多數人認爲這位醫生只是「過失殺人」。在法庭辯論中，儘管有 49 名證人出庭，控辯雙方各抒己見，法庭最終判定穆雷有罪，他被判入獄 4 年，並被剝奪行醫資格。我們所關心的問題不是事件本身及法庭的審判過程，而是論辯過程中沒有人從醫學理論的盲區爲莫瑞做輕罪辯護。

儘管筆者遠離事件，也不是傑克森的歌迷，雖然從網上公布的情況看，就連醫生本人和他的辯護律師都已經接受了法庭的判決，但是作爲心臟科醫生，我有感而發，因爲問題的核心是醫學理論的不作爲，目前的醫

學的理論沒有告訴醫生如何預判猝死的發生。

　　麥克‧傑克森是一位世界級的藝術大師，有「流行音樂之王」的稱號，但同時他也承受著巨大的精神壓力，長期失眠，以至於不得不長期服用鎮靜藥度日。這樣的生活一定會造成精神和健康的嚴重損害。但是如何評價他的精神和體質的損傷程度？辯護律師曾指出傑克森在醫生離開時，個人又服用了一些鎮靜藥；控方關注的是醫生有無險惡用心，但是在討論這些問題時，沒有人提到猝死事件的醫學本質和醫學理論的無能為力。

　　精神壓力和長期用藥所造成的神經、精神方面的功能紊亂，代謝、內分泌的失調，各臟器功能的下降，特別是對心血管系統功能的抑制和損害，都是公認的事實，而且這樣的損傷在體內是有累加效應的。傑克遜大量服藥也只能維持最低水準的睡眠。局外人士可能對此不會有充分的認識，甚至醫學理論本身也沒有能夠提供精確的精神損害的診斷標準，判斷什麼程度的精神和機體的損傷會危及生命。精神和神經科醫生都知道這樣的危害並不容易量化，醫生只能憑經驗做出大體的定性判斷。穆雷醫生意識到了這一點，才強調應該為傑克遜準備心肺復甦設備。

　　值得提及的是，所有的心血管病醫生都知道使用大劑量的鎮靜藥可能會抑制心臟功能，進而致命。但是，死亡的基本前提是患者身體和精神的長期損傷，這正是醫學理論難以把握的。而莫瑞醫生的過錯是在不恰當的心臟條件下按照常規對麥可‧傑克森用藥（詳見第十章）。以往的各次用藥都安全過關，萬萬沒有想到這一次折戟沉沙。因為現代心血管病理論沒有詳細提示不良的精神狀態會造成何種具體的心臟損傷。另外，傑克森本人背著莫瑞醫生，自己又服用了一些鎮靜藥物，這是雪上加霜之舉。猝死問題的要害是理論的不作為，使醫生不能夠精確了解患者機體的健康狀態，不了解心臟的功能已經到了何種地步，何種情況就不能再用藥了。在臨床實務中，大部分醫生都為患者的心、肝、腎留下充分的對抗藥物損傷

的餘地，以確保患者的安全，也保護醫生自己的安全。儘管如此，仍時常會有失誤的案例發生。所有的心因性猝死幾乎都是這樣發生的，只是人們從傑克森的死亡案例中可以找到「責任人」，而且康拉德・莫瑞醫生和他的律師也沒有能夠提出恰當的自我辯護理由，從而使控方確認：醫生存在不可原諒的過失。可是更大量的猝死事件找不到責任人，如果當事人不是國際知名人士，情況會如何呢？在解決醫學理論問題之前，審判醫生對解決猝死問題不會有任何幫助。

　　綜合起來考慮，正是常規的用藥才使傑克森度過了一個又一個不眠之夜，完成了一次又一次的演出任務，滿足了大眾，卻損傷了自己，健康受到了嚴重損害還全然不知。一般人看來，患者無知的責任在於醫生，殊不知如果醫學理論沒有提供足夠的判斷指標，那麼醫生個人是無法承擔起這樣的責任的。況且莫瑞醫生還是傑克森欽點的保健醫生。這次事件完全是一次典型的由不良的精神狀態和用藥不當所引發的心因性猝死，而當前的醫學理論完全不知猝死的原因，我們為什麼一定要由某一個醫生承擔整個醫學理論也無法承擔的責任呢？

　　具體來說，心臟功能減弱時總要進行功能代償，而且大部分患者已經降低了的收縮功能在代償作用的掩蓋下，心臟可以保持相當程度的「正常」狀態。此時，可以透過影像學的動態畫面見到心臟有力地搏動，室壁運動幅度大而有力，聽診心音響亮，這樣的狀態甚至可以使超音波心圖測得的射出分率值「完全正常」。代償作用還可以把患者的臨床症狀也一起掩蓋起來，使醫生們誤認為患者沒有心臟損傷，這就是造成心因性猝死的重要原因之一，也是當前心血管病醫學研究的誤區（詳見第二章）。但心臟病的臨床常識告訴我們，當心臟看起來異常有力地搏動才能夠完成靜息狀態下的生理功能，或者說，心臟必須調動儲備力量才能支持人體基本的生理功能時，顯示著心功能十分低下。經驗證明，當患者訴說自己能夠聽

到自己心跳的聲音時，加上胸悶氣短、疲勞無力的感覺和長期失眠、用藥的歷史，大致可以判斷患者心功能一定是很弱的。千萬不能被心臟的有力搏動所蒙蔽。專業運動員和健康人是完全聽不到自己心跳的聲音的。但是許多醫生並沒有這樣的臨床經驗和常識，這也說明了醫學理論的不足。

我並不是爲莫瑞醫生個人進行辯護，而是爲了說明心因性猝死之類的事件應該由醫學理論承擔主要責任，我們必須對所有猝死者的生命負責。在並不完善的醫學理論和群眾不斷增長的對醫療保健的合理要求之間，醫生們才是眞正的弱勢群體。如果有人事先警示傑克森不能再服藥了，他一定不會一意孤行；或許也有人曾經提醒過傑克森少用藥，或者不能用藥物維持生活和工作，他沒有聽從勸告。至少莫瑞醫生沒有「最後一次」勸告他，是因爲現行的醫學理論沒有能力告訴醫生患者在何種情況下就要停止服藥了，特別是不能再服用鎮定藥物了，否則有生命危險。結果不應該死的人死了，不該坐牢的人坐牢了。但是，猝死依然在進行著。對莫瑞醫生的懲罰似乎無助於目前猝死事件頻發的改觀，也沒人想到要盡快改善現有醫學理論。

患者把對醫學理論的要求全部指向醫生，他們所有的要求似乎都是合理的，而只有醫生才了解當前的醫學理論水準。從這個意義上講，醫生是弱勢群體。類似北京同仁醫院主任醫師徐文受到不法之徒傷害的事件，不時在國內發生。傑克森死亡事件發生在美國，完全不同於刑事犯罪，卻讓醫生完全承擔後果，這讓醫生有口難辯。爲了解決臨床醫學難題，讓患者不再猝死，也讓醫生們不再承擔更大的風險，應該敢於對現代醫學理論提出質疑，並努力完善它們。

心因性猝死不同於冠心病和高血壓病，它來得這樣突然，又這樣短暫，沒有給我們提供任何研究的線索，我們的研究就無從下手。結構醫學理論一直嘗試要找到特定的病理證據，才能診斷特定的疾病，糾正這些病

理改變，就是治療，認為病理變化是醫生診斷和治療的最基本依據，而且這樣的認識得到了統計學、流行病學研究的支持。循證醫學強調的也是這樣的結構證據，而心因性猝死完全是心臟功能的突變過程。

　　現代醫學對猝死的研究只能是一種描述性研究，正如高血壓病沒有專屬於自己的特異性病理變化一樣，心因性猝死也缺少了典型的疾病過程和最終的病理改變，這使個體觀察陷於困境，所以也無法進行統計學研究，研究猝死的病因難度很大。儘管少數已開發國家的冠心病發病率有所下降，但也不能說猝死率下降了，至今仍然不清楚猝死的原因是什麼。理論上雖然很難確定心因性猝死發生的確切原因，但許多醫學專家認為猝死是由惡性心律失常（如室性心動過速、心室顫動）所致，少數心因性猝死與心動過緩有關。

　　現代醫學理論只強調了結構主義研究，就不可能理解和有效預防猝死問題。其缺點主要表現在以下幾個方面：①沒有強調心肌缺血的概念及其臨床價值，就不了解冠心病在各種心臟病中的核心位置。只有了解了心肌缺血的功能性機理，才有助於討論猝死的病因。②對各種心臟病的病因和機理都不甚了解，目前的心血管病理論只能算不成熟的心血管病理論。現實的情況是心臟病患者越來越多，猝死的患者也越來越多，這說明我們對心臟病的研究存在問題。③藥物並不能有效控制心臟疾病的發生、發展，心因性猝死更不能等待藥物的治療和預防。④解決心因性猝死問題只能依賴於早期診斷，早期預防。一旦事件發生了，能夠搶救回來的少之又少，這也可能與心肺復甦的方法有關。

　　心因性猝死是心臟功能迅速惡化的結果，只能透過功能主義的研究了解其發生原因和機理。從功能主義角度看，猝死發生之前是最後預防的機會。不了解心肌缺血的病因將使患者、醫生、醫院和社會耗費更大的代價進行心臟病的診斷、治療和搶救，而且效果都很差，可以說猝死就是為醫

學理論的滯後所付出的生命代價。心因性猝死沒有給我們從容研究和預防的機會，我們只能從功能惡化的角度探討它的成因和條件。

事實證明，大多數猝死者的冠狀動脈內並沒有發現明確的狹窄和血栓，這個嚴肅的事實始終是結構主義研究無法解釋的現象。根據前面的邏輯分析，我們推測猝死的過程大致為：

突然發生，病情急速加重，患者還來不及反應，就已經說不出話，無法拿出身邊的急救藥物來，甚至連打電話的能力都沒有，癱倒在地，口吐白沫，臉色發紫，身子蜷成一團，手捂心前區，大汗淋漓，大口呼吸，很快喪失意識，從事件的發作到死亡一般不超過五分鐘。

# 第二節　邏輯分析

我們還要回顧前面所提到的心臟功能改變的核心問題：心肌缺血和功能代償。我們的討論所能夠依靠的已知條件甚少，但可以借鑒系統理論的黑箱方法，黑箱方法就是依靠有限的條件進行邏輯分析！

## 一、猝死發生的條件

心因性猝死完全是心臟功能突然惡化，來不及搶救，很快結束患者生命的過程。事件來得如此突然，沒有給我們留下結構主義醫學診斷的線索和證據，就連事後的彌補的機會也沒有。從人的認識過程來看，結構主義的認識只是人類認識過程的第一步：首先是人類的感官認識階段。每個人對周圍陌生事物的認識都是從結構開始的。面對陌生的人體，直接描述肉眼所見到的相對穩定的形態和結構就成為初步認識人體的第一步。所以，

解剖學是現代醫學最早的研究成果。後來又有了生理學，它只能源自於在解剖學之後，因為在解剖學的基礎上才能理解生理學。兩個學科的先後次序證明了人類的基本認識就是：解剖結構承載了生理功能。基於這樣的認識，臨床醫學發展到今天。

前面各章所提及的所有內容都證明結構主義研究把功能問題看得過於簡單了，這才出現了一系列的心血管病難題。在這樣的理論指導下，我們更容易接受解剖結構的整體性，而並不了解局部疾病條件下整體功能的統一性，不了解局部功能惡化的規律，因此在猝死面前束手無策。

人體任何不適的症狀和體徵都是對疾病的警訊，也是整體和局部抵抗力對抗局部功能惡化的過程。所以，整體功能的統一是維護生物體良好生存的重要條件。臨床研究只把各種疾病看作是獨立的疾病，就找不到它們共同的病因。

人在猝死之前並非沒有相應的症狀和體徵，但醫生根據檢查結果顯示卻未發現相應的解剖變化，醫生覺得問題不嚴重，患者只能接受這樣的診斷意見，直到死亡來臨之前也得不到忠告。

在雅典奧運會開幕之前，中國新聞代表團中的一位 46 歲男記者，出國前剛剛接受了全面的體格檢查，結果顯示：一切正常。該記者來到了雅典後，不顧旅途勞累，沒有休息，立刻投入緊張的新聞採訪和拍攝工作，突然猝死。

根據報載，某位公車司機在行駛工作中，自覺心前區不適，便立刻把公車安安穩穩地停靠在路邊，並安排了所有的乘客改乘其他車輛，不僅沒有造成人員傷亡和車輛損傷，也避免了交通壅塞，但自己卻不幸地猝死在駕駛座上。這種公車司機猝死在自己工作崗位上的消息時有所聞，當然這樣的司機是被當作英雄人物來報導的。那究竟還有多少猝死沒有被報導呢？

從方法學角度看，如果說統計學支持了人群研究，是一種橫向的研究。根據統計學的研究制定了各種疾病的診斷標準，似乎與個人功能惡化過程的縱向變化關係不大（詳見第八章）。對於因果關係而言，疾病主要是病因隨時間的發展而使功能轉化的過程。最重要的是，統計學的過度應用幾乎完全排擠了臨床的邏輯推理，醫生很難知道疾病的邏輯原因。各種疾病只能從局部的生理功能的惡化開始，如果把常見的胸悶、胸痛等症狀和體徵都視爲「生理性的反應」，完全否認了猝死發生前的心肌損傷過程，猝死的預防就無從談起。

猝死不同於心臟衰竭，它沒有給我們提供任何心臟功能惡化的過程。有人認爲猝死是繞過了急性心臟衰竭的臨床表現的一種特例。其實，我們也在探索早期診斷心臟衰竭的辦法，但是，EF 值常有高估心功能的作用（詳見第二章）；在心功能的恢復期又使人誤解心肌發生「再灌注損傷」（詳見第四章）。心電圖或心肌酶學檢查也都有自己的敏感時間段和盲區，它們作爲預測猝死的工具的理由是不充分的。臨床證明，心電圖和酶學檢查不能發現大部分的心肌缺血。此外，臨床長期依賴的冠狀動脈攝影，雖然被視爲黃黃金標準，卻無助於早期發現心肌缺血，也難以觀察功能惡化的過程，因此，這些方法對預防猝死未必有幫助。

猝死發生可能有以下先決條件：

（1）必須有心肌長期受損的過程，心功能降低到了很低水平，這是猝死發生的功能基礎，無一例外。真正健康的心臟不可能發生猝死。猝死的本質是一次又一次的缺血過程沒有得到充分的認識，也沒有得到充分的恢復，但是每一次缺血的後果都在心肌受損處得到了累加。功能主義研究能夠幫助我們認識早期心肌缺血，進而能夠有效預防猝死，僅此一點就能確定功能主義研究有無可替代的臨床價值。

（2）在猝死前，必然又有一次嚴重的心臟急性損傷，這成爲猝死發

生的導火線。沒有這樣的導火線，猝死也不會發生。雖然導火線事件有可能並不是最嚴重的損傷事件，但是也應該有較長時間的持續作用。它把本來已經很低的收縮功能一下子推入谷底，同時，舒張功能也隨之成比例地降低。只要應激狀態不解除，舒張功能的代償就會使心功能維持「正常狀態」，甚至也不表現爲心臟衰竭。

（3）猝死事件常常發生在最後一次急性心肌受損的晚期，心肌開始了它的恢復過程，心肌的應激狀態基本被解除了的時刻。也就是說，猝死事件只發生在舒張功能的代償環節基本消失，不能按照弗蘭克－斯塔林定律激發起足夠的心肌收縮力，不能完成最後一次收縮，使心肌運動停止於舒張末期。實際的眞實案例也多發生在夜間睡眠期間，發生在較長時間的疲勞之後，心肌最後的功能狀態停止於舒張末期。

（4）患者的臨床症狀並不嚴重，可以忍受，就像以往經常發生過的那樣，大家都沒有給予重視。以往的經歷是患者忍一忍就過去了，完全沒有意識到這一回過不去了。這些症狀表面上看是被患者忽視了，而本質上是被醫生和醫學理論忽視了。醫學理論的無知使醫生們無知，而患者在死亡前又完全沒有預感，醫生也沒有對患者做出任何及時的警示。

（5）猝死與心臟衰竭不同。心臟衰竭是患者收縮功能持續降低，舒張功能的代償成比例地降低，不斷發生的心肌缺血持續損傷收縮功能，長期代償不足的結果，往往成爲慢性心臟衰竭或頑固性心臟衰竭。心臟衰竭的臨床症狀明顯，足以限制患者的行動，使患者失去正常的生活自理能力。這樣形成的死亡不叫猝死，因爲這是一種緩慢的心功能減弱的過程。人們對此都有準備，有的住院的重症心臟衰竭患者還會收到病危通知書。

（6）近年來的猝死現象越來越多地發生，有年輕化的趨勢。這與現代年輕人的不良生活狀態、過重的生活和工作的壓力有關。

## 二、發生心因性猝死的可能機制

根據猝死的發生條件，猝死可能是在心肌的收縮與舒張工作中的某一環節的連續性上出了問題。

在上述猝死的條件中，最核心的環節是心肌的最後一次嚴重缺血把心臟的收縮功能推向谷底，相應的代償能力也極度降低，心肌的能量儲備也降至最低。如果此時缺血有所緩解，就可以使相應的代償活動停止，致使最後一次心臟搏動缺少了代償力的支持，不能完成最後一次搏動，形成一次心臟漏搏。重要的是，因為心肌本身長期缺血，能量儲備已經極低，無法完成隨後的搏動，心室就停止在舒張狀態。猝死的機理包含了兩個不可分割的環節：第一是心臟的漏搏；第二是心肌能量存儲過低，不足以激發完成第二次搏動，沒有了後續搏動。

目前對猝死的任何討論都是一種邏輯的推測，不是邏輯的證實。但是，也不是捕風捉影，而是有一定事實依據的推測。從機理上講，心室漏搏在臨床上很常見，但表現出來的卻是所謂的「室性早搏」。這裡提到的是一種單純的舒張功能的無代償現象。簡單地說，只要心臟經過一段長時間的疲勞過後，一旦暫時停止了勞累，心臟的室性早搏就可以發生。這一點幾乎所有的人都可以體驗得到。所不同的是，室性早搏之後緊接著的是正常的搏動，不會發生死亡。所以更嚴重的問題在於心室漏搏之後的搏動是否正常發生。為此我們有必要回顧一下有關室性早搏的論述。

很少有人論述室性早搏的機理，醫學教科書裡也只是提到心室的異位節律點的興奮性提高產生室性早搏。這種說法似乎隱去了一些內容：為什麼正常的起搏點沒有履行職責？只要竇房結正常發出衝動，就不會有室性異位起搏點興奮的機會。為什麼室性的異位起搏點的興奮性會變高？它的興奮只應該發生於某種應激狀態，只能發生在正常的竇性起搏暫時失效的

情況下。

目前的心電圖理論對室性早搏的基本認識爲：①期前出現的 $QRS-T$ 波前無 $P$ 波或無相關 $P$ 波；②期前出現的 $QRS$ 波形寬大畸形，時限通常 $>0.12s$，$T$ 波方向多與 $QRS$ 主波方向相反；③往往爲完全性代償性間歇，即期前收縮前後兩個竇性 $P$ 波間距離等於正常 $P-P$ 間距的兩倍。

以上是對心室機械性漏搏時的心電信號的描述。首先這樣的漏搏只是由於竇房結起搏的能量不足，造成心室失落一次機械搏動，使竇房結發出的搏動指令不能得以實施，才激發起異位起搏點的電興奮，逆向傳導產生寬大畸形的 $QRS$ 融合波，$T$ 波反向於 $QRS$ 主峰波。心肌缺血造成心電信號的形態改變，但並沒有改變其節律，所以有了完全代償性間歇的心電圖表現，即包括早搏在內的前後兩個心動週期的時間長短沒有被打亂。而現實中十分明確的心室搏動，是因爲有心室強大的機械運動。如果因能量不足發生故障，即使有正常心電信號的運行，也不會產生機械性搏動。就好像一輛汽車引擎的電子點火裝置正常運行，但是沒有汽油，汽車一定不能啓動。

生理學堅持認爲心電信號是心臟運動的指令信號，所有的心律失常都在心臟的電生理學範圍內討論，甚至把心因性猝死的課題也放在電生理學學科範圍內討論。這就像高血壓病一直在血壓領域討論，就很難找到它的病因一樣。縱然心電信號是心臟正常搏動的指令信號，但是猝死的電生理研究已經涉及臨床的病理狀態，是否應該有所改變？因爲問題的本質不僅僅是電生理的問題，而是涉及心臟的機械運動和心臟的生物電問題，甚至涉及這兩個方面的銜接問題。從邏輯上講，在心臟的生物電信號和機械運動之間，最主要的是心室的機械運動。因爲每次搏動都要消耗心肌巨大的能量，才能把一百多毫升的血液快速送到全身。只要收縮所需能量不足以完成一次搏動，就會發生漏搏。

偶然的早搏一般不會引起個人的注意。如果諮詢醫生，醫生給予的解釋是，「大多數人都有早搏，這對健康不會有多大影響。」醫生的回答是對的，很少有醫生深入探討早搏問題。當不斷的早搏提醒人們注意以後，許多人都會注意到早搏常常發生在輕微勞累之後，例如，快走幾步，或者小跑幾步，只要停下活動，早搏就會接踵而至。如果再站起身，再活動幾下，早搏又會消失，這是因為心臟經過反覆活動，比較充分地擴張了冠狀動脈，心肌也得到了充分的供血，補充了能量，早搏就會消失，如果要徹底讓早搏消失，就要鍛鍊身體，使心肌的供血得到根本的加強，完全恢復到沒有缺血的狀態。單純依賴心肌的代償不能使心臟功能長期保持健康平穩的運行狀態，早搏就會逐漸增多，它是心肌缺血累積的一種表現。

從邏輯上講，長期的勞累會把心臟的收縮功能和舒張功能成比例地降低到一個十分低下的水平。只要最後一次勞累後的心肌得到恢復，使心肌急性缺血的現象一時緩解了，心肌相應的代償活動就會馬上停止。一時間已經大幅度降低了的心肌收縮功能得不到舒張期心肌代償所提供的附加力，心肌就很可能喪失完成一次有效的心肌收縮的能力，就會漏掉了一次心室的跳動。

至今，猝死搶救成功的臨床案例仍然很少，但是這些案例足夠給我們預防猝死問題以充分的提示，從中我們可以努力發現猝死的功能性規律。

猝死與心臟衰竭不同，猝死者的心功能沒有被徹底消耗盡，猝死者的心肌的儲備力也沒有消耗殆盡，不是不能成功搶救。猝死者的心功能都不是心臟衰竭的狀態，發生於心臟衰竭之後的死亡，不應該稱為猝死。猝死的心臟儘管可能受到長期缺血的影響，但是從心肌的收縮功能的損傷來看，並沒有達到必然死人的地步。這種尚好的心臟的功能狀態卻突然使人死亡，應屬某種偶然，是在某種特定情況下發生的，完全出人意料，這才叫猝死，它是令人十分心痛的事件。

　　猝死與急性心臟衰竭也不同。急性心臟衰竭是在較短的時間內，心臟的收縮功能發生了消耗性的降低，雖然可以造成死亡，但是仍然是一個功能逐漸惡化過程，因供血不足，其他器官的臨床症狀也比較嚴重。例如，最近一個月我遇到了 4 例腦幹出血的患者，心電圖都表現爲心跳過速，可以達到 160 次／分以上，持續存在，最後患者死於心臟衰竭。臨床上稱爲不良竇性心跳過速，這暗示這樣的心跳過速會有不良後果。心電圖的特點是各導聯的 $R$ 波普遍偏低，顯示心肌收縮力降低。從入院到死亡至少需要 2～3 天以上的時間。我們可以看到急性心臟衰竭患者逐漸死亡的過程。如果急性心臟衰竭患者沒有出現死亡，它的恢復過程將需要更長的時間，恐怕不是幾天的時間，而是需要幾個月或幾年的時間，才能大致恢復到心臟衰竭之前的樣子。

　　猝死者可能一直在工作，人們幾乎沒有察覺到他的心臟的工作能力已經危在旦夕。猝死者的收縮功能有相當程度的降低，但還不至於死，甚至未達到心臟衰竭的程度；此時又一輪大強度的心肌缺血持續襲來，才使收縮功能迅速降低，他的舒張期代償功能也成比例地降低。猝死者的心臟始終處於一種應激狀態，一旦工作的緊張程度有所緩解，引發功能代償的急性缺氧狀態有所緩解，也就使舒張功能的急性代償自然消失，只剩下降低了的收縮功能的陳舊性缺血表現，此時因爲心肌代償所產生的額外的收縮力沒有了，收縮功能無法得到足夠的力量完成一次收縮動作，就形成了一次因舒張性代償消失而發生的室性漏搏，如果此時後續的心室搏動也因能量不足而無法發動，也就沒有條件激發隨後的心室激動，異位起搏點也因能量不足，無助於此，猝死就發生了。

　　心臟衰竭和猝死都只能發生在心臟的收縮功能逐漸減弱的過程中，完全正常的心肌不會發生猝死。心臟衰竭者多，猝死者少。從機理上來說，可以認爲猝死是心臟衰竭的一種特例。猝死的根本原因是心臟的收縮功能

快速降低，以至於在心臟的收縮與舒張的機械性連接處發生了脫離，導致一時不能夠恢復銜接。這可能是另一種舒張功能的失代償狀態，也是一種無代償狀態。目前的心血管病理論無法發現心功能急劇惡化的過程，原因很清楚，因爲目前的心血管病理論只承認結構承載功能的因果關係，忽略了功能在結構變化之前降低的作用，而且沒有強調早期心肌缺血的概念，對於心肌缺血的發展過程也沒有全面的認識，形成心臟衰竭和心因性猝死的理論空缺。我們沒有能夠有效地預防心臟衰竭，也就無法有效地預防猝死。儘管近年來猝死事件明顯地增多，但是比心臟衰竭事件還是少得多。兩者都無法有效預防。在這裡不得不再一次強調以冠狀動脈攝影爲診斷冠心病的黃金標準，完全忽略了對冠狀動脈攝影呈陰性結果的患者的認識，這個族群甚至不比冠狀動脈攝影呈陽性結果的患者人數少，他們包括了早期的心肌缺血者、病變尚未發展到冠狀動脈狹窄程度的患者，也包括臨床無心臟病症狀者（他們大多不來醫院就診），還包括冠狀動脈無狹窄的冠心病患者，他們中之的大多數被一般心臟科醫生否認了冠心病的診斷，只有少數患者得到有臨床經驗的醫生的診斷，可是不需要放支架或外科繞道的冠心病患者幾乎無法只通過藥物控制病情。這些都是形成猝死的基礎條件，或者說是當前心血管病理論的巨大盲區。這使得比確診爲冠心病的患者人數多得多的人處於醫學管理的視野以外，更嚴重的是由於人們對猝死缺乏認知，猝死一旦發生，人們往往手足無措。即使猝死發生在醫院，能夠及時得到醫生們專業的心肺復甦救治，搶救成功率也只有 10% 左右。如何提高猝死復甦的成功率，是值得深入研究的大課題。這也要從猝死的機理開始討論。

即使有了上述持續缺血的基礎，一般情況下大多數患者都是走向心臟衰竭。因爲心功能的失代償，他們的心臟已經沒有能力繼續完成基本的供血任務了。請注意：結構主義的理論總是在心臟衰竭發生後判定其爲失代

償，其實，失代償總是伴隨著代償發生或消失的，功能主義理論從心臟生理學就開始強調這一點，因而在預防心臟衰竭和猝死方面會有所作爲。

另有一小部分人的症狀和體徵相對比較輕，長期以來被忽略了，患者們雖然也多次到門診就醫，甚至住院檢查心臟的功能，都沒有發現問題。這部分患者的疏忽是因爲醫生，醫生們的疏忽是因爲醫學理論的不足。從中可以看出在現實的醫療實務中，不僅僅患者是弱勢族群，醫生們也同樣是弱勢族群，只是他們同時肩負著建立醫學科學理論，糾正不合理理論的責任。患者可以不斷給醫生施加壓力，法律可以不斷向醫生問責，醫生只有全力解決疑難問題的責任，在疑難問題尚未解決之前，醫生們的壓力之大是可想而知的。在中國，醫學管理的歷史上曾經出現過要求醫生對醫療糾紛「舉證轉換」的政策，這樣的政策不但加劇了醫患之間的矛盾，讓醫生們人人自危，也大大刺激了臨床的過度檢查，誰也沒有心思顧及理論的探討，完全不利於解決醫學疑難問題。

此外，心臟射出分率急劇下降是猝死的導火線，也是所有猝死者的共同特徵。心肌在長期的收縮力下降的基礎上，如果再發生一次嚴重的缺血，就會給已經十分衰弱的心臟再增加一次更嚴重的急性缺血的打擊。這一次與以前的千百次缺血事件相比沒有本質差別，只是使原有的缺血程度更嚴重了，持續時間更長了，之所以稱之爲猝死事件的導火線，是因爲這次事件把心肌的收縮能力一下子推到了危險的境地。只有那些重任在身，夜以繼日工作，或者思想極端麻痹，或者心臟持續處於某種勞累狀態者，才有可能發生猝死，所以猝死的發生率比冠心病的發病率低得多。

如果心臟沒有這最後的嚴重缺血損傷，可能不會出現猝死，只會朝心臟衰竭的方向發展下去。按照心臟衰竭的模式，心肌收縮力逐漸減弱，同時獲得成比例減弱了的舒張功能的代償。只要舒張功能能夠持續形成代償，心肌就可以調動一定的心肌的儲備力，不至於猝死。所以，大部分心

臟衰竭患者相對而言並不容易死亡。請注意：形成心臟衰竭的最主要原因是造成心臟收縮功能降低的體內、外原因長期沒有解除，病因持續存在，收縮功能持續降低。有所不同的是，如果造成急性心肌缺血和代償的原因突然中斷了，或是一種不以當事人主觀意志所掌控的精神緊張、心理亢奮、功能消耗狀態一旦被解除，心肌的代償就有可能停止於收縮與舒張的失聯狀態或失配狀態。若此時沒有勞累後的突然放鬆，仍然不會發生猝死。

但是嚴重的勞累總會過去，休息和放鬆也會到來。一旦心肌的緊張程度突然降低了，與之相匹配的舒張功能也就會因為突然失去了最基本的缺氧刺激，就會停止代償。心功能緩慢降低就不會發生猝死。心臟衰竭者的病因持續存在，一般症狀較重，無法工作和生活自理，缺血和代償就持續存在，直到所有代償機制失靈。利尿、強心、降壓等措施早已消除掉猝死的機會了。猝死是心肌缺血的「極端過程」。形成猝死的主要原因是類似冠心病的局部心肌缺血，最後的階段導致了少有的室性連續漏搏。總之，這是一種突發的無代償狀態。猝死常常在當事人長期勞累或過勞時發作。

關於猝死的問題，臨床一直推測是由室性心搏過速引發的。這樣的推測是否真實，值得進一步探討。但是這樣的結論一定是把研究猝死的視角僅僅侷限在心臟的電生理的範圍內所得到的推理。它也忽略了心臟的缺血狀態對心律失常的決定性作用。心臟的機械運動一定是心臟功能的主要內容。心肌的收縮與舒張是機械運動，完全依靠耗能才能完成。所以，研究心律失常和猝死問題是離不開心臟的缺血問題的。或者說，脫離開心肌的缺血和代償的概念，不可能充分理解心臟的早搏，也不可能完全解釋猝死的機理。特別是偶發的室性早搏，一定主要發生於心肌缺血狀態，而不僅僅是單純的心電信號自己的事情。

在前後兩次心臟正常搏動的間期出現的室性早搏是由異位起搏點引起的。這樣的室性早搏是規律搏動中一次機械性搏動的消失，並由一次室性

異位搏動所取代，而竇性起搏點發出的電生理指令對失去搏動力量的心肌失效。只要心肌有足夠的收縮力，引發下一次心室的正常搏動，就不會發生猝死。這樣的室性早搏是在心肌的缺血消失之後，心肌的代償活動也不存在的條件下出現的。對於這一點，有一種特殊的心電圖表現支持這樣的分析：

室性早搏後才有機會顯現急性心肌梗塞圖形。極少數急性心肌梗塞患者其心電圖的基本的 $QRS$-$T$ 波群形態正常，只是在室性早搏的 $QRS$ 波群中呈 $QR$、$QRs$、$qR$ 波型，$ST$ 段呈損傷型抬高，伴 $T$ 波高尖或倒置，呈現急性心肌梗塞的圖形特徵。一般認爲這可能是由於心室的基本節律正常時引起室間隔前下 1/3 左心室面除極，使心肌梗塞的波形特徵被掩蓋，但這樣的解釋是不充分的。當室性早搏引起室性異常除極時，梗塞圖形在室性早搏的圖形中才會充分顯示出來。這樣的心電圖表現雖然是「極少數」，但是這種少見的現象應該從機械－電生理關係角度出發，可做出如下解釋：

（1）這種現象發生在急性心肌梗塞患者身上。至少這樣的病例的一般心電圖表現爲正常，僅在偶然的機會才被揭示出來。而這樣的急性心肌梗塞是可以按照缺血的方式得到超音波心圖的缺血確診的。這再一次顯示了超音波心圖對心肌缺血的高敏感性。

（2）說明眞實的心臟損傷完全有可能被某種情況掩蓋，而且還可能被普遍地掩蓋。這種情況也應該就是心肌的缺血和代償的狀態。只要心肌缺血普遍、持續地存在，代償活動就相應地普遍、持續地存在。功能代償的目的就是要臨時彌補收縮功能的不足，心電圖診斷心肌缺血的有效時間較短，所以臨床心電圖常常掩蓋了心肌的缺血狀態。

這也說明了普通心電圖診斷心肌缺血的侷限性。如果確有一部分心肌梗塞不能被普通心電圖所診斷，那麼，臨床診斷心肌梗塞時，對心電圖正

常者也不能放鬆警惕。

（3）為什麼正常心電圖會掩蓋了異常的心肌梗塞呢？心電圖研究者認為可能是因為心電圖的異常波形被心電圖自身所掩蓋，就像只從血壓的概念尋找高血壓病的病因，只從心電向量或電生理的角度可能也找不出心電圖異常波形被掩蓋的原因。

這是一種自相矛盾的解釋，是一種侷限於電生理的機械性理解。解釋者並沒有提供充分的理由說明為什麼普通心電圖不能顯示真實的心肌梗塞，卻可以顯示少見的早搏。在筆者看來，真正掩蓋心電圖異常波形的還是心肌的力學條件和功能狀態的改變。心臟機械收縮之前，先產生電衝動，心房和心室的電衝動可經人體組織傳到體表，這是形成心電圖的電信號基礎。另一方面，心肌的缺血狀態也可以改變心電圖的圖形，這是臨床根據心電圖診斷心臟病變所判讀的。目前的心電圖理論主要根據圖形變化診斷局部室壁心肌缺血的狀態，但是較少討論被正常心電圖掩蓋的異常情況。我們總是更善於根據現實心電圖的異常表現診斷疾病，而很少有機會討論正常圖形條件下被掩蓋的疾病的真實情況。所以，心電圖所反映的應該是心肌的機械運動狀態的電信號圖形。如果承認心肌運動是由缺血與代償活動構成的話，那心電圖也只是反映這兩種機械運動的綜合性的電信號的圖形變化。

（4）從邏輯上講，心肌梗塞總會表現為相應的心電圖的梗塞圖形，然而梗塞部位的心肌在度過了一段急性期後，心功能有所恢復，心電圖的特定梗塞圖形也會逐步消失，代之以正常的心電圖形。這說明梗塞灶周圍正常的心肌功能已經掩蓋了真實的病變。心電圖也表現為正常圖形。這種正常的心電圖持續時間可長可短，直到此缺血區再次遇到嚴重缺血。心功能降低，以致形成室性漏搏，給心室異位節律點興奮的機會，此時才有可能顯示出原來被掩蓋的梗塞心肌典型的心電圖圖形。對梗塞心電圖產生掩

蓋作用的原因，應該不是單純的心臟電生理活動，而應該是心肌的機械活動。形成漏搏的條件應該是近期明確的缺血，只是把此前的心肌代償作用抵銷掉了，只顯示缺血狀態。

這種情況讓我們想起了臨床醫生使用西地蘭可以在某種程度上糾正室上性心動過速，也可以治療短暫的房顫，因為它首先是正性肌力藥，它透過調動心肌的儲備力糾正（相當於掩蓋）異常心電圖，加強心肌收縮性。而原有的缺血完全被強力的藥物作用所去除，這證明心肌的力學作用可以偶爾掩蓋異常的心電圖，真實的梗塞圖形只能出現在某些室性早搏的機會中，這證實了心肌缺血確實可以被代償作用所掩蓋，臨床診斷應給予高度警惕。

（5）這種異常心電信號被掩蓋的情況之所以少見，是因為急性心肌缺血被掩蓋表現出正常心電圖後，再遇到早搏的機會極少。邏輯上講，在研究心臟的缺血和代償不可分割性的時候，就要想到心電圖反映急性缺血的有效時間遠遠短於室壁運動異常。

（6）這種「少見」的心電圖情況也從另一個角度證明了心肌缺血和代償功能的確並存。「少見」的情況所說明的問題一點也不比高機率事件所能說明的問題更少、更不可靠。這也說明了統計學高機率論證法則的不足。

在這裡，筆者再次提醒讀者注意：在開放的複雜系統中表現出來的生物現象，常常表現為綜合資訊的整體運動和改變，它是多種必要因素共同作用的結果。討論這樣的生物現象的來龍去脈和它們的因果關係，需要特別注意不同類別的指標之間的相互作用和轉換關係。僅僅根據少量資訊，探討它們之間的簡單作用關係，設法用數學運算式描述出來，這種適用於閉合系統的非生物系統研究策略不適合開放系統的研究。

由於正常心肌擁有充足的搏動能力，有正常的壓力和容量代償功能，

因而有能力在形成心室的漏搏之後，立即恢復正常的心臟搏動。因為漏搏而沒有消耗的能量可以幫助心室在下一個搏動節律點積累了充分的能量供正常搏動用。於是，室性早搏獲得了完全性的代償間歇。

順帶一提，可能由於臨床的基礎研究把對室性早搏的研究列入在心臟電生理的研究範圍，主要研究生物電信號給生物體帶來的影響，雖然也討論了心臟病的結構變化給心電圖帶來的改變，但較少闡述早搏心電圖改變的機理。這就沒有機會從心臟的機械功能的角度，從心肌缺血和代償的角度研究早搏現象，更不會對常見的室性早搏給予專門的研究，因為更嚴重的心律失常吸引了臨床醫生的目光。然而，一葉落而知秋，從室性早搏現象我們可以看到很多東西：

（1）心臟電生理的規則也應該充分考慮心肌的缺血和代償關係，心臟的這種機械運動常常是異常心電圖形成的原因。首先是這種機械運動關係，包括心肌的能量關係、容量關係，出現障礙，才有生物電信號的改變。在許多病理情況下，心臟電信號的研究應該遵循於心臟功能的機械性活動，微弱的電信號無法改變強大的機械運動，因為生物電信號的基本作用是反映心臟的生理活動，僅從電生理的角度無法說明早搏也是生理現象，同樣的道理，單純用電生理的方式也不能解釋猝死的機理。

（2）室性早搏的機理與猝死的機理可能有相同的部分，與房性早搏的機理可能有很大不同。

（3）再一次證明了心臟是消耗機械能工作的，心臟完成它的供血功能完全是執行了生物力學的規律和原則，這是它的結構所規定的，更是心臟執行生物功能的目的所決定的，心電信號只能負責這樣的功能目的。心臟功能降低的唯一的邏輯原因就是過勞。所以，對於心肌缺血的最簡單的解釋就是：心臟太累了！所以，中國人有「累心」的說法，即心臟太疲勞了。心臟功能減退可以說就是累心的結果。簡單地說：累心就會得心臟病，

不累心就少得或不得心臟病。近年來，不時聽到有人講「累心」的說法不科學，應該是「累腦子」。從上述分析來看，還是中國人的說法更正確、更簡練。「累心」的說法是把極端複雜的心肌缺血和代償過程高度概括爲因果關係，即心臟過於勞累首先導致心肌缺血和心臟病的狀態。「用腦想事」的說法顯然不是國貨，而是舶來品。它可能會帶來誤導（詳見第十章）。

（4）只要符合心臟的整體研究的策略和目的，有關心臟功能的許多細節內容也就更容易理解了，對於各個疾病的本質特性，「只有系統整體的性質才可以提供眞正的理解。」這個命題需要的是一種統一的論證過程（詳見第八章）。這樣的統一性論證把室性早搏與猝死聯繫在一起，使室性早搏和猝死的機理統一起來了。任何生物過程都是綜合資訊的反映，因此只能從總體的機械－電生理過程來考慮問題。第三章關於冠心病的形成機理的討論就是這樣的論證。這樣的醫學論證過程將不斷出現在醫學理論的探討中。

（5）證明心律失常與心肌缺血也存在因果關係。目前的心血管病理論總是把心律失常的篇章單獨討論，對心律失常的病因如何涉及心肌缺血並沒有深談，本書也沒有做過多的研究，心肌缺血的思路應該是有助於心律失常的病因探討的。

至於室性心律失常猝死之說，可能是一種理論的推測，缺乏更多的臨床實際經驗的觀察、驗證。如果猝死者事發之前透過心電圖檢查發現較多的室性早搏，甚至惡性的室性心律異常的證據，那將提升室性心律失常猝死學說的可信度。對此，筆者沒有更多的體驗和思考，不便於更深入地討論。但是對於猝死者，筆者更堅持心肌的機械運動功能學說，而不是室性心律失常學說。

對於健康人，無論出於何種原因，也會出現收縮與舒張功能脫節的情況，它是形成心臟室性早搏的充分條件。如果心肌沒有收縮力的大幅度消

耗，早搏之後仍會有充分的收縮力，即使發生了室性漏搏，也不會發生猝死，而且早搏後的心臟搏動都是更有力的，心音也都更強。因為心肌並無普遍的缺血，而且有了前次因漏搏而未射出的血，增加了前負荷，可以充分完成下一次更為有力的供血，所以不會發生死亡。

然而，如果事情發生在心肌收縮力十分低下的時候，情況就完全不一樣了。

簡單回顧一下猝死的幾個關鍵環節可知，最後一次缺血的打擊，已經把心肌的收縮性從基本「正常」的狀態一下子惡化到了危險狀態，也相應地降低了心肌的舒張功能。此後，收縮功能在突然放鬆的情況下，中斷了功能的惡化，也喪失了舒張功能對收縮的代償支援。本來已處於強弩之末的收縮功能得不到心肌的代償力，於是發生了一次性的心室停跳。一次性停跳引發了一連串的停跳，如果沒有及時搶救，就形成了猝死。在猝死的多種功能狀態改變的條件下，最後的環節可能是它最薄弱的環節，同時，這個環節可能也是最容易彌補和最容易挽救生命的環節。

# 第三節　醫學理論再認識

現實中，心臟猝死事件或者發生在睡眠中，或者發生在緊張工作的放鬆期。猝死者中很多人都體格健壯，很多人都是工作狂，以中年男性居多，老年人少見，體弱多病者少見。近年來有年輕化的趨勢，他們多生活無規律，精神、情緒、心理方面處於高負荷狀態。無論是在休息還是在高負荷狀態中，心肌的收縮功能都有長期消耗的過程，舒張期代償功能有中斷的機會。抑制是指心肌勞累的同時，冠狀動脈的擴張也受到了抑制，使心肌更容易發生進一步缺血。例如，長期不良的精神狀態。所以，猝死容易在這樣的精神和心理高負荷狀態下發生。

我們經常聽到腦力活動者和運動員發生猝死的消息，他們往往忽視了自己的心臟狀態，這或許是猝死發生的基本條件之一。據報導，一年一度的北京環城馬拉松賽，一位 60 歲的老人和一位 20 多歲的大學生猝死在途中。筆者相信，兩位參加這樣大運動量的比賽，一定評估過自己身體狀況是能夠勝任的，也不會想到自己竟倒在途中。2016 年 10 月 5 日，中國著名移動醫療公司北京春雨天下軟體公司（開發春雨醫生 APP 軟體的公司）創始人張銳猝死，年僅 44 歲。他是典型的工作狂，常常工作到凌晨。2017 年，媒體報導全國多家醫院多名醫生猝死的消息，甚至有二十幾歲的醫生猝死。

## 一、搶救猝死者應該重視捶擊的方式（2005年CPR已不建議使用）

對猝死有關的現象和過程進行分析，其中也包含對心臟功能統一性的理解。在這個過程中，筆者深深感到有許多的環節都可以阻斷猝死。僅僅抓住其中的任何一個或幾個環節就可以有效地預防猝死，包括減少輕微的心肌缺血的機會、消除各種引發缺血的病因、避免突然的劇烈運動等。

在這裡，筆者願意與大家分享一件親身經歷的事情。

那是我剛畢業不久的一天，我正在一家大型綜合醫院的心功能科進修學習超音波技術。突然聽到家屬緊急呼喊醫生搶救病人，原來是一個 50 多歲的女性患者在做心電圖檢查的時候發生了猝死。臨床醫生還沒有趕到，患者臉色已經發紫，意識喪失，口吐白沫。心電圖已經變成了一條直線。此時，患者身旁的一位進修醫生已經在進行人工按壓心前區的搶救工作了。心臟只在按壓的時候產生搏動，按壓一次，跳動一次。試著中斷按壓，心電圖馬上變回一條直線。情況萬分緊急，不容耽誤。此時，我想到

急救法中曾經提到過，在進行心肺復甦時，除了規律地按壓心前區以外，還可以用捶擊心前區的方式進行搶救。筆者沒有多想，快速上前，接替了施救者，用捶擊心前區的方法，僅敲擊了三次，每次連續敲了4～5下，感覺到患者脈搏跳動、瞳孔回縮，臉色轉趨紅潤，意識也逐漸恢復了。此次患者發生心因性猝死，醫生馬上進行搶救，復甦時間總共耗時約2～3分鐘。等到臨床醫生趕到現場，患者已經下床了，家屬不停地說著感謝的話離開了心功能科。這是我第一次獨立操作完成心肺復甦的活動，此後再也沒有這樣的機會了，因為臨床醫生趕到了現場就由專業醫生負責搶救了。此後一直沒有看到用捶擊的方法進行搶救的案例。這個案例已經成了個人永久的記憶，無法忘記。

後來，在工作中也陸續聽到同樣的一些臨床實例。有某家教學醫院，急診科的患者很多，包括很多心臟病患者，醫生們常常不能按時下班。有一次，一位臨床醫生同時面對幾位心臟病患者，又出現了患者猝死的案例，在幾次心肺復甦操作無效的情況下，醫生斷然採取捶擊的方式敲打心前區，獲得了很好的效果，患者很快恢復了意識。

在有關急救知識中，對於心肺復甦術中利用「捶擊」的方法進行復甦都有具體的描述。筆者認為，在心因性猝死患者心臟復甦的措施中應該強調心前區的捶擊方法，有助於提高復甦的成功率。筆者在這裡鄭重強調「捶擊」這個方法，是因為在心肺復甦的教學操作中，包括電視的宣傳教育節目中，甚至是美國心臟協會在一次世界心臟大會上所做的心肺復甦的演示中都忽略了「捶擊」的操作，他們都在介紹心前區的體外按壓心臟的方法。無論簡報者的主觀認識如何，這樣的示範過程忽略了「捶擊」的動作，減少了一種復甦的手法，甚至忽略的可能是一種主要的手法。如果猝死的機理如上所述，捶擊復律，即從20～25cm高度向胸骨中下1/3段交界處捶擊1～2次，可通過機械－電能轉換產生5～10J能量，有可能復律。

因為猝死者可能只缺乏打破心臟驟然停止跳動的僵持狀態的能量，只缺乏關鍵時刻推一把的力量，從而改變舒張功能無代償的狀態。捶擊可以在短時間內增加心肌的動力，可以打破收縮與舒張相互分離的僵持狀態。

經常有患者訴說自己的體驗，在左胸前區氣悶、鈍痛時，自己捶擊幾下會感到舒服，至少這樣的動作可以改善心肌自身的血液循環。每個人都可以自己嘗試一下個人捶擊的感受。這比心臟電復律（電擊去顫術）用高能量電流通過心臟（能量可達 200～300J）安全得多。

至於心因性猝死是否與心室心搏過速有關，開放的邏輯醫學承認任何可能的因素，只要有可能的因素都應該考慮。然而，對於各種可能性，科學合理的做法是優先考慮具有更大可能性的機理，並採取相應的搶救措施。對嚴重心律失常者的臨床搶救措施中包括了電擊復律的方法，這種「電擊」方法一次消耗的能量巨大，可以把人體從床上彈起來一個很小的距離，這對人體可能會產生一定的損傷。用手捶擊胸前區花費的力量小得多，遠遠不會有去甗電擊那樣大的損傷作用。用手捶擊的動作更安全，臨床應推廣這一方法，盡早實施，效果最好。

有一個頗具影響力的搶救猝死者的案例，值得一提。

一位 45 歲的中年男性，發生猝死後馬上得到了心臟復甦的搶救。1 個多小時過去了，參與施救的醫務人員早已汗流浹背，患者心臟仍然沒有自主跳動。稍一停頓心前區的按壓活動，心電監測儀就顯示一條直線。此時醫生們的行為感動了家屬，他們知道醫生們已經盡力了，患者沒有生還的希望了。但是醫生們還在堅持著，在場的醫務工作者輪流參與搶救，沒有間斷心前區的按壓，經過 3 小時 20 分鐘不間斷的搶救，猝死者得以生還。筆者有幸在事後 5 個月為該患者複查超音波心圖，患者幾乎沒有一點心肌缺血的表現，完全恢復健康。經過多個切面的反覆檢查，沒有發現任何心肌缺血的痕跡。按筆者理解，該患者同樣有機會長壽，因為他更珍惜

健康了。

後來，筆者採訪了主持搶救的年輕急診科主任，他說他已經積累了幾十例死後 1 個多小時被搶救成功的經驗了。這一次時間是最長的了。心臟經過這樣長時間不能自主搏動還可以恢復正常，可能創造了世界紀錄。《中國青年報》及《光明日報》等國內多家新聞媒體對此都做了長篇報導。

我為我的同事在心臟病復甦領域創造了世界紀錄而感到自豪，同時也常想，如果盡早採用捶擊的方式有可能讓患者更早地恢復心臟的自主搏動。因為從邏輯推理來看，捶擊手法應用了物理學中的衝量概念，強調了瞬間的能量轉換作用。這樣的可能性很大，解決心因性猝死所需要的額外的能量並不大，男性、女性施救者都可以完成，患者復甦時間越早、越短，效果越好。應該認真考察捶擊的方式，並在臨床復甦中推廣應用。

## 二、採取綜合措施，預防猝死

結構醫學主要關注系統的必要因素，主要關注解剖結構，它對臟器、結構之間的相互作用關係了解不夠。猝死就是在這些功能關係中發生的最特殊的惡性結果。預防猝死就要切實斬斷功能惡化發展的每一個環節。

### 1.隨時提醒、明確強調慢性心肌缺血是猝死的基礎

筆者的一位男性患者，還沒有到退休的年齡，因故提前退休。超音波心圖的檢查顯示他有慢性心肌缺血。我建議他採取科學的生活方式，戒菸、限酒、適當鍛鍊，他表示接受。他在 60 歲的時候正式辦理了退休手續，領到了退休金。近來在隨訪中，突然聽說他猝死了，我倍感驚愕，因為他的心功能狀態不至於死亡。他領退休金還不到兩年，留下白髮蒼蒼的父母，想到這裡，我心裡很內疚。

是我沒有講清楚他的心功能狀態的嚴重性嗎？不是。對於前來就診的

　　每一個患者，筆者都會盡量把他的心功能狀態和心臟病的危害的道理說清楚，直到他聽明白為止。是他的生活遇到了更大的麻煩嗎？再大的困難也不能拿生命當兒戲！只能用過於輕忽大意來解釋了。但是，這樣的解釋仍然不能化解我心頭的懊悔。想到了他們為何會猝死，恐怕還要歸結到心血管病理論長期不作為，沒有實現疾病的早期預防上。所有的冠心病患者都知道冠狀動脈狹窄或堵塞是冠心病的要害，冠狀動脈無狹窄或堵塞就不能診斷冠心病。這樣的認識已經深入人心了。實際上大多數臨床醫生只根據冠狀動脈攝影的黃金標準和其他一些輔助檢查診斷冠心病，卻忽略了冠狀動脈狹窄或堵塞前各種症狀的累加作用。當前的心血管病理論並沒有把心肌缺血當作核心的概念，這是預防醫學的空白，值得認真討論。長期的慢性缺血就像一顆定時炸彈，遇到適合的條件就有可能爆炸。

　　一定要讓每個醫生重新認識心肌缺血問題。用功能主義觀念接受超音波心圖診斷心肌缺血的重要提示，才能充分認識各種缺血，不要讓任何人誤入猝死的歧途。幸好從健康的心臟變成冠心病，需要十幾年，甚至幾十年的時間，這都是我們提醒患者的心肌缺血和心功能狀態不佳的機會，是我們在實務中加深功能醫學理論認識的時間。經常不斷地宣講新概念和新理論，只要醫生的診斷貼近患者的真實情況，患者會相信醫生的好意，誰都不會拿自己的健康和生命當兒戲。如果在實務中進一步確認早期診斷心肌缺血的臨床價值，就應該廣為宣傳，讓每個人都自覺自願地投入到預防心臟病的活動中來。

## 2. 拆除急性心肌缺血的導火線，避免猝死

　　心功能惡化存在時間方面的差別，分為急、慢性損傷。急性損傷長時間不能充分恢復才會轉化為慢性損傷；慢性損傷可以成為新的急性損傷的基礎，反覆的急性損傷將加速心功能惡化。猝死正是在這樣的急、慢性損傷基礎上發生的，猝死者一定兼有這兩種損傷。慢性損傷的積累把心肌功

能降低到了損傷的極限，此時的急性損傷只是推波助瀾。凡是猝死者幾乎都有最後一次的、持續性的急性損傷，這是猝死的導火線。拆掉這樣的導火線，再嚴重的陳舊性的心肌缺血也不會成為定時炸彈，而且還會好轉起來，向健康的心功能逐漸恢復。

一位在國家級研究機構供職的男性中層技術幹部，46 歲，曾經在門診接受筆者的超音波心圖的檢查。當時他只有輕微的心臟症狀，我給了他一些建議，提醒他注意。但三個月後，發現他已經住院了，他的下屬都來探視他。他雖然事業有成，前途無限，春風得意，但是工作壓力卻也過大。這次住院是因為心臟的症狀加重了，超音波心圖檢查結果支持診斷意見。筆者再一次嚴肅地告誡他注意休息。

五個月過去了，他再次來醫院就診，他說感覺不好。超音波檢查再一次證實了他的心臟情況較前一次住院更惡化了，已經進入了危險人群的行列了。他的心臟就像一張拉滿了的弓，隨時有被拉斷的可能。在一週以後的隨訪中，他說他已經調離了原單位，開始在一家新單位工作了，工作責任小了，任務輕了，壓力小了，患者感覺病情好轉。

心肌的長期損傷已經把自身的心功能降低到極低狀態，即使有完全正常的神經體液的協調能力，但心臟功能仍然會暫時調節失靈，以至於發生心臟的機械性功能障礙。這個過程既包括了能量不足的因素，也涵蓋了心臟各種症狀的警示功能喪失。在整個心功能惡化的過程中，幸好有超音波心圖隨時可以提示心肌缺血，這為預防猝死提供了機會。我們希望患者對每一天的工作和生活做出合理的安排，不陷入超負荷工作的狀態，患者在思想上也要高度重視心臟的健康。

自己的勞累程度只有自己最清楚，每一個超負荷工作或生活的人，都應該知道這對身體是極其有害的，此時，超音波醫生如果及時提示，一定會取得患者的信任和密切配合。如何調整理論、醫生和患者之間的關係，

這需要醫技科室與臨床科室的共同努力，也需要預防醫學和全社會的支持。

## 3. 接受超音波心圖診斷心肌缺血的方法

長期的醫學實務證明，改變認識方法、思維方法的最大困難主要在於改變醫生們的傳統認識。

心臟衰竭和猝死都是心功能日漸惡化的結果，所以，發現並設法阻斷心功能惡化是臨床預防心血管病的核心任務。生化檢查和心電圖主要反映心肌的急性損傷，而且只有在恰當的敏感時間和發生一定程度的損傷時才能有效診斷；它們診斷心肌缺血的不足可以通過超音波心圖彌補，超音波心圖可診斷心肌缺血，而對大部分慢性缺血，心電圖沒有反映。根據邏輯分析可知：因為心電信號是生理性信號，它的主要任務是指令心臟按正常的心律搏動，它不負責監測異常的心肌缺血，當心肌缺血稍有恢復，心電信號就會以最快的速度恢復正常，為的是盡快恢復心臟的正常搏動，使供血的效率最高。而超音波心圖所見到的因心肌缺血而形成的機械性損傷是很難一下子恢復到原來的模樣的，形態學的改變為超音波心圖留下了較充裕的診斷機會，這將是臨床充分發揮超音波心圖作用的好時機。

## 4. 由於職業關係，筆者目睹了大量患者的心肺復甦的過程，被救活者遠少於死亡者

結合本人體會與對猝死機理的思考筆者建議優先採用捶擊的方法。因為它對患者的損傷小，發揮作用快，心肌的恢復早。臨床應廣泛宣傳，大力推廣。

## 5. 研究心功能惡化的過程

首先要承認早期心肌缺血的存在，給臨床檢查早期心肌缺血以合理的地位，然後確定超音波心圖為早期檢查心肌缺血的好方法。糾正心肌缺血對預防心臟衰竭和猝死有很大的意義。

超音波心圖判斷心肌缺血具有以下的優勢：①對缺血狀態高度敏感。

不干擾心臟運動，特異性很強；②可全面觀察影響心臟功能的各種因素，包括心肌的各個室壁運動狀態、瓣膜啓閉狀態、血流速度和容量變化，並把相關資訊整合在一起；③即時觀察心臟功能的全過程，可重複觀察每一個感興趣區域；④不改變患者的體內、外自然狀態。⑤假象較少；⑥可隨時檢查，不受或較少受環境、條件限制。

　　爲了充分發揮超音波心圖的作用，所有的室壁運動異常，包括運動減低、運動消失、代償性過度運動、運動僵硬、不協調都可以認爲是缺血的表現。因爲最有效的心肌射血必然表徵爲各個室壁的同步收縮和舒張。

　　超音波心圖技術診斷心肌缺血的最大的優勢是較任何患者的主訴更爲客觀，可進行患者之間的橫向比較，也能按照時間順序縱向比較心功能的變化。一部分人的症狀是被掩蓋了的，因爲他們缺少應有的症狀，且很少進醫院。他們的心肌缺血只能在一般體檢時才能發現；另有一部分人的心臟功能已經很弱了，但是心肌的代償作用會使他們的心臟表現爲有力的搏動，容易被誤解爲心功能正常。超音波心圖技術通過觀察節段性的室壁運動異常可以較客觀地診斷心肌缺血，甚至可以診斷冠心病。

　　有些患者症狀偏輕，或可以耐受，實際上已多次出現心臟症狀，但都被他忽略了，產生了麻木思想，其根源仍然在於醫生和醫學理論的認識不足。戰勝心因性猝死的根本在於預防，建立預防的理論和採取措施都需要醫生勇於探索，而不是拒絕探索。

# 第四節　系統理論探討

## 一、推廣功能主義研究

　　總的來講，心因性猝死始終是一個心臟功能問題，猝死問題是對結構醫學理論的挑戰。從臨床的觀察，到原理的假設，再到邏輯的推理和提高臨床復甦成功率，都要用功能主義的觀念指導我們的研究，功能主義研究策略應貫穿於本書的所有內容，邏輯統一的心血管病理論體系和猝死機理都是建立在心肌缺血－代償的概念基礎上的。

　　如果說結構醫學是以結構的變化爲基礎建立了自己的理論和概念，那麼，功能醫學的基礎是：所有生物行爲都有各自明確的生物學目的，所有生物功能都是爲了實現自身生物學目的而存在的。沒有缺血就沒有代償，所有的心臟活動的最終目的是爲了實現心臟的平穩供血。

　　在各種環境中生存的所有生物，一方面受外界各種生存條件的制約，另一方面都要對外環境做出功能的反應並產生適應性改變。對外環境的認識、理解、判斷、選擇、接受都屬於功能變化的範疇，而不屬於結構變化的範疇。在結構性適應環境之前一定存在功能相適應的過程。在生物進化中，總是生物功能的改變引領著結構改變。

　　生物遵循耗能最小化、生物功能效果最大化的生存原則。這也是生物進化的高效原則。這樣的高效原則應該成爲生物界最高層次的生存原則，沒有例外。心因性猝死完全是功能事件，是個體功能極端惡化的表現，所以我們應根據個人的具體情況制定猝死預防方案。爲了達到有效的預防目的，要全面掌握患者的資訊，要充分調動患者參與的積極性。

## 二、根據功能醫學的規律把握疾病的發展

在科學哲學家的心中，任何學科都有自己的研究目的和研究領域，成熟的學科擁有自己的定律，根據有限的定律解釋各種自然現象。長期以來，大多數的科學哲學家都以這樣的定律特點作為標準，來判斷其他學科尤其是生物學中的定律，他們認為生物學常用描述性的語句，沒有像物理學中的定律那樣的能解釋各種生物現象的定律，許多生物學專家不認為醫學和生物學有定律，他們認為生物學中只有一條普遍定律，那就是「一切生物學定律都有例外」，但是這種認識是錯誤的。

本書所涉及的醫學原則都沒有例外，它們可以作為生物學定律指導臨床醫生的邏輯分析。這些定律不像牛頓定律那樣，根據一個公式就可以推定某種條件下的結果，但是它們可以對生物現象的存在範圍加以限定，令所有可能的生物過程都發生在一個有限的範圍之內，沒有例外。它在理論上沒有限制生物的自然存在空間，但是它提示了每種生物最適宜生存的時間與地域空間，因為生物體必須適應外環境。因而，它也潛在地揭示了疾病發生的客觀條件。這樣的理論可以達到邏輯性預測疾病和判斷疾病的預後的目的。而統計醫學是不可能做到這一點的。所以，心臟科醫生可以隨時為患者或正常人提出最具個性化的醫學忠告，如果得到患者配合，可以把患病的危險性消滅在發病的初期階段。

我們都承認定性的資訊與量化的資訊之間是有本質的差別的。定性資訊之間的相互作用關係永遠存在於定性研究的過程中，而透過量化研究不可能發現這些定性資訊。這些資訊可能代表了各種不同臟器之間的功能平衡和轉化過程。在生物體內，雖然都以量化的形式測量功能效果，但是這些量化的形式的背後都有明確的定性的功能關係作為後盾，這樣才能支撐起複雜的功能變化，生物功能的轉化表現為生理與病理之間的變

化。定性資訊常常是量化資訊的本質的概括，代表了量化資訊的發展趨勢。例如，我們診斷心肌缺血，應該比單純的血壓測量值 141/91 mmHg（18.7/12.1 kPa）更有價值。因為任何心肌缺血都是需要被克服的，但是 141/91 mmHg（18.7/12.1 kPa）的血壓不一定需要降壓治療。當然，這樣的論斷並不是絕對的。如果定性資訊和量化資料相結合可以更好地描述某種功能狀態，那麼，定性的資訊應該成為描述生物功能和現象的基礎，它將決定功能的本質和發展方向。在以往的醫學研究中，缺乏定性研究，就無法了解各種疾病病因的因果關係。如果了解了定性研究的規律，就容易確定一系列的生物學規律，它們規定了生物活動的範圍和走向。我們更需要關注疾病的發展趨勢。無論疾病有多麼嚴重，它的功能惡化或好轉的發展方向可能決定了患者的生與死。即使心臟衰竭的患者也有明確的自我功能恢復的趨勢，我們的任務是保護好身體功能的自癒能力，而不是過度地干擾它。

# 第八章

## 功能醫學論證的多樣性和特殊性

# 摘　　要

系統的開放性要求醫學理論也應該是開放式的、可變動的。醫學論證是醫學理論的重要組成部分，它應該符合醫學理論自身的邏輯規律。

統計學論證是目前在醫學領域中廣泛應用的論證方法，但它有侷限性，它並不能幫助我們解決醫學難題，也不能幫助我們找到各種臨床心血管病的病因。解決醫學難題先必須解決醫學論證的問題。

醫學的統一性論證應該成為醫學論證的主要方式。因為人體是一個密切協調工作的複雜生物機體，疾病只是局部機體功能狀態的暫時失衡，糾正病態離不開人體功能的統一性。

醫學理論不同於物理學、化學，它擁有自己的論證方法和原則，它以個性化研究、定性研究、整體研究和綜合性醫學邏輯研究為主，應該嘗試建立統一的醫學理論模型，建立醫學自身的邏輯論證體系。

## 第一節　臨床醫生的思維誤區

儘管臨床醫學十分重視各種命題的科學論證，但是幾乎所有的醫學專

著都沒有專門對醫學論證本身的論證規律進行討論。關於科學論證的問題主要在邏輯學中討論。通常所說的邏輯學主要是指形式邏輯，它是指在脫離了具體的研究對象後，討論如何從已知條件得到科學結論的語言形式。後來根據實際生活中論辯的需要又增加了非形式邏輯論證。醫學論證主要是指符合生物邏輯的論證過程，如系統醫學強調人體是一個活的系統，把各個局部的結論分別「論證」之後，把它們疊加在一起並不一定會得到科學的理論體系。科學論證的目的是為了在論辯過程中說服對方接受本方意見，並將本方意見介紹給協力廠商，為的是在論辯中求得真理。

為了實現解決心血管病難題這個重大目標，必須拿出勇氣解決醫學論證問題。

## 一、現實的臨床醫學論證策略

在現實中，大量應用醫學統計學的論證方法。統計學中的隨機、對照、重複性、均衡性被當作科學研究的基本方法和原則。統計學在當今的臨床醫學研究中幾乎成了檢驗醫學真理的唯一標準。但是，醫學統計學只是一種人為構建的思維方式和論證方法，只是由於它在醫學研究中曾經獲得過成功，現在所有的醫學分支學科都要求用統計學處理學科資料和資料，不宜量化的學科資料，如心理學資料，都被要求按統計學方法處理。

但是統計學在構建重大的心血管病醫學理論過程中似乎並不能提供令人信服的論證。幾乎所有的心血管疾病的病因都沒有在統計學論證的幫助下得到確認。統計學在最關鍵的問題上沒有發揮我們所期望的論證作用。

循證醫學的問世似乎也沒有解決心血管病病因的難題。循證醫學誕生於加拿大。早在 20 世紀 80 年代初期，在國際流行病學的發源地之一的麥克馬斯特大學，以臨床流行病學創始人、國際著名的內科學專家戴維 ·

薩克特（David Sackett）為首的一批專家，在該醫學中心的臨床流行病學系和內科系率先為年輕的住院醫師舉辦了醫學文獻閱讀學習班，進行循證醫學培訓。醫生們在學習應用臨床流行病學原理與方法的基礎上，從1992年起相繼在《美國醫學會雜誌》等學術期刊上發表系列總結性文章，此事引起了臨床醫學界的廣泛關注。看來，循證醫學依然參照流行病學和統計學的觀念，希望得到更為嚴格的醫學證據並對海量醫學資訊做出系統評價。顯然，循證醫學認為流行病學的基本方法在醫學論證方面優於其他方法。縱觀各種版本的循證醫學的方法，它們依然遵循統計學論證的本質規律。因為醫學資訊量太大，如何從中得到最佳的科研成果已成為循證醫學的另一項困難任務。於是繼循證醫學之後又出現了許多的補充性評價方法，例如薈萃分析方法（mata 分析），可用來評價不同的研究結論。

　　循證醫學並沒有提出統計學方法的不足之處，而是繼續參照、應用統計學的方法。它強調將流行病學的方法用於臨床，但是臨床代謝性疾病的本質並不等同於微生物感染的流行病，代謝性疾病是以個體為單位而發生、發展的，每個個體既擁有發病的共性原因，也擁有其發病的個性原因。循證醫學並不能提供符合醫學自身規律的邏輯分析，不能推動探索疾病病因的研究活動。循證醫學的不足還表現在薈萃分析方面，它被用來對包括循證醫學在內的研究結果進行再評價和綜合討論。這些研究方法的設計和醫學固有思維方法的應用似乎都沒有體現醫學自身的邏輯規律，因而，不可能給臨床研究帶來本質的提高，這裡主要指對疾病的邏輯病因的認識和確定。循證醫學並不了解統計學論證的缺點在哪裡，所以，循證醫學也沒有能夠超越統計學，產生更科學的論證效果，我們仍然不能確認心血管病的病因。

　　科學研究的根本目的是探索未知、尋求規律。科學論證是為了積累科學知識、糾正謬誤，是為了探索、建立新概念，判斷命題的科學性，進而

規範它們的臨床應用。完成這些任務主要靠有效的邏輯分析，選擇有效的研究方法，尊重人體的系統特性，尊重臨床醫學的原始資料所反映的實際的功能關係。把定性資料變成定量資料，要經過一系列的實事求是的不斷深入的探索過程才能實現，而絕不是一個簡單的數學和電腦處理的過程。電腦在醫學領域的應用不可能超越醫學規律而起作用。脫離了醫學的固有邏輯的研究充其量只是游離在醫學之外的觀察和描述。

## 二、還原論思維選擇了統計學，統計學掩蓋了還原論的不足

醫學研究的內容廣泛又複雜，醫學是綜合科學，醫生們都忙於各自的工作，常常忽略對醫學的哲學反思。醫學研究需要哲學家、邏輯學家、生物工程學家和心理學家的幫助，但是，現實的情況是大量的工程學概念、方法不經過嚴格的醫學論證，直接應用於醫學研究領域，這些工程學概念、方法並不能客觀揭示相應的生物現象的臨床意義，例如，超音波心圖的諧波概念和心肌的順應性、鬆弛性概念等。現代系統理論已經十分成熟，卻很少有人把系統理論引入臨床醫學。醫生們似乎還不習慣考慮總體的醫學研究的哲學基礎和系統思想。目前的醫學研究的思維方式還是以還原論的思維為主導的，將整體分解為部分，並將各部分置於孤立環境中進行研究。這種思維方式不利於對複雜的人體的活系統進行研究。還原論的思維方式追求在微觀世界有所發現，寄希望於以後的人們去徹底解決臨床難題，這樣的思維方式構成了「自下而上」的研究策略，從微觀世界入手展開研究，逐漸走入宏觀世界；另一種研究是「自上而下」的策略，即首先著眼於人的總體研究，希望從整體入手，堅持全域觀念，逐漸進入微觀世界，這是系統論的研究。目前，兩種思維的交鋒和爭論從來沒有停止過，而且沒有任何跡象證明這兩種策略可以簡單融合，以共同解決問題。

　　正是還原論的思維方式選擇了統計學的方法，或許因爲統計學方法的數學基礎與許多研究者對定量研究和實證理論論證的期望吻合，或許因爲統計學堅持用數字說明一切，堅持隨機、對照和機率研究，符合了人們對複雜醫學過程和醫學論證的簡單理解，這是一種不恰當的理解。

　　另一方面，統計學又掩蓋了還原論的不足。還原論思維忽略了人體的整體性，還原論者認爲從微觀世界入手可以率先解決生物的龐雜的問題。還原論在科學研究的歷史中曾做出重大的貢獻，牛頓在物理學方面獲得的成就仍然屬於簡單思維的成果。他是把相對複雜的運動過程充分簡化之後再進行研究的。然而人體研究，特別是對心血管病的研究是不可以隨意分隔並劃分爲簡單問題的，是不可以根據主觀設計任意制定試驗方案進行論證的。在研究之初，我們可能對人體現象缺乏整體認識，此時，任意割斷體內各種因素之間的相互作用關係就等於放棄了各種必然的生理性或病理性的邏輯關係。這必然陷入片面地看問題的泥沼，沒有不出錯的。根據統計學所建立的高血壓診斷標準只能應用於人群血壓的動態觀察，不可作爲個體血壓的診斷標準，不可直接應用於個體高血壓病的診斷。因爲這樣做使我們在研究初期就背離了個體血壓的基本屬性，因而不可能找出高血壓病的病因（詳見第三章），而系統理論正是爲了解決這樣的問題而問世的，它的一個重要原則就是整體研究，可以彌補還原論思維方式的不足。各種功能關係是生物系統概念的三個要素（必要因素、必然關係和邊界條件）之一。建立系統理論的整體觀念的目的就是爲了充分保留所有關係和因素不被忽略和歪曲，系統理論是得到醫學研究正確結論的前提。

# 第二節　邏輯分析

## 一、醫學領域廣泛應用統計學的原因

　　有一種觀點認爲：生物學界既然不存在像牛頓定律那樣的能精確預測各種生物現象的定律，那麼，進化論在形式上就是統計性的，進化論僅僅是對由個體組成的全體做出的一個推論。這是對達爾文生物進化論的誤解。生物是隨著自然界提供給生物種群和個體的生存環境的變化而進化的，而絕不是根據統計規律進化的，自然選擇是生物進化的動力。個體的生老病死不可能脫離生物物種的進化規律。

　　此外，這種觀點還認爲：既然不可能精確預測自然選擇，那麼，只能對自然選擇做出統計學的預測；認爲進化論的統計學特性來自於進化過程本身，進化過程幾乎都帶有偶然性的因素，對這個過程不可能做出精確的預測，只能進行統計學的預測。這些觀點忽略了自然選擇只選擇那些優良的生物品種和生物特性，自然選擇是使生物的適應性更加強大的進化過程，遵循著優勝劣汰的原則，而不是遵循統計學原則。

　　還有人提出了「建立者效應」的概念，他們認爲物種形成主要決定於「一些隨機因素」，形成了新因素「移植」和新的種群。這樣的觀點仍然是對自然選擇的誤解。無論最初的物種形成的原因有多麼偶然，這種移植總是發生於大環境和歷史性的自然選擇過程中的，微小的偶然因素根本無法抗拒大自然對優秀物種和優秀個體的選擇。一個新物種的誕生是因爲它更適應周圍的生存環境；一個物種消失了也是因爲它在競爭中不再適應已經變化了的環境。

　　值得一提的是，在生物遺傳和變異的理論中，根據孟德爾提出的分

離定律、自由組合定律以及摩爾根的連鎖和交換定律，有人認為兩個雜合體自交時，其親代生物性能的遺傳為隨機事件。根據 1994 年建立的麥庫西克統計方案，人類單基因遺傳的性狀有 6678 種，所以，有人認為：遺傳漂變和自然選擇都是統計現象，不可能得出形成針對所有個體的一般規律，總有例外發生。

但是，筆者認為，親代的生物學性狀都是自然選擇優秀特性的結果，在遺傳變異的複雜過程中，即使某些個例發生隨機的性狀改變，也不能夠改變物種種群的優勝劣汰的總趨勢。心臟病的病因存在於生物功能變化的過程中，這是生物學的邏輯規律，不是統計學規律。總的來講，它符合自然選擇和生物進化的優勝劣汰的規律。自然選擇是方向性的選擇而不是隨機的選擇，隨機選擇只根據機會均等、不分優劣的原則進行選擇。統計學的應用可能只是人類認識的權宜之計，要想解決臨床難題還要堅持探索醫學自己的邏輯規律。

統計學作為一種論證方法，其學科規律與醫學規律並不一致。它充其量只是一種間接論證，是一種結論不確定的不完全性歸納論證方法。即使在統計學得到了巨大成功的流行病學研究中，統計學研究結果也必須列入醫學環境中確認後才能應用於臨床。「從某種意義上講，統計成了現代社會謀生的鑰匙。然而，不幸的是，統計學也是說謊的最佳工具之一，統計很有可能被錯誤地使用，誤導了那些不了解它的人，但不要怪統計。」統計學的規律並不等於醫學的固有規律。在醫學界還沒有找到恰當的論證醫學命題的方法時，沒有哪一種論證方法專門屬於某一門學科，但是應用於某學科的論證方法一定要符合該學科自身的邏輯規律。

## 二、用統計學方法解決心血管病難題的困境

　　流行病學的誕生確立了醫學統計學的科學地位。此後的醫學研究幾乎無一例外地在統計學方法指導下開展工作。人類「求眞理」、「求定量」和「求嚴格」的主觀願望，在運用統計學解決臨床問題時得到了滿足。人們都期望像戰勝結核病一樣徹底解決各種臨床疑難問題，但是這樣的目標遠沒有實現，危害人類健康的重大疾病，如癌症、心腦血管疾病依然嚴重地威脅著人類的健康。

　　雖然醫生不是統計學家，但是醫生有責任、也有能力對所有的醫學概念、研究方法和理論提出質疑和建議，醫生的任務是解決醫學難題，包括冠心病、高血壓病、高血脂、心臟衰竭、心因性猝死等心血管疾病，但它們的病因、發病機理、病理變化、治療方法都不同於微生物感染造成的傳染病和流行病。微生物源性傳染病和流行病擁有眞正的流行過程，人群關注度高，專門的特效藥就能消滅某些傳染病。傳染病是由病原微生物侵入人體引起的，病原體的代謝與人體的代謝差異很大。機體容易產生強烈的排異反應。在流行病的個體發病環節和疾病流行過程中，統計學對流行病的間接論證幾乎與臨床的直接醫學論證效果完全一致，因而很快就能確定病因，人類已經發明了一些特效藥，消滅了一些烈性傳染病。相對而言，各種病毒性傳染病的病因、傳播途徑雖然也很清楚，但是，病毒的代謝常常與機體正常的細胞代謝交融在一起，不容易清晰地區分開，所以很難研製治療病毒感染的特效藥，這樣的傳染病就不容易根除。例如，乙肝病毒、愛滋病病毒感染等。

　　至今，人類還沒有發現各種重大的心血管疾病的獨立病因，因爲這些疾病都不是外來的病原體的入侵引起的，而是機體自身的代謝過程偏離了健康的生理功能的狀態，人體生理功能和臨床病理功能之間也沒有一個清

楚的分界線供我們區別和診斷疾病。長期以來，我們一直把 140/90 mmHg（18.6/12kPa）當作診斷高血壓病的量化標準，但高於這樣的血壓標準，有人產生臨床症狀，有人沒有反應；把射出分率 50% 作爲診斷收縮功能正常與否的簡單化標準，這樣的測量結果包含較大的測量誤差和對收縮功能的認識偏見，這樣的標準看起來使每個患者和醫生都很容易比較病情的變化，看起來有利於診斷，但實際上違背了心臟代謝性疾病的規律，以至於至今我們不能進一步了解心血管病的病因，至今也沒有發明治療心臟病的特效藥。對此，統計學難辭其咎，問題出在統計學方法排斥生物醫學邏輯分析的方法上。

## 三、單純的統計學研究不能解決複雜的醫學難題

在進一步討論統計學的具體問題之前，先講一個有趣的例子：太陽每一天都是從東邊升起，在西方落下，這樣的機率是 100%，即使在陰天、下雨天，我們看不到太陽的運動，我們也絲毫不懷疑這樣的規律，但是這不能證明太陽圍繞著地球轉。伽利略將地球、太陽置於太陽系中，透過邏輯分析解決了這一難題，他不是利用統計學解決這個問題。我們從中可以得到很多啓示：

（1）首先，這不是一個機率問題。統計學中的機率研究是其主要的研究內容。它從本質上講是指低機率結論服從於高機率結論，即在機會均等條件下，少數服從多數的一種原則。這樣的原則可以應用於行政選舉，但是並不完全適用於醫學研究，否則將會扼殺所有的科學創新思維的萌芽，甚至遏制醫學科學發展。貝塔朗菲說：「生命系統使自己保持在高度有序與低機率的狀態」。所謂的高度有序是指生命系統有它自己的規律，所謂的低機率的狀態是指不要輕易用機率的觀點探討生物學規律。

　　為了透過有效的邏輯推理得到正確的結論，推理的過程必須符合生物醫學的邏輯規律，而不是符合統計學規律。如果統計資料沒有真實地反映人體的本質，或是對被統計資料選擇錯誤，即使論證過程是有效的，所得到的結論也可能是錯誤的。如果醫學專家一時未能及時發現這樣的情況，恐怕統計學專家也沒有能力立刻發現這樣的錯誤。這是一種對推理的邏輯範圍和方法選擇不當造成的誤導作用。在實際臨床研究中，70%～80% 的機率已經是高機率了，醫生常常把高機率等同於肯定命題成立的邏輯根據，這也會形成對醫學研究的誤導。

　　另外，單純依靠統計學的高機率判斷命題就會把處於萌芽狀態的科學機會扼殺掉，把早期的有利的表現忽略掉。例如，「雜交水稻之父」袁隆平院士培育的「超級稻」就來自一株海南野生稻。可以說，沒有這株野生稻傳承下來的優良基因，就不會有今天的「超級稻」。野生稻發生的機率極低。有時候依靠機率的高低進行科學命題判斷，不是科學研究判別的好方法。發展醫學科學的目的是為了人民健康，防病治病。統一不變的統計學診斷指標和不變的研究方法不利於個體化疾病的診治，甚至違背了醫學思維和理論發生、發展的自然規律，應該修正。

　　（2）其次，不同的研究方法反映了兩種邏輯關係：一種是生物資料的統計學關係；一種是內在的生物學的邏輯關係。在揭示事物本質時，前者沒有能力取代後者。統計學方法只是邏輯學中的不完全性歸納推理，不能直接解釋本質病因。用統計學研究病因所得到的結論只能稱為「危險因素」或「統計學病因」。如果因統計學的應用而廢棄對人體固有邏輯病因的研究，那是「撿了芝麻，丟了西瓜」，因為代謝性疾病的病因和機理只存在於人體的固有邏輯之中。不同的研究對象必須應用不同的論證方法。統計學不是萬能的方法。人體科學的複雜程度主要體現在複雜的功能關係中，因此只能用邏輯分析的方法進行探討，統計學關係完全不能代表疾病

發展的生物學邏輯關係。

（3）任何心血管病的病理過程和病理現象都是多因素相互作用的結果，如現代醫學中的各種綜合症（腎病綜合症、冠狀動脈綜合症、代謝綜合症等）。根據事物複雜性的定義，複雜的人體現象幾乎都是多因素作用的結果。

還原論者通常是分別描述心血管病的病理和解剖狀態，以便於用統計學方法分別確定每種疾病的診斷標準。但是，如果要正確解釋人體現象，就必須尊重人的系統特性，因為系統是多因素按照系統原則組織起來的多層次組織結構，所有的因素都是按照生物系統的固有關係相互作用的。如按照天體力學的邏輯分析，就必須把太陽和地球當作一個更大的系統，考慮它們的相互作用。地球雖然也是一個系統，但是不能顯示兩者的正確關係，所以不能正確解釋這個現象。只有把太陽和地球及其關係都考慮在內，才能理解問題。即把被研究的對象放在一個更大的系統中，才有可能不忽略任何的因素及其關係。高血壓和冠心病的關係就像地球和太陽的關係一樣不可分割，獨立地研究它們就得不到其各自的因果關係。高血壓病與冠心病的關係密不可分。系統的一個重要原則是：高層次理論有助於低層次問題的解決。結構的集中化和遞階秩序要通過劃分層次來實現，即通過較高的層次 —— 起主導作用的層次來實現。這也是我們解決心血管病難題的重要手段之一。

此外，統計學設立對照組的原則也是忽略了系統概念的。因為此人群的疾病與彼人群的疾病無法對照，此人的疾病與彼人的疾病也不可能完全一致。因為相互對照的兩個系統都只按照自己的特性規律發展，各有各的特點和環境。正確的統計方法有可能導致不正確的結果。

（4）目前我們已經比較充分地了解了人體的結構、解剖和疾病的形態變化，較不了解的是人體功能的變化。現代醫學最大的不足就在於缺少

功能主義的研究，現代醫學研究往往只根據解剖結構研究功能，遠遠達不到研究目的。功能主義是一種哲學觀念，它不同於結構主義的研究原則，它將成爲指導我們解決心血管病難題的主要原則。

還原論者探索微觀世界的初衷是好的，它要尋找能夠代表整個生物體的最小的物質單位，用它來統一解釋一切生物現象。但是從功能主義觀念看，能代表人體複雜現象的最基本單位不是結構性的，而應該是某種功能性關係。本書的全部內容都將證明這一點。決定各種心血管疾病的最基本的功能關係應該是心肌的缺血與代償。它是解釋所有心血管疾病因果關係的最基本的功能單位，也是醫學模型的中心內容。從此概念出發，筆者嘗試提出解決心血管病的總體方案，就像作用力和反作用力可以解釋大部分力學現象一樣，心肌的缺血與代償也是心臟功能主義研究的主要內容。心臟功能主義和系統理論的研究方法將會超越結構醫學的研究方法。

結構醫學強調解剖結構是功能的載體，有了病理解剖結構的改變才有病理性功能改變，所以臨床推行的診斷標準多以病理變化爲診斷依據。這種做法不利於心功能研究，特別是早期心功能研究，也影響病因的研究。強調充分的病理解剖診斷證據的同時，已失去了早期診斷、早期預防的大好時機，不可能實現對疾病的有效預防，所以，結構主義的研究應該修正。簡單地說，功能主義是主導生物進化的主線，但是至今我們也只是透過解剖的變化來推測功能的變化，而生物的功能變化要比解剖變化複雜千萬倍，反過來看，正確判斷功能的變化將更有助於對解剖結構變化的理解。

因此，解決心血管病難題，甚至所有的醫學難題，應該建立以功能變化爲主導的生物醫學理論，新理論將更有利於解決臨床問題，特別是那些原先被斥爲「不治之症」的問題。在那裡，統計學的不足將更加明顯。

（5）還原論研究帶領我們不斷進入醫學的微觀世界，就會不斷增加研究的綜合維度，相關資訊量將呈幾何級數增長。兩個因素之間產生一種

關係，三個因素間產生三種關係，四個因素產生六種關係，五種因素產生十種關係，以此類推。在綜合資訊裡每增加一種因素就會產生更多的關係。統計學支持微觀世界的研究，微觀世界作爲研究素材給統計學、循證醫學應用於臨床帶來機會。但是，它們遠離生物資訊的整體眞實性，沒有能力提出和解決許多臨床宏觀問題。在系統中，整體不等於部分的和，應該按照整體來研究各種現象。在統計學指導下的量化研究將會遇到難以克服的整合困難，因爲它背離了一般系統論的整體性研究原則。面對人體的複雜性，首先必須確立整體研究的方向，才能避免在細節研究中失去方向。

幾乎所有的醫學研究只限於本專業的討論，就是說，各學科的研究相互缺乏溝通，高血壓病的研究並不受到冠心病研究的限制，甚至研究舒張性心臟衰竭也不需要顧及收縮性心臟衰竭的定義。這種以本學科和本專業爲中心的醫學研究，貌似合理，其實是無法融合的多中心的研究，這是還原論思維方式所導致的，其最大的問題在於無法從總體上認識人體，無法從全域的高度解決心血管病難題。

（6）雖然生物體內的所有現象都隱含各種量化的資料，它們相互作用，我們在體外難以重複這樣的過程。只能由外而內，由粗而細，由整體到局部，由定性到定量地研究。這樣的策略也符合認識的深化過程，這符合「上索」的研究策略，即一種向系統的更高層次尋找原因的策略。有許多生物功能是難以量化的，但我們可以滿足於「原則的說明」，即能夠導致有用結果的定性說明，至少研究複雜系統的早期不可進行量化研究。

（7）統計學研究常常用生物現象和生物資料的可重複性以證明某個結論。複雜的生物現象受各種主客觀因素影響，任何生物功能性資料都不可以簡單重複。可重複的只是產生這些現象的定性的共同原因、共同機理和中心內容，而對這些共性的研究不宜過早量化。大部分複雜現象並不能直接反映本質，所以，以觀察到的某種現象作爲前提進行統計往往得不到

科學合理的結論。總之，本書更強調定性的描述，主要爲了揭示複雜的邏輯關係的共性。許多生物指標雖易於量化，例如血壓、血糖等指標，但是多不能說明本質，因爲現象和本質之間沒有完全一致的內在聯繫通道。所以，我們不能認定收縮壓超過了 140 mmHg（18.6 kPa）的兩個人會產生相同的心肌損傷，也不能認爲使他們血壓上升的原因都是一樣的。所以，從個體內部關係和外在環境來看，從人體的整體看，從邏輯分析看，有效的統計學結果不一定科學。

（8）統計學適合處理由均質材料組成的完全一致的非生物單體。這些單體甚至可以被視爲內部結構與功能不變的剛體。它們的群體可以形成無組織狀態的複雜情況，無組織狀態可以用統計學處理。例如，統計力學的成功在於被統計的對象是單一的氣體分子，它們的結構和性能十分穩定。人體科學的各種病理生理現象是高度組織化的複雜問題。臨床表現相同的疾病可能有不同的病因，不同的表現可能有相同的病因。被統計資料的可變性必將隨時改變統計結果，爲了穩定統計結果而加大統計樣本的做法並不可取，因爲它無法改變個體的屬性差異，不可能精細地反映人體疾病的細微變化。

（9）統計學研究的這些方面背離了疾病發展的固有的邏輯規律。疾病的發生和發展都是以個體爲單位而變化的，其中不僅涵蓋了它們的共性，也包含了它們的個性。生命現象只存在於不同的個體之中，也就是說，必須尊重人體疾病的個體差異和它們的共性。統計學方法只強調了人群的某一個屬性，而且是樣本的部分人群的屬性，完全不適用於個人，因而造成了理論和實踐的混亂。在現實醫療環境中，不僅強制讓不同的患者使用相同的診斷標準診斷疾病，還鼓勵醫生對各種複雜的病情使用很少幾種治療方案，這不符合個體疾病發展的邏輯，患者即使終生服藥也不能根治疾病。

　　個性化醫學的診斷標準應該充分反映個性化的特性。用於人體的診斷標準應該既擁有不易改變的剛性原則，又是靈活可變的有多項資料參與的綜合標準，這樣才能更充分地指導個體化的疾病診斷。個性化醫學是今後的發展方向，它只能誕生於人體的系統醫學和邏輯醫學，而不是統計醫學。

　　（10）面對人體臟器隨時變化的功能，把應用於臨床的各種統計學標準變成永遠固定的量化標準，基本上不能反映個體臟器功能的動態情況，例如高血壓病的診斷標準。

　　個性化醫學不等於只考慮個體的特性，而是首先要發現他們的共性。我們怎麼可能了解無限的個體呢？能概括所有個體的只能是他們的統一性和同一性，以及他們所屬的普遍特性。要得到這樣的普遍特性就要最大限度地概括出所有心臟病的共性，而且這樣的共性是衍生出不同疾病的共同基礎。對正常人體來講，他們的共性是生理關係和解剖結構。臨床疾病的共性是臟器功能的不同程度地偏離了生理狀態。在實務中，我們幾乎從來沒有把心臟生理學當作尋找病因的出發點，具體到心血管疾病，其共性就是缺血與代償，這樣的概念目前尚無法量化，只有定性研究才可以概括所有的心臟病和個體患者。

　　既要考慮個性，又要考慮疾病的共性，唯一的方法是概括所有的個體概念，並得到全部個體的共性，把個體與全體的特性統一起來。能夠概括所有個體的是他們的普遍概念，他可以成為指導每個個體研究的基礎。所以，醫學理論中所包含的概念既有普遍概念，又有個體概念，既有邏輯的全稱概念，又有單稱概念，以及這些概念形成的緊密關係。統計學所得到的概念是集合概念，是一種群體概念，不是全體概念，用它來指導個體的診斷和治療，是不合理的。

　　（11）從邏輯推理的方式看，統計學屬於不完全性的歸納推理，只能使我們得到或然性結論，即得到的結論有可能為眞，也有可能為假。根據

不完全的、局部的經驗是無法得到概括任何情況的真實結論的，它不能保證所得到的結論可以涵蓋世界上所有的同類事物。如果我們對所占有的部分資料的認識並不充分，受到認識範圍和認識程度的限制，那麼歸納推理的結果就帶有必然的偏見。特別是在對臨床醫學難題進行研究時，由於不了解疾病的病因和病機，只能根據表面看到的現象進行歸納，更容易出現誤導。如果我們通過測量得知某人的血壓升高了，難道他的健康問題就僅僅侷限於血壓本身嗎？我們對高血壓患者只做降壓處理，他就能夠恢復健康嗎？這可能連醫生自己也不會相信。

（12）客觀事物的規律性並非全部表現為可觀察的物件。任何生物功能都是連續性的，鑒於可觀察環節與不可觀察環節相互連接，那麼，如果把不可觀察部分排除出科學範圍，可觀察部分就成了不連續的片段，便不能據以探明連續功能的規律性。而統計學只對可觀察到的、可測量到的資料起作用，因而很難得到功能的客觀規律。正如愛因斯坦所說的那樣：「在原則上，試圖單靠可觀察量來建立理論，那是完全錯誤的。」

如果單獨理解上述內容，每一項都不是絕對的是非關係，不是不可動搖的原則。還原論的思維正是以統計學似是而非的方法為根據，建立了各種疾病獨立的研究方式，拒絕系統理論的。還原論沒有解決複雜問題的能力，因為還原論的研究結論至少目前還很難反映人體系統的整體本質。作為開放的複雜的活系統，人體體現了生物進化的最高水準。面對複雜的人體功能狀態，只能根據整體認識，逐漸摸索，才不至於因為忽略了某些因素或關係而誤入歧途。總之，人體系統所有的解剖結構和功能都是不可分割的，這是我們必須把上述十二項原則綜合起來理解的原因。這樣做才能發現還原論和系統論之間的差別，也不能指望將還原論思維稍作修改，就可以將還原論思維融入系統論。當前的心血管理論需要對思維方式、研究方法和研究策略進行全方位的改造。

好在系統理論和方法已經十分成熟，現在是解決心血管難題的時候了，因為我們目前缺乏的不是更多的醫學知識，而是系統思維和系統方法。系統方法是可以彌補還原論的方法，還原論無論在科學性方面還是在方法設計上都無法解釋生物現象的整體特點。我們需要確定解決心血管病難題的總體目標，這樣才可以避免無意義的討論和有重大不足的醫學論證。

# 第三節　醫學理論再認識

如果說面對一個心臟病患者，你用超音波心圖診斷了心肌缺血，而其他醫生認為診斷依據不足，這樣的認識差別可能會經常出現，可能是每個人看問題的角度不同，或者理論依據不一樣，可做進一步協商、討論，以求得一致意見。

## 一、解決心血管病難題的邏輯醫學

具體來說，對於初次提出的一個假設或命題，首先需要從某個視角進行邏輯說明。所謂的醫學論證或許只是根據本學科的固有規律和在允許的邏輯範圍內，從另一個不同的視角再一次說明這個假設或命題的正確性。如果用化學邏輯論證物理現象在多數情況下是行不通的，因為兩者分別研究的是兩個不同的領域，各自擁有的邏輯關係的形式不同。用物理方法論證物理學問題才是天經地義的事，因為二者擁有相同的學科規律和研究範圍，這樣的論證一般認為是普遍可以接受的邏輯論證。跨學科論證方法將催生新的邊緣科學的誕生，它已經不是單一學科的科學論證了。

在實務中，我們可以隨處見到忽略醫學規律的做法。因為統計學的論證不能滿足醫學研究的需要，才有人提出循證醫學（evidence-based medicine, EBM）的概念。

　　EBM 是指對患者個體的臨床醫療決策的制定應基於當前最佳的科學研究成果。EBM 是最佳的證據、醫生的臨床經驗和患者價值的有機結合。EBM 是一種以治療患者為目的，不斷獲得有關診斷、治療、預後、病因及其他相關的重要健康資訊的自我學習及實踐活動。

　　這個概念沒有提及醫學論證應該符合醫學自身規律的重要性，概念中最值得商榷的就是「當前最佳的科學研究成果」。何謂「最佳」？如何確保最佳？最佳成果與科學的成果有何關係？「當前」包含什麼樣的時間段？「當前」過去了，新的「最佳」又出現了，如何理解更新的「最佳」？該如何對待過去了的「最佳」？如果前後兩個「最佳」產生了矛盾如何處理？什麼才是科學的證據？如何得到科學的證據？統計學的論證方法的不足是什麼？臨床經驗如何確定？誰的經驗最值得信賴？經驗和證據有什麼關係？有了足夠的證據就會有正確的結論嗎？如何從「證據」過渡到科學結論？患者的價值如何體現？

　　這些問題都不符合醫學邏輯的確切說明，因此很難實施這樣的循證醫學，最終不可能得到可靠的科學理論。事實上，在不斷地努力跟進循證理論的過程中，你會發現循證過程所擁有的技術優勢主要還是龐大的資料庫、廣泛連結的電腦網絡、越來越大的大資料和越來越遠離醫學規律的輔助方法，例如，薈萃分析。

　　看來，循證醫學所憑藉的方法仍然是統計醫學所依賴的電腦和資料庫的優勢。所謂「資料共用」的理念並沒有為解決醫學難題提供更多的便利和線索，這些寶貴的技術依然游離在醫學規律以外，無法提供令醫生們滿意的研究成果。從這個視角看，我們能更加理解臨床常用的那些根據統計學制定的診斷標準的不足。一旦找到了合乎醫學規律的研究方法，修改這樣的診斷標準就應提到議事日程上來。

醫學統計學論證的缺點是很明顯的，但在醫學研究中幾乎很少涉及這個問題。許多研究人員都理直氣壯地根據統計學得出的結論主張自己的觀點，並努力推廣之。根據前面所述，循證醫學的研究成果不可能會比統計醫學的研究更令人鼓舞。正因為如此，在循證論證之後，還必須對研究結果給予評價，甚至需要更缺乏嚴謹性的薈萃分析以彌補循證的不足。這種捉襟見肘的論證方法實不足取。

解決醫學問題還得依靠醫學自身的邏輯規律。大多數自然科學都是根據其自身的規律逐漸擴大學科的內涵和理論知識的。那麼，如何找到醫學自己的規律？什麼是醫學自己的邏輯？在此值得再一次重申的是：

在科學哲學家們為生物學和醫學有沒有自己的科學定律而爭執不休的時候，心臟生理學家萊昂內爾・奧佩（Lionel Opie）教授告訴我們：「生理學是生命的邏輯。」也就是說，生物醫學的總體定律就是生理學。臨床醫學研究不能離開生理學已經給我們設定的範圍和邏輯關係。可以肯定地講，各個疾病的因果關係也一定暗藏在這樣的邏輯關係之中，等待我們發掘。這不但使我們研究疾病的病因有了可靠的根據，也使得各種疾病在此基礎上被邏輯地連貫在一起，形成臨床醫學的統一模型，從而達到邏輯的統一性。

在當前絕大多數的自然科學和社會科學研究中，人們都十分推崇數學的表達方式和研究方式，認為經過了數學的嚴格論證，其結論一定無誤（醫學研究中如此廣泛使用醫學統計學的重要原因之一，也可能因為它是一種數學方法）。但再嚴格的方法也要尊重各個不同學科自身的邏輯，而數學的嚴格性正是來源於邏輯學的嚴格性。羅素和懷特海成功地將數學還原為邏輯。我們應該努力創建系統化的邏輯醫學理論。

此外，人們常常根據理論模型的三個因素──有關定律、特定環境或

者先行條件和待推事件來判斷理論的科學性，並認爲進行科學說明和預測時必須使用具有清晰的邏輯意義的概念，而不應使用沒有邏輯相關性的觀念，因爲只有這樣，才能經得起客觀檢驗。換句話說，一則科學定律只有在它的有效作用範圍內才能做出科學的預測，在它的邊界條件之外就會無所作爲。當我們透過邏輯推理斷定舒張功能性心臟衰竭不成立的時候，就應該更加明確如何用邏輯推理討論其他疾病了，所以在第六章討論了心肌病，在第七章討論了心因性猝死，在第九章討論了心臟衰竭。努力做到用最少的假設，說明一個又一個的疑難問題，其結論恰恰是根據已知的一切條件、最基本的假設和所描述的現象，逐個地、小心翼翼地搭建容易理解的、也是很可能存在的因果關係。由於避開了統計學的研究策略，所得到的結論也必定與傳統的認識不一樣。雖然一般認爲臨床醫學不存在牛頓力學三定律那樣的定律，因爲「一切生物定律都有例外，」但是如前所述，建立恰當的缺血和代償的基本概念，逐個分析每個疾病的可能病因，在心臟生理學已知的框架內就能構建一個以功能狀態爲基礎的統一的理論模型（詳見第五章）。在這個理論框架的基礎上，還可以不斷地推導出一系列的普適規律，進而得以較充分地概括或限定各種醫學現象應該存在的邏輯範圍和必須遵循的邏輯關係，並從中發現疾病的病因，嘗試解決絕大多數的醫學難題。

值得強調的是，正是已將心臟生理學作爲理論背景，並把每一種臨床病理現象都放入了這個統一的理論框架內，才能構建出整體的統一模型，獲取分析疾病的理論病因。此外，也可據此模型解釋許多細微的生物現象，預測出許多可能發生的疾病。它既可以嚴格論證舒張功能性心臟衰竭的不可能性，也能從原則上提示心肌病是可治之症，甚至提示心因性猝死的預防措施。這些都擁有徹底的定律效果，擁有在一定條件下定律的定性限定效力。離開了這樣的理論原則就一定會犯錯誤，只要是發生在這個原

則範圍以內的情況，都可以得到合理的解釋，合理的解釋是有效預防的基礎。其實，心臟生理學已經爲我們提供了可靠的定律，例如弗蘭克－斯塔林定律就是值得信賴的定律，可應用於生理和病理狀態。只是傳統的研究方式忽略了這個寶貴的定律的價值了，或者研究人員根本就沒有信心尋找醫學定律。

生物醫學所擁有的學科特徵，或者說醫學專屬的學科邏輯特性，在哲學界尚存爭議。這是因爲臨床醫學界自身很少嘗試進行哲學的討論和反思。一個科學理論可以不完善，只要是好的理論都應該處於發展變化之中，但是如果一個理論缺乏自我審查、自我提高的能力，在專業範圍以內沒有活躍的思想交流，那麼，正說明這樣的理論應該改革了。在此時提出嘗試解決醫學難題的目標，無非是希望引入新的系統思想和邏輯思維，雖然困難重重，但絕不是無稽之談。只要有利於統一行動、統一認識、統一目標，著眼於解決臨床醫學難題，就應該有積極的現實意義。另一方面，現實情況提示哲學的發展也需要有效地介入到生物醫學領域中才能實現其重大價值，生物醫學、哲學和邏輯學的完美結合才能產生生物醫學的系統理論。

嚴格地講，在中醫的理論中沒有獨立的論證過程。它在自己的理論誕生之日起就已經形成了邏輯統一的系統理論。這樣的理論本身就擁有很強的論證能力，既可以討論生理學問題，也可以解釋病理生理學問題，甚至中醫理論不需要清楚地界定自己的生理學和病理生理學的界限。它從陰陽五行概念開始就把疾病看作是生理功能的偏離狀態，疾病是指生理水準過度或不足的情況。診斷和治療的目的都是爲了使偏離的生物功能盡快回到生理狀態。當所有的生理和病理現象都得到同一種理論體系的解釋的時候，恰恰說明這樣的理論體系是可以接受的，它的概念都是普遍概念，它的研究方法正是邏輯和定性的方法。

　　法國數學家和哲學家朱爾斯・亨利・彭加勒（Jules Henri Poincarè, 1854-1912）提出科學理論是由「約定的方式」構成的。約定論認為：科學定律之真，並非完全取決於訴諸經驗這一事實，因為經驗不能判定實在的屬性；科學定律不是實在的鏡像，因而不可能在每一層次上都與實在一一對應。科學家在從事科學創造活動時，享有充分的猜測、跳躍、選擇、創新的自由。所以，科學定律不過是科學家集團在各自經驗的基礎之上，相互討論協商而「約定」的產物。或許這就包含了中醫理論所擁有的「內省」功能。它總是以綜合性的概念和綜合性分析推理的方式被人們所接受，「內省」或許可以理解為「默認」或「先驗論證」。當我們接受了胸骨、膈肌和肺組織的彈性差別時，也就接受了心肌缺血的本質原因是受壓迫缺血。當我們把弗蘭克－斯塔林定律、舒張功能的容量代償、心肌受壓迫產生跨室壁的壓差等概念綜合在一起的時候，就提出了冠心病病因的新觀點。我們沒有計算，也沒有應用任何心室內壓力、跨壁壓差和壓力梯度等力學數據。這可能就是定性的邏輯統一的理論體系的論證能力吧。

　　從研究方法看，中醫理論從來不依賴統計學論證。從近代開始，有人努力用統計學方法論證中醫理論的科學性，其結果似乎不理想。如果我們理解了拉卡托斯的關於科學理論基本結構的「共同原理」（詳見第九章），也就應該理解中醫理論的功能研究、定性研究是它的基礎，它們是形成系統理論的邏輯基石。中醫理論是一種定性的邏輯理論體系。它是建立在自己固有的邏輯基礎上的理論，無論概念與推理的建立，還是指導日常的診治工作，它都依賴於符合自身邏輯的綜合分析方法，不斷探索新問題，不斷深化對疾病過程的解釋和診治能力。這是一切開放的科學理論所擁有的特性。

## 二、醫學內容的複雜性決定了醫學論證方式的多樣性

現在可以大致把我們曾經使用過的醫學論證方法做一個簡單的匯總：

（1）自從亞里斯多德建立邏輯學以來，邏輯論證從來都被稱為最可靠的科學論證，從科學研究的歸屬與分類看，科學論證是由邏輯學承擔的任務，它具有權威性，但是，長期以來，邏輯論證被侷限於形式邏輯論證，它主要包括演繹推理和歸納推理。形式邏輯是指根據真實的前提，透過一定形式的有效推理得到新的認知的科學。

由於演繹推理是從全稱概念的命題中獲得部分概念的命題，因而從已知前提即能得到很可靠的科學結論。例如，第二章討論的舒張功能與收縮功能的關係，因為所有人的舒張功能都會受到收縮功能的約束，那麼心臟衰竭患者的舒張功能也受其收縮功能的約束。這就是一個典型的演繹推理。但是現實中，一直都在脫離了收縮功能約束的條件下孤立地研究舒張功能，所以出現基本概念錯誤；那麼，在這個錯誤概念的基礎上推導出來的舒張性心臟衰竭的概念也一定是不存在的，無論觀察了多少病例，這個概念都是不存在的，因為透過演繹推理，可以得到可靠的結論。

（2）在現實中，運用演繹推理的機會較少，更多的是運用歸納性推理。歸納性推理主要是指不完全性歸納性推理，它是從部分的集合概念推論出全體概念的共同特點，其結論是不確定的。這也是統計學根據樣本研究整體所必須承擔的風險。而且，出現了錯誤結論，歸納推理本身還沒有能力隨時提示研究人員結果的對錯，這就使潛在風險變得更大。有人提出了「舒張功能性心臟衰竭」的概念，竟然被當今心血管理論接受了，而且還把收縮性心臟衰竭和舒張性心臟衰竭二者並列起來，無視二者之間的邏輯關係，這違背了邏輯學的「不矛盾律」，具有諷刺意味的是，它還長期「應用」於臨床，未被察覺。

（3）完全性歸納推理的原則。當我們了解意到不完全性歸納推理的不足時，也注意到完全性歸納推理的重要性，它擁有得到可靠的科學結論的能力。如果從血流動力學的角度看，心臟射出分率只受到外周阻力和一定的血容量的影響，因為三者是形成血壓的最基本的因素，那麼我們圍繞在這三者的關係討論所得到的結論就屬於完全性歸納推理，因此可以確認心臟的射出分率是形成血壓的唯一動力因素，此結論擁有可靠的科學性。此外，根據動力和阻力的必然關係以及心肌的缺血與代償的關係可以推知，血壓升高的基本原因是射出分率的相對或絕對降低。完全歸納性邏輯推理只能由定性分析完成，或者說這樣的推理方式主要存在於定性研究中，我們幾乎不可能從定量研究的複雜資料中獲得完全性歸納推理的條件，並得出充分的、反映問題本質的科學結論。這也是整體定性研究重於局部量化研究的原因之一，我們的任務是根據定性分析的結論以及它們之間所構成的整體資訊，進行完全性歸納推理。

例如，超音波心圖技術具有同時觀察所有心肌的運動狀態的優勢，而心電圖則不能合理評價各個部位的心肌缺血，心尖部的缺血就是它的觀察盲區，雖然心尖部是最容易缺血的部位，所以由心電圖獲得的資訊是不全面的。建立科學的理論最重要的是占有全面的資訊（詳見第五章）。

（4）非形式邏輯方式。鑒於形式邏輯的兩種主要推理方法不能滿足臨床的需求，於是有人提出日常辯論中非形式邏輯論證的應用效力與形式邏輯同樣重要。20 世紀 70 年代，邏輯學教師開始懷疑形式邏輯作為論證和推理的工具的有效範圍和實用性。

非形式邏輯一開始就顯露出十分不同於形式邏輯的特點：以日常生活中的辯論為研究對象，突破了傳統上作為範式的形式邏輯的分析標準和正確性（真前提＋形式有效推理）的評價標準。批判性思維和非形式邏輯本質上是相同的，非形式邏輯是研究批判性思維的實踐並提供其智力支持的

學科。評價某種論證是否科學，必須聯繫其所論證命題的特性，不同的命題應該有不同的論證方法。生物現象具有多樣性，論證方式也必須多樣。形式邏輯側重於推理的語形學／語義學研究，非形式邏輯側重於推理的語用學研究。

在現實的學科中，醫學應該是最複雜的學科之一，所以它必須接受各種各樣的論證方式，遠遠超出形式邏輯所規定的方法和原則。請注意：醫學論證的最終目的是確認所得到的結論（或被論證的假設）是科學的，或是錯誤的。我們賴以深入探索的先決條件應該是合理的、可接受的，而絕不只是「最佳證據」。推理應該是邏輯有效的，而不僅僅限於統計推理有效。

（5）整體論證。系統論認為生物是由多層次結構組成的，生物的相關理論也表現出相應的層次結構。上述論證主要出現在生物系統的整體理論層次中，關鍵在於利用不同的方式、方法說明同一個命題。參與對整體命題的論證的不同視角越多，結論的可靠性越大，越不容易被推翻。例如，在論證心室的舒張功能與收縮功能的容量關係時，列舉了十個方面的不同情況加以說明，遠遠比不加說明地主觀選擇了血流速度概念，孤立地討論舒張功能的概念，把收縮與舒張兩種心功能分別研究更為可靠（詳見第二章）。

其實，論證這兩種心臟功能之間的容量關係，共有十個方面都涉及臨床實際發生的情況，是從不同的角度論證同一個命題，從這十個邏輯分析中可以得到一個共同的結論：研究舒張功能必須充分考慮收縮功能對舒張功能的限定作用和舒張功能對收縮功能的依賴、調整、代償作用。

透過多種關係把兩種心功能密切聯繫在一起，就形成了關於心功能的整體性研究，這樣得到的結論更有概括性，可以統一解釋更多的心功能現象，而且與原有的收縮功能理論完全融合，沒有悖論。這樣整體的討論是對局部理論的有力證明。所以說，醫學的整體研究將擁有很強大的論證權

威性。

（6）黑箱方法。本書所提及的各種臨床疾病，都涉及人體是一個開放的活系統的認識，這是系統醫學的基本觀點。單獨研究人體的某一個局部或某些物理量，就容易使它們脫離有機的整體，不能得到有價值的結論。例如高血壓一直被認爲是一種獨立的疾病，那就始終沒有機會把它和其他心臟疾病聯繫在一起。因爲許多必然的聯繫是以潛在的功能形式存在的，所以很難確定，也很難測量，只有努力挖掘，才可能發現那些重要而被忽視了的各種作用關係。例如，研究心臟功能時，常常涉及它的力學關係。一個病理現象到底涉及什麼樣的邏輯關係和邊界範圍，或涉及什麼樣的基本因素，這是任何醫學研究首先要考慮的問題。醫學問題的整體性常常體現在邊界條件上，應全面考慮所有的必要因素和必然關係。爲了愼重起見，面對一個未知的現象、一個長期得不到解決的疑難問題，爲了避免忽略某些重要線索，系統理論提倡用黑箱方法進行各種科學研究，只是現代醫學很少應用黑箱方法。黑箱方法的最重要的優點就是愼重地保全了所有必要的前提條件，只根據全部的輸入條件和全部的變化結果，創建可能的各種中間過程，對複雜問題進行推測性理解和論證。這樣的研究方法在解決臨床難題時特別有用。因爲有時候不必要，也不可能把疾病過程的每個環節都弄清楚，只要根據結果偏離理想狀態的程度和回饋原理，逐漸調整好已知條件，使結果達到理想的目標狀態，就可以認爲疾病恢復了。黑箱方法是系統科學處理複雜性問題時最常用的方法之一，因爲它尊重了醫學問題的整體性，保留了醫學資料的完整性。整體性特徵是系統思維的基礎，是對抗割裂性思維的有力武器，可以說黑箱方法是系統整體觀念的產物。

（7）類比方法。類比方法也是系統研究的方法之一。它在明確定性研究是醫學研究的主導方法的基礎上，對一時難以直接研究的課題，可以

先確立相似的生物過程爲參照系統，使之變爲可研究方案，類比的方法是一種實驗性的探索方法。這種方法在以統計學爲主導的量化研究中受到排斥，但是在形式邏輯中也有專門的論述。例如，臨床醫生爲疾病尋找病因的過程可以類比警察機關分析各種複雜案件、尋找線索的過程。類比論證之後還應該按照實務的要求驗證所得到的結論，因爲它畢竟不是直接的論證。擴張性心肌病利用心肌擁有「最佳肌節長度」的概念來推斷其可能之機理，肥厚性心肌病也可以用「最佳心肌厚度」的類似概念推斷其機理。這就是類比論證，其結論同樣擁有重要的科學價值。這是功能主義研究所能夠接受的研究方法。

（8）論證的法學模式。既然生物醫學難題主要涉及生物複雜性問題，對這些命題的論證也應該多樣化，才有利於揭示最複雜現象背後的共同的機理。可以想像，在複雜的人體內部有各種物理、生化因素相互作用，情況複雜至極。用來描述這些複雜的、未知的必然因素和邏輯關係的概念和理論，可能遠遠超出現有的知識範圍。廣泛的、不拘某種定式的邏輯分析應成爲描述和理解研究對象的重要原則。對所涉及的每一個步驟、條件、範圍都必須給予周到的思考和分析，力求所提出的假設能夠涵蓋最大的醫學邏輯範圍，也能夠解釋各種相關的現象。就像法院審理和分析案情一樣，從許多細微的蛛絲馬跡中找到最合理的解釋或線索，以法理爲依據指導審判，醫學論證也需要醫理支援（詳見第九章）。面對複雜現象，最初總要提出各種設想。在不斷提出假設、不斷論證、不斷排除錯誤認識，肯定合理成分，依靠邏輯推理，去僞存眞，排除干擾，確認、縮小偵查範圍，最終建立正確的認識。論證的科學結論隨著論證過程中不斷提出的挑戰性問題的解決而逐步顯現出來。

（9）定性的論證形式。這樣的論證形式是量化研究無法涉及的領域，因爲定性資料與量化資料本身就有本質的不同，來自不同的研究領域。這

樣的定性論證一定會成為各種醫學研究的基礎，而不是相反。有了正確的定性研究之後，就很容易確定具體的量化研究方案。定性論證的要點是努力占有完全的醫學資訊。

（10）醫學的邏輯證偽。正如第二章所述，關於舒張功能的所有概念都要重新審查，因為它們的基本前提有誤，以至於它們賴以存在的基本概念有誤。在十幾年以前的歐洲國際會議相關資料中，我就見到過關於舒張功能方面的不同意見，約占全部相關資料的 7%～8%，只是眼下的反對意見幾乎絕跡了。然而，問題並沒有解決，討論還要進行，因為還有臨床難題沒有解決。對舒張功能概念的否定性分析就是一種邏輯的證偽過程。不僅僅是理論的證偽，在實務中也很難確認舒張性心臟衰竭與收縮性心臟衰竭的差別。因為該理論的最基本的概念被證偽了，這從根本上撼動了舒張功能理論的大廈。

此外，統一性論證是基於對理論的整合，形成一套理論體系，同時發展成對各種疾病病因和機理的綜合論證，這是一個宏大的論題（參考第五章）。

# 第四節　系統理論探討

關於複雜的醫學論證問題，儘管我們列舉了上述許多論證的原則和方法，但也要承認許多複雜的醫學問題有時仍然難以得到即刻實證，因為我們所要論證的是不斷變化的功能關係。功能關係缺乏結構變化的固定性、可視性。這時只能求助於生物體的統一性，或者說用系統的統一性進行論證。

## 一、統一性論證將是功能醫學論證的基本形式

完整統一的理論就像完整統一的人體一樣擁有很強的免疫力和生長發育能力。一套好的科學理論應該自成體系，各部分內容相互支持，擁有專門的研究領域和專屬的邏輯系統。追求醫學理論的邏輯統一是建構醫學科學理論的最重要目標。一旦理論的總體邏輯性結構體系形成，所有必要因素和必然關係就容易得到確定，不易再被更改。這也是理論的整體性和統一性對體內各因素和它們之間的關係的嚴格約束。

人體的統一性使人體擁有相當強大的結構與功能的穩定性，因此，每個人的結構因素及其相互關係只遵循於自己系統的統一性。因為複雜系統的結構關係就像有層次的網絡結構，因素就像網絡中的節點，每個節點都有若干個相關關係，相當於數條連接線，把幾個低級節點連接為不可隨意動搖的、具有更高系統穩定性的整體。一個確定的節點或一條確定的連線的存在不僅僅是自己的事情，而且是由相關聯的所有節點和連線決定的。證明一個因素或一個命題的合理存在，不僅要論證其內部過程的合理性，而且還要論證它與外部環境的相互制約和適應性。從生物進化的高度看，正是外部環境主要決定了生物內部的結構和功能的發展和進化。人體內部的統一性只是為了更好地適應外部環境，以求得個體更好的生存和物種的進化。系統生物學家特別強調在系統生物學中發現一般性原理的重要性，從這個意義上講，他們是邏輯統一論者。

人體的統一性決定了人體科學理論的邏輯統一性。它不僅僅是指最高層次的理論統一，而且強調各個局部理論必須服從整體理論。整體理論對所有局部理論擁有統領和檢驗的效力。英國科學哲學家斯蒂芬‧圖爾敏（Stephen Toulmin, 1922-2009）指出，論證像是一個生物體，它既有總的解剖結構，也有詳細的生理結構。邏輯學家主要關心的結構是個體語句層

次，從中可以確立或拒斥論證的有效性，但是，這種抽象的論證有時需要宏觀論證的驗證。

　　值得注意的是，每個臟器的生理功能，例如心臟功能中的力學關係，它們都已經在生理水準上自然構成了統一的系統。生理學就是描述各種臟器的生理功能在整體中統一的學科。我們了解了人體的各個部位的解剖和生理功能，也就自然認識了人體的整體結構及其功能的統一關係。此外，生理性統一還反映出人體內環境的穩定，表現為人體的各層次結構各司其職，以最高的生物學效率和最佳的心理狀態完成各種生理功能，體內發生的任何生理反應過程都相互支持，抗拒各種病變的發生。

　　然而，分別研究各器官的不同疾病，會使人們產生錯覺，以為可以忽略被研究對象的整體特性，任意對疾病進行孤立性研究。這種孤立性研究只強調了陽性資料，而忽略了陰性資料的存在；只注意有形的、可視的、直觀的解剖和形態的證據，而忽略了無形的、非可視的功能性資料。人體的所有資訊都不是孤立的，但是為了清楚描述複雜的醫學現象常常要分別描述各種因素、分解各種過程、分析不同因素的相互作用。為了避免肢解生物功能的整體性，從研究的初始階段，就應該注意建立綜合性的概念，並且了解動態、辯證地解釋運動的功能因素。

　　因為人體的統一性，醫學理論本身也必須自成系統，才能達到完美的統一。任何理論都要按照邏輯和歷史統一的原則構建。

　　歷史統一的原則是指按照事物發展的自然進程來揭示歷史規律，它不僅指醫學理論發展的歷史性統一，也包含了生物實踐過程的邏輯統一。總之，醫學理論應在揭示研究對象的內部邏輯關係的基礎上再現研究對象的歷史發展的統一。前者便於把握生物現象的事實，實際上更多的是指對客觀現象的描述和對簡單性的理解；後者具有典型性和抽象概括性，實際上主要指邏輯的分析和辯證的思維。最終形成的統一科學理論體系將擁有

整體科學性，成爲所有局部理論有效性、科學性的嚴格的評價標準。凡是不能最終有機地融入理論的大系統中的局部理論都要進行修正，以期得到總體理論的接納。功能主義認爲，所有的心臟病都偏離了自身的功能統一性，出現了部分環節的功能異常。能夠形成被實務所證實，爲各專業理論都接受的統一性理論體系，才是總體成功的理論體系，才能從原則上說明各種心臟病。

　　本書自始至終都在使用心肌缺血－代償的基本概念，而且根據這個概念揭示了大多數心血管病的功能性機理。在所涉及的概念中，沒有哪個概念的重要性和使用頻率能夠超過這個概念。這個概念是功能性的概念，它不是個人杜撰出來的，只是把心肌缺血和功能代償這兩個大家本來就很熟悉的舊概念結合在一起使用，並與弗蘭克－斯塔林定律聯繫起來，加入了新的內容。它是統一的邏輯理論的強大基石，而使本書理論統一的另一塊基石是心臟生理學。在生理學的大背景下，臨床心血管病的各個主要疾病的功能框架和細節都得到了眞實的呈現，並被自然而然地統一起來了。能夠得到疾病的因果關係的統一的理論體系才有存在價值。

　　此刻，重溫德國科學家和科學哲學家石里克對科學理論建立的四點看法，體會更加深刻：①肯定事物的客觀實在性以及人們認識的主觀性。②客觀事物的規律性並非全都表現爲可觀察的現象。鑒於可觀察環節與不可觀察環節相互連接，那麼，如果把不可觀察部分排除出科學範圍，可觀察部分就成了不連續的片段，便不能據此探明連續的規律性。只有用理性把不可觀察部分「塡補」進去，才能掌握事物的規律。③把認識與直覺區分開來。直覺是主體與對象直接相對所產生的初級認識和印象，而認識則是主體透過以往積累的知識判定某對象是什麼，從而把它納入自己的知識體系內。④認識客觀實在不可能一次完成，必須經過反覆多次的認識過程，從中不斷剔除謬誤成分，由此逐漸接近並正確地認識客觀實在。生物體的

邏輯統一性需要一些形而上學的概括性思考和聯想。

正如系統理論所強調的那樣，人體的統一性是全方位、多層次和多維度的，是不可分割的。人的統一性可以反映在它的運動過程中，它是指生物體時刻都處於各種功能相互匹配的協調工作狀態，它還表現爲時間的統一性。在現代醫學研究中，時間概念首先體現在疾病的慢性和急性表現當中。急性發病過程常表現爲病情來勢兇猛，短時間內可以造成器官解剖結構和功能的損傷；慢性的疾病過程則表現爲病情時好時壞，遷延難治等。同樣的損傷短時間內作用於機體可能造成不可逆轉的結果，如冠狀動脈在短時間內的堵塞可能形成嚴重的心臟突發事件，甚至可能危及生命。如果冠狀動脈堵塞的時間延長，心臟有足夠的時間形成冠狀動脈的側枝循環，那麼，冠心病可能就不至於威脅生命。時間概念也出現在疾病的不同階段。時間關係的統一性還體現在正確的因果關係上，一般總是原因在前，結果在後，這是一個永恆的邏輯關係。時間順序顛倒了可能會把因果關係也顛倒了，這樣的理論一定漏洞百出。

一個生命個體的新生與結束也是爲了生物物種進化的統一性。這種統一性將成爲我們討論醫學問題的總的邏輯依據。達爾文進化論實質上也是一門解釋生物物種在時間維度上起源和演化的邏輯性科學，因此，進化論也是臨床醫學理論重要的邏輯基礎。

用邏輯統一的原則就可以理解舒張性心臟衰竭與收縮性心臟衰竭不能共存。如果不能統一認識收縮性心臟衰竭和舒張性心臟衰竭，就會出現當前心血管病理論的重大漏洞和錯誤認識。如果舒張性心臟衰竭可以單獨存在的話，就等於推翻了原有的心臟衰竭的概念，證明機體在得到了充分血液供應之後還有心臟衰竭的可能性，這本身就是一種悖論。而醫學研究要求統一解釋所有現象，隨時檢驗並避免這樣的悖論。在這樣的統一性研究中，更注重的是功能的統一，它將有效地克服還原論思維所帶來的各種

錯誤結果。總之，醫學理論的統一性將是我們對現有理論深加工的重要追求目標，是提高認識的工具，不可或缺。整體性是不可分割的，應該是無條件的。在我們必須進行分解研究時，應時刻記住每一步走過的路徑和條件，以便根據需要隨時補足綜合性的整體研究。整體性和統一性對任何生物系統都是必需的。

統一的理論特別強調反映人體本質的定性研究的邏輯一致性。無論是研究病因，還是疾病的機理，無論臨床診斷，還是評價心功能的發展趨勢，都要做到這點。只要醫學研究不斷發展，定性研究總是引導著量化研究的方向。

建立人體系統科學的最初階段一定是艱難的，因為研究人員一開始缺乏對全域認識，因而可能會得到許多無意義的資料和資料。決定取捨的標準恰恰要看這樣的資料最終是否可以被合理地融入理論整體的統一性中。而在研究的後期，逐漸增加的對整體性研究的認識將不斷提示正確的研究方向。多方面的資料融會貫通會使我們少走許多彎路，會加快研究成果的問世，會提高研究的效率。為此，就會較多地應用系統的黑箱方法，就需要更多的假說、類比、邏輯推理、分析與綜合，逐步使分散的資料系統起來，特別要把疾病的局部過程和生理過程統一起來，要把各種不同的疾病從結構和功能上統一起來。

在研究人體的複雜功能過程中。統一性論證的力量並不在於有一論證一，有二論證二，它是一種全方位的論證，常常表現為綜合症式的描述，涉及多種因素，只要各方面因素和關係都達到理論的統一，其中所涉及的各個環節、各個方面的許多細節也就得到了論證。本書通用的心肌缺血－代償的概念在普遍應用過程中得到了論證。當把這樣的整體的理論框架構建起來的時候，框架內部的有機聯繫、動態的功能聯繫，包括可能的因果關係也就都容易得到確認。統一理論的確立擁有生物科學論證的最大效力

和應用範圍。

波蘭科學家路德維希・弗萊克（Ludwik Fleck, 1896-1961）認為：科學理論並非是人們所經常認為的那種精確量化的理論結構，必須考慮其社會學、心理學、價值觀因素之後，才能在相對意義上理解它，根本不存在絕對的真理或謬誤。結構主義理論如果無助於心血管病的預防，它的理論價值將大打折扣，更不是絕對真理。科學真理只是某一特殊思想樣式的產物，它也同時是這樣被思想群體所接受的。什麼是正確的科學理論？弗萊克認為無非是某種思想樣式被大家集體接受的結果。思維方式是人體功能的重要組成部分（詳見第十章）。

在世界科學史中，中國人十分熟悉的德國革命家弗裡德里希・恩格斯（Friedrich Engels, 1820-1895），是以社會經濟學家和科學哲學家的面貌出現的。他強調了科學假說的作用，他認為自然科學的發展形式就是假說，亦即一個新的事實被觀察到了，它使得過去用來說明和它同類的事實的方式不中用了，從這一瞬間起，就需要新的說明方式了。進一步的觀察、研究會使這些假說純化，取消一些內容，修正一些內容，直到最後形成純粹的定律。世界本身就是一個充滿未知的神秘的統一體，理論的不同只是看待世界的視角不同，認識的深刻程度不同。理論的進步常常表現為它的邏輯自洽達到更完美的程度。醫學理論的發展也必須遵循這一規律。

## 二、確立醫學的論證原則

醫學研究歷來重視科學的論證。可是何為科學論證呢？《邏輯學》教科書是這樣表述的：「論證就是用一個或一些已知為真的命題確定另一命題的真實性或虛假性的思維過程」。許多科學方法學著作引用了這一說法。科學論證的目的是要得到科學的結論，而科學的結論不僅依賴於論證方法

本身的科學性，還要求所選用的方法必須適用於被研究對象，即面對不同的研究目標和研究對象，必須選用合理的研究方法。人們早已習慣於用物理學的方法解答物理學的問題，用化學的方法分析化學問題。這樣的做法只是因爲方法本身符合本學科的特有的邏輯規律。任何醫學理論的論證都必須符合醫學自身的規律。這是一個學科獨立性的重要標誌。本書所強調的解決心血管病難題的各種策略，讀者可能並不陌生，但是，如何綜合使用這些策略，達到解決醫學難題的目的，卻並非易事。

## 1. 科學論證的最重要的方法是實證方法和證僞的方法

在實證方法中，理論上強調了因果關係的對應性，最好是一一對應的關係。可以說到目前爲止，臨床醫學應用的論證方法都是實證性的，即希望所有的觀點或假說都能夠馬上得到證實，這樣在隨後的研究中，才能放心使用所得到的結論。這種論證方式的優點是證據確鑿，容易得到支持。如用冠狀動脈攝影證實冠狀動脈狹窄，這樣才能夠確診冠心病，臨床上把冠狀動脈攝影當作診斷冠心病的黃金標準，而醫生在沒有發現冠狀動脈狹窄證據的情況下進行診斷，就會感到有些根據不足。許多醫生堅持認爲只要沒有冠狀動脈攝影的證據就不能確診冠心病。有些醫生雖然也認可存在無冠狀動脈狹窄的冠心病的可能，但是因爲沒有理論支持，理不直，氣不壯。然而，在醫學臨床實驗中似乎很少有一一對應的疾病的因果關係。例如，心因性猝死的原因就無法用單因素的因果關係解釋，此時的統計學論證也不能澄清是非。事實上，冠心病的病因並不在於冠狀動脈是否狹窄，也不在於冠狀動脈結構的改變。個體血壓在正常範圍，或降壓後控制在正常範圍並不能證明患者心肌缺血已經完全糾正了。「生物定律總有例外」的情況給臨床醫學的論證帶來很大的麻煩。從臨床的實例中，可以發現生物體的功能千變萬化，即使對於某一種生物學結果，其途徑也是多樣化

的。抹殺了其他存在的多種可能性就有可能出現錯誤。前述各種成熟的論證方法多為實證性方法，儘管如此，由於生物的複雜性，實證性論證在生物研究中常常並不實用。

針對這種情況，奧地利科學哲學家波普爾（Karl Popper, 1902-1994）提出證偽的論證策略，該策略大體上與實證的策略相反，就是看看在臨床中是否有相反的實例存在，只要能夠提出一個具體的實例與被論證的命題相矛盾，就可以否認這個命題。「所謂證偽，是指一個理論可能被某些否定性經驗事實證明是假命題，即該理論被推翻」。波普爾認為證偽的重大科學價值在於它可區分真科學和偽科學。遺憾的是，在醫學實務中，並沒有強調證偽的作用。只有哲學界在涉及科學論證的方法時，肯定了證偽的科研效力。證偽與科學證實的效力同樣重要，甚至更實用。

在這裡有必要提及的是，至今有些人根據一己之見把中醫說成是偽科學。可以肯定地講，他們一定都不懂中醫的基本原則，無論他們在自己的學術領域有多麼成功。客觀地講，中醫學理論的原則主要是指中醫的普遍認識和普遍概念。建議這些中醫批評者根據證偽的論證方式拿出證據，嚴肅的證偽的做法，不是用個別醫生的具體失誤否證中醫的理論原則。因為證偽的方式才是評價一種學術理論是真是假的有效手段。如果他們缺乏醫學知識，請在發言之前多觀察和學習。

個人疾病的表現隨時在變化，現象不能作為論證中醫原理的直接依據。根據現象的重複性研究只能得到「一切生物學定律都有例外」的結論。然而，對以生物目的和生物功能為主導的各種生物現象進行定性的邏輯分析，可發現大量可循的規律，而且這些規律有著良好的重複性。例如，「心主神明」是受到多方質疑的一個命題，很多人認為應該將其改作「腦主神明」。但是如果冷靜下來思考，卻發現它是千真萬確的事實。無

論醫生還是患者，雙方都想了解疾病的原因和來龍去脈。當腦力勞動超負荷以後，最受傷害的臟器常常是心臟。在大腦還沒有病的時候，心臟已經嚴重缺血了。有時候疾病表現為大腦的梗死或出血，可是深層次的病因還是心臟的供血不足。所以，「心主神明」應該是對最複雜的病理生理過程的高度概括。漢語中有「用心想事」、「心想事成」的詞語，都是對的。人過度思考之後會感到胸悶、氣短，再也想不清問題了。大家所熟悉的棋聖聶衛平在中日圍棋擂臺賽中，有時會出昏招，吸氧之後才發現棋勢已進入了困境，再想辦法走出困境，因為他患有先天性心臟病，心臟供氧維持大腦持續思考的能力相對弱一些。很多事情的表面現象千變萬化，沒有表現出重複性，但是本質卻是高度可重複性，這應該是更重要的事實。僅靠研究表面現象的重複性是不能否認中醫的理論原則。我們用證偽的方法恰恰證明了中醫理論的各項原則都是科學的，中醫不是偽科學。因為中醫的原則都是用來指導醫生的邏輯思維，用來定性研究的，並沒有限定具體的診治方法，所以，具體的案例不能作為否認的證據來否定中醫原則。

　　證偽的策略可以最大限度地保留該命題存在的可能性，沒有例外的情況。任何存在例外的結論都無法得到證偽策略的支援，而任何統計學的研究結果都存在例外，因而統計學的研究結論無法得到證偽策略的支持。儘管證偽策略早在100多年以前就問世了，可是至今沒有能夠應用在醫學研究領域中。

　　符合醫學邏輯的定性研究的結果是可以沒有例外的，所以，可以進行科學的證偽。無論冠狀動脈是否狹窄都有發生冠心病的可能，這樣的命題是沒有例外發生的；我們強調冠狀動脈狹窄不是冠心病的病因，是因為有一部分心肌壞死者、心因性猝死者的冠狀動脈內沒有見到血栓，這就是例外；而把心肌受壓迫缺血的過程論證為冠心病的病因是合理的，沒有假陽

性，也沒有假陰性，因而沒有例外。這樣的論證只能出現在定性研究的過程中。爲了探討疾病的因果關係，只要應用符合生物規律的邏輯分析，就不會存在假陽性和假陰性的狀態，否則論證將是不充分的。在這樣的理論論證過程中，可以運用證僞的論證策略。按照生物整體的定性研究策略，只要實務中發現任何一個不符合該理論的實例，就可以認爲這個理論不正確，那麼這樣的論證就是嚴格的，這就是證僞的過程。證僞是一種否認性的論證，它是先提出命題，再設法推翻舊理論，再提出更新的命題的過程。證實與證僞兩者的結合是確保理論更爲完善的科學論證方法。

## 2. 從根本上講，論證方法也是一種研究方法，有時兩者不能區分，是殊途同歸的做法

在實務中，嚴格的醫學論證方法有時候並不能充分論證所有的醫學現象，特別是在量化研究的領域裡，常會見到假陽性、假陰性的結果。在這種情況下，自然派生出一些錯誤理論或概念。例如，舒張性心臟衰竭。我們只要堅持邏輯醫學的方向，就可以發現舒張性心臟衰竭的邏輯悖論。

在體現生物邏輯關係的邏輯醫學理論中，經過完全性歸納邏輯論證的新命題應該擁有足夠的科學性；有與被確認的或已得到公認的概念的相容性，能有效地融入原有的理論體系，有眞實性、可靠性、可行性、說明性，而且一定會比原有的理論和概念更加深刻。這些特性主要透過其內部的、外部的邏輯關係反映出來，相當於從概念的內涵和外延兩個方面接受各種形式的醫學科學論證。

在結構主義的醫學理論中，某些功能性命題本身只是一種現象或者過程的簡略描述，而功能主義研究以功能關係的論證爲主要內容，這樣的關係論證與結構論證當然不同。

生物醫學的邏輯性陳述以及對於這樣的功能描述性的結論至少可以透

過另一種形式來描述這種關係的存在性。在第二章，從十個方面描述了收縮功能與舒張功能之間存在容量代價的關係；本章也從十二個方面直接指出了醫學統計學研究的誤導作用。對醫學的各種邏輯關係來講，從多管道描述同一種關係是一種有效的功能主義研究的論證方法。

## 3. 本書的主要論證形式──定性論證

　　長期以來，每當提到科學論證，人們總會問有多少案例說明這個命題？人們常以「用數字說話」為由否定定性的研究。眾所周知，量化資料和定性資料有本質的不同。它們的不同之處不僅在於定性資料可以概括所管轄的量化資料，或者說，大量的量化資料經過了恰當的處理可以昇華為某種形式的定性資料；而且在生物學研究中，定性研究本身獨具自己的存在空間，任何量化研究都不能取代它。所以，醫學各項原理的主要論證形式不是定量的論證，而是定性的論證。因為本書主要討論的是定性研究的理論，但是它絲毫也沒有削弱邏輯論證的嚴謹性。相反地，我們正是從這個空間中看到了邏輯論證原則的嚴謹性。定性研究的結論沒有例外存在，疾病的因果關係也不應該有例外。邏輯論證完全不排斥定性研究。只是在我們現有的醫學研究中缺少了定性研究，也就缺少了對醫學原理的定性的論證。數字的大小固然方便比較兩者的變化程度，但是，生物功能現象的多變性恰恰不適合於從兩種現象的比較中得到結論。

　　或許我們還沒有意識到，定性研究的另一個重要作用是可以歸納整理看起來雜亂無章的生物量化資料，釐清頭緒，便於簡化原本十分複雜的理論體系（詳見第五章）。這是解決醫學難題的必經之路。

　　有人認為，「在非線性系統中，即使是定性的陳述，也需要定量的實驗來驗證」，這樣的認識是錯誤的。這是對定性研究的誤解，也是對量化研究的誤解。

### 4. 任何研究方法的使用都不能夠改變被研究事物的特徵

　　絕大多數人體指標都是綜合資訊，血壓只是綜合資訊中的一個參數。血壓的構成不是血壓自己，血壓升高的原因不在於血壓自身，而是多變數共同作用的結果。統計學的診斷標準常常僅選擇某一個指標，在一定的可信限之內，證明大部分人或得病，或爲健康，例如高血壓病的診斷標準。血壓的變化就是多種相關因素共同作用的結果，只在血壓範圍內研究，不能揭示高血壓病的邏輯病因，更不能討論預後。血壓只是臨床疾病的重要資訊，但不是血壓升高的本質，其本質是心肌的缺血。而且，每個統計對象的個人血壓指標都是隨時可以變化的，變化的原因也各不相同，同樣的原因所引起的血壓升高的程度也不一樣。採用綜合集成法研究綜合資訊，使整體論與還原論的優勢互補，這是錢學森教授所提倡的系統論的論證方法。

### 5. 用各種論證方法論證開放的人體理論

　　人體是開放的系統，其理論除了應該是開放的理論，論證方法也必須是開放的，要有充分的胸懷接受其他各種論證方法，而不是拒絕其他有效的論證方法。

　　任何複雜現象都是不可分割的，但是理論可以分解，只是爲了便於說明和論證，所有的醫學分解性論證過程總要分先定性、後定量兩步走，人體疾病的個性化、多樣化表現是統一醫學理論的難點，但是定性研究可以解決這樣的問題。在科學思維過程中，應汲取一切成功的經驗，以達到科學研究的目的。在創建新理論時，尤其需要各種不同論證形式的幫助。根據任何科學論證必須符合本學科的邏輯規律的原則，假設有 $n$ 種理論描述方式，那麼論證模式至少 $\geq n$。接受了系統思維的醫學理論也應該接受相關的系統論證方法。

　　醫學論證過程不是，也不可能是追求絕對眞理的過程，而應該是不

斷探索相對眞理的過程。科學的結論必須接受理論的統一性的檢驗，這也是新、舊理論相互統一的過程，不應該讓不同的心血管病理論繼續獨立存在。除了理論的核心概念以外，不斷地修改原有論證的部分內容和推理過程，不斷修改論證的結論，這是很常見的。人們正是在不斷批判謬誤中提高認識，接近眞理的。

## 6. 人體是有層次的系統，人體科學理論也應該反映這種層次關係

科學論證多是同一層次的論證，或者用較高層次的理論證明下屬層次的現象，並推斷出新的科學命題或論斷。不能根據低層次的認識論證高層次的命題。高層次命題論證低層次的命題擁有更強的論證效力，它屬於自上而下的演繹性論證。在臨床工作中，常有人參照某些「最新」文獻，面對相同的醫學資料重複同一種實驗操作，得到同樣的結論，這樣的做法不是眞正的科學論證。

## 7. 科學論證要求把正確的方法應用於恰當的研究對象

科學研究方法不可用錯地方，即不恰當地應用了某些方法。統計學本身不是錯誤的根源，問題出在對人體的系統性缺乏認識；還原論的思維方式追求每一步的微觀認識的實證性，但缺乏整體性觀念。

## 8. 生理關係是論證的基礎，也是心臟功能的基礎

即使心臟病狀態也包括所有重要的常識性關係，只是偏離它的生理性功能關係。所以，生理性描述也擁有重要的論證價值，因爲生理學規定了生物體自身發展和與病變相抗爭的邏輯規律。

### 9. 臨床實驗論證應該是最終的驗證

通過實務成功論證的命題就是科學的命題，其結論對於該命題的假說、前提、推理甚至研究策略都有強大的論證效力。但是，如果臨床實務論證得到的結論與原命題不符，要慎重確定論證的失敗出自論證全過程的哪個環節。臨床的治療方案取得了成功，不僅證明了藥物選擇的合理，還間接證明了診斷的準確、相關理論的適用合理等。疾病過程越複雜，所需要的可能論證種類越多。

### 10. 目前我們所要建立的是一種符合生命邏輯的臨床理論

任何一種假設都只是一種可能性，也是一種可能的存在。只是比較哪種理論更容易融入原有的知識系統。如果有些概念不能充分融入原有的理論體系，那麼，或者修改假設的概念和命題，或者準備修改原有的理論。如果所有的新概念和新命題都被原有的科學理論所接受和容納，那麼，新的基礎假設和概念的科學性也就被進一步加強了。

### 11. 臨床醫學的個案也有相當的科學論證價值

因為每個個案都包含了所有案例的共性，只是個案的案例有時表現為突出的個性，它是我們區分疾病病因的共性和個性的重要參考資料，不應該遭到排斥。這樣的論證必須建立在科學的本質論證的基礎上，需要建立在全稱概念和單稱概念的基礎上，然而在推廣個案經驗時，應該區分個性和共性。

### 12. 疾病的本質論證是指導個案論證的基礎

透過完全性歸納推理得到的結論可以概括所有個案的性質，這樣的推理也可以得到確定的科學結論。但也可以用假說－演繹法代替歸納法。如

果量化了的概念和資料不能夠反映問題的本質，那麼，由這些量化資料和概念形成的論證的臨床價值就不大。用已知規律和定性的模型指導個案，不以臨床觀察的病例數的多少顯示其論證效力。任何個案只要符合理論模型的描述和基本概念，就可以透過演繹推理得到有效的個性化的診斷意見或結論。

我們總希望每個命題都得到理論和實務的論證，但在實務中有時很難做到這一點。重大理論往往來自科學家精神的「自由創造」，先設立某種假說，然後據此演繹出某些可檢驗的理論；待到這些理論透過檢驗，其假說也就被證實。波普爾批判了不完全歸納法，並提出假說－演繹法是發展科學理論的主要途徑。提出假說和建立理論模型的過程與論證的過程完全不同。不能強求某個命題一定以某種方式，在某種條件下被「證實」。醫學論證不是可有可無的，但也不能以過於簡單的方式規定論證的前提條件和方法。醫學論證要求相關理論、背景知識和證據三者都具備，離開背景知識越遠但最終透過「嚴峻的檢驗」的理論有較大的科學價值。

# 第九章

# 預防心肌缺血就能預防心臟衰竭

## 摘　　要

心臟衰竭，是指心臟的射出分率不能完成正常的供血任務的一種危重情況。心臟衰竭不同於任何一種具體的心臟病，但是各種心臟病的功能惡化均可以引發心臟衰竭，所以，只能應用功能主義的原則探討心臟衰竭發生的共同機理。

心臟衰竭有急性心臟衰竭和慢性心臟衰竭，左室心臟衰竭和右室心臟衰竭之分，沒有收縮性心臟衰竭和舒張性心臟衰竭之分。目前對心臟衰竭的診斷仍然是以症狀和體徵的判斷爲主，而每個人的原發病不同，症狀也千差萬別，缺乏客觀的評價指標，這成爲心臟衰竭臨床診斷和預防的主要問題。

心臟衰竭並不等同於猝死，心臟衰竭不一定死亡，但卻是導致猝死的潛在病因之一；預防心臟衰竭和杜絕心臟衰竭必須澄清心臟衰竭的各種病因及其力學機理，也不能把心臟衰竭的病因和機理相混淆。它理應有較長的心功能惡化的階段，這應該是預防心臟衰竭的有利時機。

# 第一節　臨床醫生的思維誤區

　　心臟衰竭並沒有屬於自己的病理變化，所以臨床醫生只能根據人體活動之後所產生的臨床症狀和體徵來判斷心臟衰竭。這樣做不但顯得十分粗略，而且延誤了早期診斷和預防的時機。理論上評價心臟衰竭的理想指標是測量肺動脈楔壓，但在臨床廣泛推廣應用並不容易。診斷標準相對滯後、缺乏客觀統一的指標使心臟衰竭的診斷和治療處於被動局面，很難找到代表所有的心臟衰竭症狀和體徵的獨立的形態學改變。心臟衰竭的診斷難以達到科學合理的統一，更難以預測心臟衰竭的發生。既然心臟衰竭完全是收縮功能惡化的結果，就需要掌握心臟衰竭的發生、發展規律。如果能掌握心臟衰竭功能惡化的規律，早期預防心臟衰竭是完全可以做到的。

　　早期預防心肌缺血和功能惡化就能充分預防心臟衰竭，有效地預防心臟衰竭就可以成功地降低心臟病對人類的威脅。心臟衰竭是純功能惡化過程，所以，堅持功能主義心血管理論的邏輯推理和個性化研究同樣有利於心臟衰竭的研究。

## 一、診斷心臟衰竭的被動現狀

　　儘管臨床醫學理論有了突飛猛進的發展，但是心臟衰竭的發病率始終居高不下。正是因為不了解心臟衰竭的機理，在探索其機理的過程中引入了工程學中的應力的概念，認為心肌在面對壓力超負荷時，「左心室壁應力大大增加」，而且，作用於左心室壁的跨壁力量傾向於使心臟擴張，這就進一步增加了室壁應力，「心臟衰竭的狀態必然會惡化」，使左心室衰竭就變得越來越不可避免。根據這種應力概念，最終形成了「心臟衰竭不

可救治」的錯誤結論，這常給人以誤導。室壁應力是直接引自材料力學的概念，只能解釋心室擴大引起的慢性心臟衰竭，它不能解釋室壁增厚，不能解釋運動幅度大致正常條件下的心臟衰竭的現象，所以，使用應力的概念並沒有解釋心臟衰竭的本質，而且容易讓人產生誤解，認為心臟衰竭只能惡化，使人產生消極情緒，這不符合事實。

心臟生理學談到心臟衰竭時，迴避了它的概念。第14版的《哈里森內科學》說到心臟衰竭原理時，也只說心臟衰竭是一種心臟功能異常的病理生理狀態，它是由於心臟不能夠按照組織代謝的需要供血和（或）舒張期容量的異常增高而發生的，只羅列出許多臨床表現，同樣沒有給出病因解釋。可以斷定，按照這樣的思維方式不可能找到心臟衰竭病因，更不可能找到有效預防的方法。完全無法澄清收縮功能惡化的內在因果關係。總之，由於對心臟功能的認識不足，反而使簡單的問題複雜化了。根據功能主義的立場，本書不再討論舒張性心臟衰竭了，因為舒張性心臟衰竭完全不存在（詳見第二章），這裡主要討論收縮性心臟衰竭的病因和機理。

目前，主要根據患者的症狀和體徵診斷心臟衰竭，但這些症狀和體徵缺乏特異性，造成不典型病例的診斷困難。

左室心臟衰竭的症狀包括呼吸困難、端坐呼吸、夜間陣發性呼吸困難、喘息及陣發性咳嗽、疲勞、乏力、運動耐量降低、胸部不適等；右室心臟衰竭的症狀包括下肢水腫、腹部不適和噁心等。

左室心臟衰竭體徵包括肺部囉音、肺底部濁音、收縮功能障礙和舒張功能障礙、左心室心尖抬舉性搏動；右室心臟衰竭體徵包括頸靜脈壓升高、腹腔積液、肝大、水腫。

根據患者出現心臟衰竭症狀時的勞累程度，將心功能狀態分為四級。心臟衰竭的臨床症狀和體徵雖然是主要的診斷依據，但是，能夠幫助臨床醫生做出心臟衰竭診斷的那些症狀和體徵常常都是中晚期的確診性的條

件，或者說是在心臟衰竭發生後的代表性的症狀和體徵，沒有特異性，例如不能平臥、端坐呼吸、雙下肢水腫、肺部囉音、收縮功能障礙等。目前臨床醫生對心臟衰竭與冠心病的診斷都是確診性的診斷，而不是早期的診斷。難以置信的是，臨床竟然把心臟衰竭視爲不可避免的。這樣的論斷不僅爲滯後性診斷找到了存在的藉口，也完全放棄了早期預防心臟衰竭的信心和有效時機。

　　腦鈉肽濃度與左心室功能的下降呈統計學的正相關，但沒有連續性的觀察價值（血清腦鈉肽濃度 < 100 pg/ml 可排除診斷，而血清腦鈉肽濃度 > 400 pg/ml 可支持診斷，但是，血清腦鈉肽濃度爲 100～400 pg/ml 時，缺乏特異性診斷的解釋和說明）。

　　至於血容量的判斷只能根據患者神志是否清楚、尿量多少、皮膚乾濕程度來確定。

　　臨床通常使用射出分率評估左心室收縮功能，然而，卻幾乎沒有醫生用它來評估心臟衰竭。EF 有高估心室收縮功能的傾向，幾乎使它喪失了診斷心臟衰竭的能力。

　　而以射出分率爲指標的定量診斷，是一個受主觀操作因素影響很大的指標，在實務中幾乎不可能行得通。例如，正常左心室射出分率 ≥ 50%；左心室射出分率輕度下降：40%～50%；左心室射出分率中度下降：30%～40%；左心室射出分率重度下降：< 30%。診療過程中的確很少有臨床醫生根據 EF 值判斷心臟衰竭，因爲對確診後的左心室心臟衰竭者測量 EF 值，常常有一半以上的患者測量結果正常。

　　超音波心圖儀的任何一點微小的操作變化都會影響射出分率的測量值，即使同一位醫生測量同一位患者若干次也不可能有相同的測量值，而不同的醫生測量同一位患者的差別就更大了。這就證明任何一位患者的射出分率的測量值都可能不具有代表性、客觀性，都會出現明顯的高估（詳

見第二章第三節）。因爲每個醫生觀察室壁運動的尺度可能不一致，測量誤差足以干擾對結果的判斷。

因爲射出分率是相對數，可以比較兩個相對數有利於判斷心臟收縮功能的發展情況。用它來評價收縮功能的最大優點是可以排除不同性別、不同年齡、不同病情對心臟收縮功能的影響，便於辨別心臟功能的恢復程度或者功能惡化的情況。根據定義準確測量射出分率的前提條件是準確測量收縮末期和舒張末期的容量，這恰恰是測量中的薄弱環節。在二維超音波切面的選擇、心室內膜界線的確定、實務中被簡化了的左心室容積測量方法的使用等方面，心室容積的測量重複性都很差，而且，這樣的誤差很難透過主觀的努力得到確認並糾正。也就是說，理論上可行的射出分率指標，在日常評價收縮功能時並不準確，它更少用於判斷和預測心臟衰竭，因而它遠不是臨床醫生所期盼的那樣理想的指標。本來心臟衰竭是收縮功能逐漸弱化的過程，但是，在病情越來越危急的關鍵時刻，射出分率卻不能用了，不得不說射出分率的應用價值有限，平時的應用也有待於商榷。

同樣的道理，現有的心血管理論只能依靠心電圖診斷心肌缺血，但卻無法用它來評價心室收縮功能的細微變化。與超音波心圖診斷心肌缺血相比，心電圖對心肌缺血的診斷就顯得十分粗糙，甚至顯得遲鈍。而心臟衰竭時的收縮功能已經處於心臟功能的危重階段，這時，檢測儀器應該更敏感，能夠更有效地反映該情況，但是心電圖在這個關鍵時刻反而失效了。在這裡不必重新探討心電圖的機理，因爲心電圖的不足在於無法及時獲取心功能週期的全部資訊，而且心肌的缺血與代償是一種複合性功能狀態，這對任何檢查手段都是困難所在。

然而，根據心血管專著所述，心臟衰竭時，心電圖並沒有特異性圖形變化，但是心電圖可以提供心臟基本病變的診斷。如提示心房、心室肥大、心肌勞損、確定心肌梗塞的部位等，有助於原發心臟病的診斷。心血

管專著沒有提及爲什麼心電圖在心臟功能最低下的時刻喪失了對心臟衰竭的診斷的能力，但是，這並不妨礙我們對此的思考。在心肌功能和心電信號之間存在機械運動和生物電流的偶聯作用。心臟衰竭既然是心室機械功能十分低下的狀態，能夠充分反映心臟功能的指標只能來源於那些與機械運動直接相關的因素或指標。而心電圖只是透過電信號間接記錄心室運動的狀態，並不直接記錄心肌的機械運動，而且它的大量的有效向量資訊已經被省略掉了。所以，用心電圖診斷心臟衰竭就顯得力不從心，而超音波心圖在獲取心室和血流的運動資訊方面有超越其他方法的優勢，可以爲診斷心臟衰竭做出更大的貢獻。

## 二、心臟運動的直接表現和診斷

既然心臟衰竭本身沒有特異性的形態改變，而功能主義研究以重點關注心臟早期功能的改變爲其特徵，所以，我們首先要尋找的是早期心臟功能下降時的心肌的運動特徵，可以透過超音波方法對心動週期進行全方位、全過程的觀察。它所提供的資訊幾乎可以反映心功能的逐漸好轉或逐漸惡化的全過程，可隨時檢查心功能狀態，檢查結果比主訴更客觀，它不會受患者主觀意識左右，也較少受外界資訊的直接干擾。心臟只接受自主神經的控制，支持全身的組織器官的功能調整和相互匹配。心肌的機械運動可以透過超音波心圖儀的螢幕直接觀察，得到的資訊是最完整的第一手資料，包括室壁形態、心肌運動和血液流動的資訊，收縮與舒張期運動的偶聯和時相分界，不受其他任何因素干擾。

這裡應該特別強調的是，主動脈血流速度的變化可以透過簡化的伯努利方程直接轉化爲心肌射出分率的變化。在規定測量方法的條件下，主動脈和主肺動脈的血流速度測量值的重複性都很好。顯然用心肌射出分率的

概念，直接表現心室收縮功能是最直觀的測量指標，從指標設計到實際測量，較少存在人爲的測量誤差。雖然它不同於射出分率，不便於比較不同人的心臟功能水準，但是它可以用於比較本人前後兩次心功能的測量值，也不存在系統誤差。在實際臨床應用中，更多的是比較某個患者治療前後的心臟功能變化，因而測量大血管血流速度可能是比較理想的觀察指標，但是血流速度並不是單純射出分率的代表，而是心室收縮力和外周阻力合力作用的結果，在沒有心臟衰竭的情況下，很難單獨體現心肌射出分率的情況，但是，只要發生了心臟衰竭，便可根據兩次主動脈血流速度的變化，相對準確判斷個人的心臟收縮功能的微細變化，可以比較容易觀察左室心臟衰竭狀態的變化過程。心臟衰竭之前，主動脈血流速度雖然受到了外周阻力的影響，但它並不會隨意地降低，因爲它還應該對外周器官的血流灌注壓負責，保持相對穩定的主動脈血流速度，有利於保持對全身器官的穩定供血，平衡其他器官的功能。

從臨床應用中的仔細觀察，常可見到兩種情況：

一種情況是，左心室內徑正常，心肌的室壁運動幅度較大，但是心肌缺血症狀較重。它的心室容量變化相對較大，常伴有心動過速，射出分率可明顯高估眞實的收縮功能（詳見第二章第二節）。這也是代償不充分的表現，是一種心肌出工不出力的狀態。此時，患者的主動脈血流速度是偏低的，比較準確地反映了心肌射出分率的情況。這是一種急性心臟衰竭的危險狀態，沒有明確的心臟病史，患者年齡偏輕，隨時可發生死亡，死亡原因常常被診斷爲猝死。家屬陷入了無限的痛苦之後，只得接受這樣的事實，下一批心臟衰竭患者又進入重症監護病房，很快，前面的逝者只在醫院留下一份死亡記錄而已。這些都是因爲有關心臟衰竭的理論的無能爲力，使醫生誤以爲心室運動正常而發生誤診。

另一種情況是，常可見較大的左心室內徑，室壁運動幅度較小，伴有

相對較輕的臨床症狀，這是慢性心臟衰竭的典型表現。患者明確的心臟病史支持這樣的診斷，患者年齡偏大。在現有醫療條件下，患者對這樣的情況多有準備，因病情惡化多次入院，大多可以轉危為安。這樣的患者也可以在住院期間使心肌的收縮功能得到較充分的恢復和代償，使其收縮和舒張功能達成相對平衡。此時患者的主動脈血流速度剛剛正常或稍降低，這體現了主動脈血流速度的應用價值。雖然有時患者射出分率偏低，但是患者的臨床症狀較輕，病情相對穩定。對此類患者仍需格外重視，因為他們可在許多情況下引發急性心臟衰竭。

上述兩種情況都證明用射出分率指標不能精確顯示心臟衰竭時，也無法揭示收縮功能降低的本質原因，它在指標設計方面也存在不足，似乎並不能準確說明心室收縮力細微變化的情況。

事實上，超音波心圖診斷心臟衰竭也不是一件輕而易舉的事。有人說，心室增大就是慢性心臟衰竭的特點，它的解剖結構發生了變化，但這只是部分前負荷增大患者的表現。心室增大的改變比較容易被我們發現，這是容量過度增大而引發的心臟衰竭。但急性左心臟衰竭時，左心室有時可以不增大。許多慢性心臟衰竭患者常年處於危險的邊緣，稍有不慎，如感冒、激動、失眠、感染、勞累等，都可以誘發急性心臟衰竭。心臟衰竭幾乎是對患者生命的摧殘，患者不但生活品質無從談起，而且也不知道生命將何時結束？這樣的生存真是生不如死！

而室壁增厚的特點雖然反映了壓力代償的結果，但是室壁的厚度不能與心臟衰竭嚴重程度聯繫在一起，而且凡室壁厚者，它的運動幅度一般也都正常，也無法提示醫生做出心臟衰竭的診斷，因而肥厚性心肌病患者常常出現猝死。總之，心室腔增大不應該是心臟衰竭唯一特點，應該警惕室壁過度增厚，患者可能有肥厚性心肌病的潛在的危險，只是我們無法僅通過室壁厚度和運動幅度得到心臟衰竭的提示，此時觀察主動脈血流速度更

有意義。

　　心臟衰竭患者總是在生命的邊緣被動地接受命運的擺佈，他們只有微弱的對抗心臟衰竭的能力。相信任何一位患者都不願意淪落到這樣的地步以後，再由醫生來搶救其生命；任何一位醫生也都不願意等到這樣的局面，再施以援手。可憐的生命得以挽回是患者的幸運；一旦搶救不及時、不得法，或原發病診斷有誤，耽誤了最佳搶救時機，患者就要面臨死亡。因此，面對心臟衰竭，我們必須重視心肌收縮功能的細微變化。

　　當前，國內外有許多專門從事常規健康體檢的醫療機構，他們理應幫助一般人正確地評價自身的健康狀態，包括心臟病的篩查和心臟功能的早期評價，但是他們缺乏功能性的早期診斷心臟病的標準，更缺乏對心臟衰竭的預警能力。

# 第二節　邏輯分析

## 一、預防心肌缺血可以預防心臟衰竭

　　經驗告訴我們，多數心臟病的功能惡化都有可能導致心臟衰竭，形成心臟衰竭的過程只是心肌缺血惡化的過程。心臟生理學認為心臟衰竭的形成有三種機制：壓力超負荷、容積超負荷和原發性心肌病。其中前兩者是完全正確的，第三點只是證明了現有的心血管病理論對心肌病病因的認識不足，不能與前兩者相提並論（詳見第六章）。心臟衰竭與一般的心肌缺血都顯示了收縮功能降低，二者之間沒有明顯的界限，那麼預防心臟衰竭的目標就可以轉化為中斷心肌缺血，可以說能夠有效預防心肌缺血就能夠有效預防心臟衰竭。關於如何判斷心肌缺血已在第三章中有所討論。現在

的問題是在預防心肌缺血、促進心肌功能恢復方面應注意什麼？

## 1.注意患者的年齡

年齡的高低預示著心臟的代償能力的大小，可提示心臟儲備力的大小。當患者不到 40 歲，它表示患者對缺氧有較強的耐受能力，同時對缺氧有較強的代償能力。這兩個方面不是只停留在紙上的原則，而是每個臨床醫生都應該了解的基本常識。雖然沒有更確切的數字標準告訴醫生某個年齡段的患者應該擁有多大的射出分率及多大的射血儲備力，但是小於 40 歲的人心臟條件必定比 60 歲的人更好。他們抗心臟衰竭的能力更強，心臟衰竭後的恢復能力也更強。這樣的預判會使醫生的診斷和治療變得更加「心中有數」。

這就像中醫大夫雖然都不能確切說明「陰虛火旺」、「肝陽上亢」診斷標準的量化值是多少，無法區分生理與病理狀態之間的量化界限，但是他們的心中必定擁有一種定性的界限，以區分正常的生理性變化與病理性變化。這樣的標準是一種相對標準，雖然帶有強烈的主觀性，是帶有醫生個人認識的個性化的標準，看上去不算「科學」，但是很個性化、很實用。客觀上每個患者的界線都不同，也不應該使用統一標準為每個患者診斷疾病，例如高血壓病的診斷標準。

## 2.注意患者心率的快慢

在實務中，醫生判斷心肌缺血的症狀時，必須確定病因是來自於缺血還是代償，因為缺血和代償本來就是不可分割的兩個方面，是心肌收縮、舒張功能從平衡狀態走向不平衡，再由不平衡走向新的平衡狀態的過程，缺血與代償形影不離，有時區分二者並不容易。

　　缺血與代償是相互依賴的過程。如果這一過程以缺氧爲主，就是說代償尚不充分，臨床症狀較重，功能正處於惡化階段；心率加快，特別是心動過速的狀態，是心臟收縮功能明顯減弱的表現，代償不充分；如果這一過程主要表現爲代償，就是說心臟功能不再惡化，逐步走向好轉。如果沒有新的缺血發生，心臟功能隨後可以進入恢復期。二尖瓣流入血的頻譜可以逐漸表現爲正常狀態，心率正常（圖 9-1）。如果心率已經開始減慢了，說明心肌的收縮力已經有所恢復。總之，心臟是幹力氣活的，沒有力氣幹活的心臟，就是心功能減弱，無論其原因如何，缺血的累加都可以形成心臟衰竭狀態。區分缺血或代償是不可忽略的一個重大問題，它在以往並未得到充分的關注。只有人們確實把心肌缺血和代償當作心血管病理論和實務的核心概念並關注心功能的發展走向時，才能有效預防缺血和心臟衰竭。

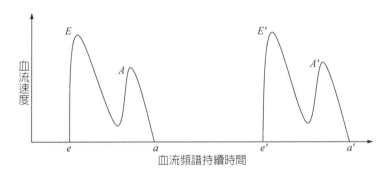

圖 9-1　正常二尖瓣流入血示意圖

　　心率加快，舒張期時限稍小於收縮期時限。$E$ 峰血流速度－時間積分大於 $A$ 峰血流速度－時間積分，沒有急性缺血，也沒有代償

　　在這裡，心動過速主要是指竇性心動過速，這是很容易掌握的一個概念，因爲它有 100 次／分鐘的診斷標準，大於此即爲心動過速。伴有心動過速的心臟衰竭患者一定要給予密切的關注，這樣的患者往往正面臨死亡

的威脅。心動過速必定是缺血的最後時刻，如果說收縮和舒張是生理學的概念，缺血和代償是病理性的力學過程，那麼，心肌的缺血和代償就是從正常向臨床疾病轉化的綜合性力學過程。這種力學原則是在心臟生理學和臨床疾病研究中需要共同遵守的原則。

### 3. 注意綜合分析心肌缺血患者的超音波心圖的多項指標

可以理解，今後的心臟病研究也離不開力學的原理。這樣的力學原理應該稱做醫理，類似於法院審判所用的法理。這是一種可以高度概括各種心臟運動的共同原理。這個原理無論在醫學工程學研究中，還是在臨床醫學研究中，都是必須共同遵守的。就像建立任何法律都要首先確定法理一樣，法理發生了錯誤，法律不可能正確，而且這樣的力學醫理是由生理學和力學綜合在一起形成的原理，就是說臨床的研究既要遵守力學原理，又要遵守生理學原理；否則，該理論就會變得支離破碎，就需要進行原則性的修改。

那麼，在心臟衰竭條件下，心室內壓已經上升，心臟的收縮與舒張的血流頻譜也會發生相應的改變。這樣的力學改變方式多種多樣，詳細內容已經在第二章、第三章有所討論。這裡需要強調的是：當心室內壓上升時，除了二尖瓣 $E$ 峰降低，$A$ 峰反應性升高以外，最重要的可能是 $E$ 峰和 $A$ 峰之間的融合（圖 9-2），它代表一種嚴重的缺血持續狀態，而且常是近於失代償或完全失代償的時刻。臨床常見的心肌缺血是二尖瓣的 $E$ 峰的血流速度－時間積分應該小於 $A$ 峰的血流速度－時間積分。更直觀地說，只要見到二尖瓣流入血的 $E$ 峰頻譜的血流速度－時間積分面積小於 $A$ 峰的血流速度－時間積分面積就可以診斷為心肌缺血，而且正處於代償不全的階段。當收縮功能進一步惡化，$E$ 峰和 $A$ 峰二者融合的時候，就表示缺血程度相當嚴重了，已經沒有 $E$ 峰單獨出現的機會了。

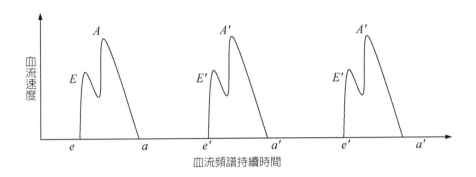

圖 9-2　心肌嚴重缺血的二尖瓣 $E$ 峰、$A$ 峰融合示意圖

　　心率加快，舒張期時限進一步縮短，$E$ 峰血流速度－時間積分遠小於 $A$ 峰血流速度－時間積分，這是代償功能嚴重不足的表現

　　心臟衰竭的原因，一方面是由於心臟自身能量消耗過大，另一方面是由於機體需血量急速增加，而且還要確保重點臟器的供血，這是在有限的供血能力之下的必然選擇，尤其是在心肌缺血的條件下就更需要保護重點的臟器，表現在臨床上就是體內血液的重新分配。此時外周血管系統的各個組成部分積極參與這種時常發生的血液分配，根據各種生理和病理狀態以調節不同組織器官的供血。當然，那些重點臟器應該是指心、腦、肝、腎、肺等。這些臟器功能降低或感染時，都會向心臟發出緊急請求，要求增加血供。這都會使心臟工作負荷增加，可使心肌產生相對缺血和（或）絕對缺血。

　　心臟累了就會降低射出分率，人體會因此產生疲勞的感覺；肝臟累了也會產生疲勞和困倦；大腦累了就會頭腦不清醒、頭暈、頭疼。心臟一旦得到這些臟器功能降低的信號，就等於得到了增加血供的指令信號。人體依照自己的目的和各個臟器的工作狀態，動態安排優先供血臟器的順序，重新安排血液分配。當心臟和大腦受到供血的重點保護的時候，腎臟相對缺血，於是啟動了腎素－血管緊張素系統，升高了血壓；胰腺的慢性缺血

很容易使患者進入糖尿病的行列；相關器官的相對缺血可以出現消化不良、生育能力下降等現象。所有臟器的相對缺血都會增加心臟負荷，都會發出要求改善重點臟器及患病器官血供的信號。

## 二、確定心功能惡化的綜合性原因

　　了解了心臟功能衰竭的綜合性病因，才可以真正阻斷心功能的惡化。心功能惡化的最重要的致病因素是心理因素。醫學心理學逐漸成為醫學領域中的熱門學科，並在實務中得到長足的發展。心理學不僅僅有醫學分科（醫學心理學），而且更多地涉及社會學、政治學、經濟學等各個方面，似乎有人群密集存在的領域或行業都有不同的心理學分支學科問世。所有人的言行都受他們的思維活動支配，而所有行為的共同動力都來源於心臟的供血，所以，討論心臟病的病因必然涉及心理狀態。但是，目前對心臟病病因的研究還沒有深入到心理學層面，另一方面，對患者心理狀態的研究也沒有上升到心臟病病因的高度。或許這已經牽涉對心臟、大腦各自生物學價值的認識問題。在這個問題上，哲學界的觀點也有分歧。雖然我們無法判斷哲學難題的是非曲直，但是站在醫學的立場上討論心臟病的病因，就不得不直接面對人的心理狀態對心臟功能的影響。心理和心臟健康相互影響。要想解決心臟病難題，就要澄清它們的關係。醫生們有責任，也有權利從醫學角度討論其關係。但是，可以肯定地說，醫學的觀點不會完全與哲學的觀點一樣，因為醫學理論必然涉及醫學內容和醫學判斷，哲學研究卻要脫離這些具體的生物現象。不過醫學的觀點或許會對哲學的看法會產生影響（詳見第十章）。

　　某些特定的心理狀態會成為各種心臟病的深層次原因，當然也是心臟衰竭的重要原因，並不是這些心理狀態多麼神秘、多麼嚴重，許多心理狀

態並沒有直接表現出心率加快、血容量和壓力代償功能增強。它們是一種潛在的心臟衰竭的病因，甚至無法藉由任何心臟的檢查手段證明心臟的收縮功能正在受到損傷，因爲一切檢查結果都是正常的（詳見第十章）。它透過一種應激狀態消耗心臟的能量，患者常常沒有症狀，醫學心理學把這種現象稱爲生理性應激。但是臨床醫學幾乎從來沒有討論過這個概念，使我們面對心臟病和心臟衰竭時總是對這樣的病因視而不見，即使患者有明確的不適症狀，只要檢查結果正常，醫生就不能爲患者做出任何解釋。發生這樣的尷尬事情的原因還是因爲目前的心血管病理論屬於結構性理論，而心理學屬於功能性理論，在功能主義醫學理論問世之前，各種心臟病和心臟衰竭都將繼續危害人類健康。

現行的心血管病診斷標準，例如高血壓病的診斷標準，只提供一個正常值範圍，並沒有包含心臟收縮功能的微小變化的診斷。在現實中，心功能的細小變化並沒有陽性證據，只能聽任患者心功能惡化，「明槍易躲，暗箭難防」，經年累月，心功能衰減就有可能釀成大禍。

在心臟衰竭期間，患者必然不會再思考什麼無關的事情，而是謹遵醫囑，唯命是從，努力配合醫生的診治，希望盡早恢復其正常生活。然而，稍加觀察便會發現，幾乎所有的患者此時都處於極度的焦慮之中。一方面心臟衰竭帶來的痛苦尚未解除，就連飲食都受到限制，其感受可想而知。這樣的焦慮也是醫學心理學高度關注的心理傾向，也是臨床心理學研究的主要內容之一。高度的焦慮狀態使患者不能入睡，不能進食。這又進一步加重患者心臟負荷，使心臟衰竭變得頑固起來。這可能是患者住院期間面臨的最嚴重的問題之一，因爲它直接影響患者的康復。有經驗的臨床醫生會注意給患者鎮靜治療、心理安撫，努力創造條件使其精神安定下來。這種做法不失爲明智之舉，臨床效果也令人滿意。

如果醫學理論對心臟衰竭成因的論述已經深入人心，人人有所警惕，

特定的心理狀態就不會成為心臟衰竭的罪魁禍首。不良的生活習慣可以造成心臟的額外負擔，最終可形成心臟衰竭。例如，過度飲酒後會感到口渴，大量飲水，是為了稀釋血液中的酒精濃度，因為酒精加重了肝臟的代謝負擔，肝臟因解毒工作過重而過度勞累。而心臟要把酒精盡快運送到肝臟，也很勞累。一旦完成解毒，肝臟就可以稍事休息，而此時心臟卻可能因為大腦的繁忙工作，又開始勞累。一邊吃飯，一邊用腦，大腦和消化系統同時加大工作量，會加重心臟的負擔，並且相互之間因為競爭血供而互有損傷。也可能有一些人沒有這樣的感覺，或許是因為他們還年輕，身體適應力強，或許有更強烈的腦力活動的興奮性掩蓋了心臟的疲勞狀態。飯後稍事休息再工作是一種保持心臟健康的做法。

　　各種心臟病都是典型的功能消耗性疾病。心臟應該是體內所有臟器中擁有患病機會最多的臟器，但也是耐受性最強的器官。心臟的健康狀態是關係人體的整體健康狀態的核心。心臟健康了，機體就會少得病；心臟弱了，人體就會體弱多病。凡是遇到體弱多病的人，在確定具體患病的臟器的同時，不要忘記檢查一下他的心臟的功能狀態。此時患者的心臟搏動也可能顯得很強，甚至有的患者說：「可以聽見自己心臟跳動的聲音」。長期的臨床經驗告訴我們，凡是能夠聽得見自己心臟跳動的聲音的人，一定都是體弱的人，也是心臟功能很弱的人。患者在靜息狀態下，沒有任何體力活動和腦力活動，心臟尚需努力地搏動才能夠勉強維持生理狀態，可想而知，其心臟的功能是多麼弱。只是因為持久的代償功能掩蓋了長期的缺血狀態，或許也與體內脂肪減少、胸壁傳導聲音的能力增強有關。一些有經驗的心臟醫生不會只聽診心音增強而忽略心肌缺血的嚴重損傷。一個有經驗的超音波心圖醫生看到如此強烈的心臟搏動，會感到患者心臟的柔弱，在代償性增強的局部室壁運動中，一定有另外的局部心肌正處於缺血狀態。

一位 82 歲的女性患者呼吸困難，夜間不能平臥；雙下肢水腫，雙肺底有水泡音，她顯然已經進入了心臟衰竭期。可是於診所做的超音波診斷顯示心臟功能正常。這是一種最容易發生的誤診。臨床醫生無法解釋超音波所診斷的「心功能正常」。經過簡單的診斷和觀察，發現患者心率將近 100 次／分，雖然患者左心室不大，但是收縮壓僅剩 80 mmHg（10.6 kPa）。這是典型的急性心臟衰竭表現。心室尚未來得及擴張，外周阻力已經開始升高了，形成了壓力代償為主的代償形式。這正是射出分率對收縮功能的高估誤導了超音波診斷的結果，實際上心肌的儲備力較弱，或代償時間尚短，或許是致病因素仍然持續存在，缺血沒有得到及時的消除。

總之，從病因方面討論心臟衰竭，應該格外注意那些讓「正常人」在眾目睽睽之下發生心臟衰竭的潛在的病因（詳見第十章）。

## 三、心臟衰竭是對功能主義心血管病理論有效性的檢驗

在前面各種心血管病機理的陳述中，結構性心血管病機理受到了挑戰，臨床實務呼喚功能主義理論介入其中。心臟衰竭是各種心臟病功能惡化的晚期表現，它也是對功能主義心血管病理論的檢驗，檢驗功能主義研究是否能夠發現心臟衰竭獨有的功能性邏輯病因，檢驗功能主義研究是否能更有效預防心臟衰竭。因此，有必要從功能主義觀念和心衰的本質重新認識超音波心圖診斷心功能惡化的程序。

（1）心臟衰竭是一個收縮功能惡化的過程，每個人的心臟生理性功能與病理性功能之間似乎缺乏一個明確的界限，因為收縮功能的各項指標都是連續的功能指標。從整體和全過程考慮，超音波心圖可以即時顯示心功能的變化過程，隨時顯示心功能的微小變化，不會使醫生的滯後的診斷影響臨床採取治療或預防對策，特別便於對照前後兩次觀察結果，及時發

現心功能的發展趨勢，有利於正確診斷心功能。

（2）心臟衰竭的臨床症狀千奇百怪，患者主訴及各項檢驗指標既可以表現爲正常，也可以表現爲一種瀕死的狀態。但是對每一位心臟衰竭患者來講，總有一項或幾項臨床指標是異常的，是正常人不會有的，以至於警醒患者進入生命垂危狀態，例如主動脈血流速度、二尖瓣的血流頻譜等。超音波心圖所獲得的心臟資訊擁有充分的客觀性，可以爲無症狀者發現因缺血引起的室壁運動異常，爲不同臨床症狀者發現共同的心肌缺血，爲相同的臨床症狀找到不同的因果關係，統一認識每個心臟衰竭患者的臨床表現和可能的個性化病因，因而可以幫助醫生和患者建立對病情的共同認識，調動醫患雙方的積極性共同預防心臟衰竭，不再是醫生指示、患者聽從的被動預防狀況。

（3）心臟衰竭是收縮功能惡化與各種功能代償相互博弈的過程，一方面要明確造成功能惡化的病因和機理，另一方面也要找到無法完成代償功能的原因。做到這一點不能靠橫向比較不同患者的臨床症狀的嚴重程度，而應首先認識每個患者的個性化的病情和病因，並提高心功能變化的分辨力，其中最重要的是正確解釋每個微小心功能變化，這主要靠超音波心圖所提供的完整資訊。印度有盲人摸象的故事，說明不同感知者只能根據一知半解評價整體情況，但是如果同一個盲人摸了象的各個部位，他就有可能得到整體的眞實認知。

（4）超音波心圖對心肌缺血有較高的敏感度已經在國際學術界得到了公認。早在 1985 年，美國心臟病學會（American College of Cardiology）在它主辦的心臟相關雜誌上就發布了一項動物實驗結果，在冠狀動脈被完全堵塞後 19±8 秒開始出現心室壁運動減弱，在阻斷後的 30±5 秒出現心電圖的 S-T 段改變，直到阻斷後的 39±19 秒才出現胸痛。這表明超音波心圖對心肌缺血的敏感度高於心電圖，也高於痛覺反應。實現功能主義研

究對心臟病和心臟衰竭的預防，離不開超音波心圖的高敏感性。

（5）心臟衰竭既然是一個過程，時間因素對心臟功能的影響也不可忽視，至少可以形成急性和慢性心臟衰竭的不同表現。而急性心臟衰竭應該首先成為我們關注的對象，除了它的臨床表現更兇險外，它的各種特徵也會幫助我們加深對心臟衰竭的理解。

另一個臨床現實問題是面對初診為心臟衰竭的患者，人為干預有可能加速心臟衰竭。

# 第三節　醫學理論再認識

## 一、心臟衰竭是對臨床干預的挑戰

患者發生心臟衰竭就證明我們對個性化病因的無知，我們無法實現針對病因的預防，同時也提示原發病情加重，或許需要臨床調整干預措施。即使臨床尚未診斷心臟衰竭，也有必要注意中斷心肌缺血以盡早恢復心功能，其基本依據是：

（1）心肌雖然嚴重缺血，但仍處於心肌細胞存活階段，是病理性形態改變前的可恢復階段，應特別注意尋找收縮功能惡化的規律和個性化原因，充分認識心肌缺血，才能較好預防心臟衰竭。在心臟缺血的早期就提醒患者，給心臟提供充分的自我恢復的機會。

（2）心肌在任何時刻都有缺血的可能，同時也擁有經過代償恢復其功能平衡的可能。任何中斷心肌缺血的努力，都是對心臟衰竭狀態下心臟殘存的微弱收縮力的保護。理論上，人在死亡之前總擁有心功能自我恢復的能力，其基礎就是殘存的收縮功能。

（3）以往對心臟衰竭的治療經常出現人爲過度干預，希望透過臨床的努力使患者早日脫離危險境地，這只是一廂情願。正是因爲存在心臟衰竭，所有的外在干涉力量都容易形成對心臟殘存收縮力的消耗。很多醫學著作中都提到了：某藥物可以改善臨床症狀，但是未能改變心臟衰竭患者的臨床病死率。也就是說，藥物可以幫助患者度過病危的難關，但是，卻不能保證患者最終的結果更好，甚至不能保證患者不死亡。這是一種多麼可怕的結果，是一種本末倒置的結果。我們希望患者平穩地度過危險期，生存下來。前者是標，後者是本。醫生的責任就是救死扶傷，如果不能挽救生命，那這個理論就是無效的。

例如強心藥物治療心臟衰竭的理論根據在於調動和利用心肌的儲備力，維持正常供血，度過心臟衰竭的難關。事實上這樣的道理並不存在。每當出現心肌缺血時，心肌必然會發生代償，多不需要額外的藥物作用。各種心臟病達到心臟衰竭時，所剩儲備力已經不多，強心藥物正是因繼續消耗了它的儲備力而推遲了患者自癒的時間。用藥物強心的方法雖然可以改善急性缺血症狀，但幾乎不能改善預後。最近的心臟病學專著逐漸把強心藥物放入次席，較少使用它。所以，積極地治療和預防心臟衰竭就應設法中斷缺血的進程，去除病因，全力保護已經十分微弱的心肌儲備力。

雖然都卜勒技術可以隨時給我們提供主動脈血流速度的資料，但一般情況下，單獨一次超音波檢查不能精確地判斷心肌收縮力的微弱變化，不能判斷此時的心臟還有多少殘存的儲備力供心功能恢復之用。我們在瞬息萬變的功能危重階段，甚至不清楚如何處理才能對衰弱的心臟產生積極的作用。難怪美國心臟病專家感慨道，「基礎科學研究成果與臨床經驗之間的相互作用常常使醫生得到與直覺相反的結果，原以爲很明確的疾病概念，原來是錯的。……醫生認爲會使心臟衰竭的心臟更弱的藥物卻延長了患者的存活時間，並改善了患者的症狀」等。這是缺乏辯證思維認識各種

生物現象的緣故。建議醫生在短期內連續兩次有目的地檢查患者超音波心圖，對比心臟功能的微小變化，並評價人爲干預是否恰當。

在心室射出分率正常的條件下，主動脈血流表現出生理狀態的血流頻譜。這樣的頻譜包含了外周血管所提供的外周阻力；在射出分率稍有降低的情況下，在心肌代償功能的作用下，迫使心肌調動儲備力，代償性增加射出分率，患者依然可以保持正常的主動脈血流速度。正如在第四章中所談到的那樣，主動脈血流速度是心室射出分率和外周阻力共同作用的結果。在進展到明顯心臟衰竭以前，心肌總是力求對原發缺陷進行代償的。一般情況下，臨床上無法用主動脈的血流速度資訊評價心肌射出分率，因爲外周阻力的大小是未知數。只要沒有發生心臟衰竭，主動脈血流速度一般可保持在 100 cm/s 左右。

但是在心臟衰竭的條件下，心臟的各種代償功能暫時失效，主動脈血流速度明顯降低就可以用來表示心室射出分率已經減弱到了失代償的地步了。此時，心臟收縮搏出的血剛剛進入主動脈，幾乎沒有能量轉化爲動脈壁的彈性勢能，可以認爲其射出分率已經全部以血流頻譜的方式表現出來了。這時，及時採取措施就有可能阻斷心功能的惡化，心臟衰竭的問題大致可以得到預防，至少不至於發展爲頑固性心臟衰竭。此時，主動脈血流速度有可能遠遠低於 100 cm/s。

頑固性心臟衰竭已經不是一個新話題了，它是指那些殘存的心肌儲備力早已經被消耗得無法抵禦一般治療劑量的藥物干預了，更不用說強心藥物了，心臟弱得已經無力對它們做出反應了。各種擴張外周血管、降低射血阻力的努力，已不足以恢復心肌基本的射血功能了，因爲擴血管劑的應用結果之一就是減少心臟的前、後負荷，利尿劑也有同樣的作用，更應注意防止電解質紊亂，造成病情進一步的複雜化，此時就連輕微的感染、焦慮，甚至輸液速度不當都會加重病情，或者說人爲干預措施的副作用大於

正向作用。

按照一般邏輯分析，沒有什麼特別導致心臟衰竭的因素可以使各種干預措施失效，而使治療失效的原因恐怕還是心臟收縮力已極端減弱了，治療心臟衰竭的藥物力量相對太強了。打一個比喻，當蠟燭火太弱的時候，加大給氧的力度，可以使火更旺地燒起來，但是不可用強力吹火，否則會把火吹滅了。所以，對頑固性心臟衰竭患者，只能說我們的臨床干預力量可能超過了心臟衰竭患者的承受能力，這樣的病例在臨床較常見。

我們在抗心臟衰竭的時候，應盡力創造條件保護好患者有限的左心室儲備力，使之從容地完成有效的代償，切不可操之過急。患者病情十分危急，但治療手段有限。最好的辦法是提前預防，避免心臟衰竭。

一個典型的例子是，一位 21 歲的男性患者，突然感覺胸悶氣短，渾身乏力，到醫院就診，被診斷為擴張性心肌病、心臟衰竭。隨後被轉院到一所知名的教學醫院住院治療。在不到一個月的住院時間裡，患者三次收到病危通知書，而且院方也與家屬做了交代。這說明院方已經不能確保患者的生命安全了。患者只有 21 歲，他的抗心臟衰竭的潛力應該是足夠大的。醫院的所有努力一直沒有取得明顯的效果，患者也很清楚地感到自己的生命受到了威脅，此時他的自我感覺與平時不一樣，有每況愈下的感覺。患者不時地詢問：「我還能繼續上學嗎？我會不會有生命危險？」

長期的臨床體驗告訴我們，凡是人體心臟功能明顯下降時，患者自我感覺會不一樣，部分心臟衰竭患者會有瀕死的異常感覺。於是家屬在徵求院方同意的條件下，請來了年逾古稀的老中醫，試用了幾副中藥，患者就自述道：「我好像找到了自我好轉的感覺了！」

這是一個頑固性心臟衰竭的例子。不能說教學醫院醫生沒有能力，給患者下達三次病危通知已經證明了其療效不好，只能說明治療方案不恰

當，超出了病患心臟的接受能力。有資料顯示，真正的心臟衰竭是無法利用外力增強其抗心臟衰竭的潛力的。最好的結果恐怕就是不再毫無意義地消耗心臟的收縮儲備功能，還要反思我們的應對措施有無不妥，及重新評估患者身體的功能狀態。可以肯定地說，如果心臟衰竭久拖不癒，就已經把正氣幾乎耗盡了，再用藥不當就會適得其反，當然此時恢復心功能所需要的代價能力也會很低。治療這樣的心臟衰竭患者，要像文火燒烤一樣，不急不躁，功到自然成。

## 二、心臟衰竭是對臨床思維方式的挑戰

現代心血管病的臨床思維方式始終遵循「加－和」方式，只把臨床資訊簡單排列起來，並由此推斷整體，面對心臟衰竭也是如此。下面是筆者以往的工作總結，大約可以從中找到傳統思維的脈絡，也可以從臨床資料中發現我們定性研究的軌跡。

最初，筆者觀察了 7 位臨床確診為急性左心室心臟衰竭的患者，發現他們的主動脈的血流速度為 80±5 cm/s。這給了我一個大膽的提示：是否心臟衰竭患者的主動脈血流速度都是這樣低呢？從 2003 年底到 2005 年初，筆者檢查了 50 名心臟衰竭患者，有 32 位患者都得到了大致相同的結果。雖然後來不斷有案例證實這樣的觀察，但也出現了許多的例外。

這些患者除了 3 人為原住院的冠心病心臟衰竭急性發作患者，其餘人都是急診科接診的心臟衰竭患者。對這些患者的超音波心圖的檢查都是在床邊完成的。所用設備為美國 HP2000、影像之星和日本 Aloka α10。使用探頭頻率為 1.5～2.5 MHz 的低頻探頭。這些患者年齡為 35～82 歲，男性 38 人，女性 12 人，各自的原發病以冠心病、高血壓、糖尿病為主，其

中 9 人有 3 種病史；有冠心病、高血壓兩種病史者 17 人，有冠心病、糖尿病兩種病史者（現血壓正常）7 人；僅有冠心病者 4 人，僅有高血壓病者 2 人，僅有糖尿病者 1 人；病史不清者和患有其他疾病，如高血脂、呼吸系統疾病者 10 人。在接受床邊超音波心圖檢查時，他們都已經接受了一定的、有針對性的救助措施，包括一些規範的基礎性藥物治療，用藥不盡相同，而且他們的臨床表現也相差懸殊……如此獲得的大量的資料並不足以充分描述患者的共同病因及個性情況。有經驗的醫生會有目的、有條理地選擇最關鍵的資訊做出重要的判斷。

在這裡只想說一點，許多即將歸納出來的結論總被並不少見的「特例」破壞掉了。理性的思維告訴我們，主動脈血流速度可能會成為有意義的觀察心臟衰竭形成的指標，但是臨床觀察的病例數越多，違背規律的特例也越多。長期的臨床實務證明，部分沒有任何臨床症狀的正常人主動脈血流速度也可以降低到 80 cm/s，其原因有待深入研究，不過這樣的人數很少（＜ 5% 門診患者）。這是該研究沒有能繼續完成的主要原因，這提醒了我這樣的研究方向可能不利於發現有價值的結論，因為這樣的方法是把所有的相關資料羅列在一起，而完全忽視了它們之間的邏輯關係，也忽視了因果關係、主次關係，完全是沒有頭緒的資料的羅列。這些資料忽略了個人的整體統一性，其實就是一種對號入座的簡單化的思維所理解的因果關係，只要血壓 ＞ 140/90 mmHg（18.6/12 kPa）就要降壓，而事實上他們的病情各不相同。這是對不同疾病進行孤立研究，分別建立概念，各自採用獨立疾病體系的認識方法所必然得到的結果。各種檢查和診斷結果一起擺在臨床醫生的面前，完全根據醫生的個人能力和習慣做法做出「分析、判斷」，那麼他們的主要根據可能就是「傳統的做法」、「上級醫院上級醫生的意見」。而這樣的做法和「意見」，與當前臨床醫學理論的思維方式是大體一致的，有什麼樣的理論，就有什麼樣的臨床思維。顯然這

樣的思維方式完全違背了系統理論的多項基本原則，如忽視了人體的整體性、忽視了疾病的複雜多變性。

　　實務中，我們習慣於把冠心病和高血壓病區別看待。其實，二者在心臟的力學原理方面是完全不能分開的。糖尿病、高血脂等疾病，吸菸、飲酒等不良嗜好也都與前者並列在一起。這樣的思維方法並不表示心臟病有「多種因果關係」，也不表示多種不同的診斷結果的疊加可以共同完成對心臟衰竭患者的充分和恰當的診斷。因為各種致病因素之間的關係不清楚、各種診斷方法的內在聯繫不清楚，它們的各種結果就無法整合在一起，例如，射出分率值與心電圖診斷結果、實驗室檢查結果無法統一，診斷與臨床表現不能統一，病變的本質就無法澄清。

　　這就是所謂的「加－和」方法，是把人體的各種致病因素等同起來，把各種診斷結果等同起來，應用各種已知條件分別對號入座，解釋各種病變，醫生在獲得自認為「圓滿的解釋」之後，就認為「診斷正確，治療合理」。例如，對「胸悶、氣短」，一般用冠心病來解釋，這很容易被患者接受，但是沒有症狀的冠心病就很難診斷了；一般把頭疼、頭暈看作高血壓病的症狀，這也是對的，但是卻忽略了個人的基礎血壓不同的情況，忽略了血壓潛在升高的可能性，而對沒有臨床症狀的患者常常難以診斷。人體是複雜的生物系統，臨床表現各異，這些是多種致病因素共同作用的結果，病因有主次之分，疾病是各種因素複合作用的結果，因素相互之間形成了各種不同的邏輯關係。生理狀態下，各種器官功能處於平衡狀態，疾病條件下仍然遵循系統原有的大多數邏輯關係，只是局部的邏輯關係有所偏離而已。所以，醫生把不同的病因等同起來，選擇其中最突出的作為總體病因，並把不同的診斷結果排列在一起作為診斷的總體結果，誤以為這樣的排列方法就可以得到真實的臨床診斷和治療結果。這樣的思維方式已經把人體的系統性完全否認了。系統的思維方式認為各種局部的診斷或研

究結果之和不是整體的總結果，而應該把各種致病因素、各種診斷結果藉由人體的生物學關係整合起來，在此過程中必須體現人體真實的病理生理關係。

心臟衰竭是個性化表現最明顯的心臟功能降低的過程，綜合因素同時起作用，用上述「加－和」方法，無法發現心臟衰竭的規律，統計學的研究方法違背了實際情況，臨床所見的血壓變化是病變的個性化表現。

在沒有確定基礎血壓個性化指標的時候，常常難以發現潛在的血壓升高，也難以找到潛在的心肌缺血，這是心臟衰竭難以預防的主要原因之一。同時，上述心臟衰竭患者的不同的臨床表現很難根據統計學建立預防性的診斷標準。各人對心臟衰竭的反應程度不同，或者說耐受程度不同，根據臨床表現診斷心臟衰竭實在不是好的研究方向。因此，應該肯定主動脈血流速度的臨床價值。切記：再多、再複雜的量化大資料都必須遵循總體的邏輯關係，心臟衰竭的情況越是複雜，越需要綜合把握心臟衰竭發展的總趨勢。

或許存在這樣的情況：任何人的主動脈血流速度都有一個個性化的心臟衰竭的轉折期。在此之前可以因為有代償功能的輔助作用，努力維繫著滿足心、腦、腎等少數重要臟器最低需要的供血狀態。這個轉捩點也許會形成一個血流速度平臺樣的持續期。一旦低於這個平臺，相當於心功能進入了失代償期，繼續降低的血流速度將使全身供血不足，這是急性心臟衰竭的發生的起點。

之所以堅持這樣的分析，是因為每一個正常人都有一種主動脈血流速度的轉捩點，即 100 cm/s 左右的主動脈血流速度轉折期。大部分心臟功能受檢者的主動脈血流速度都維持在這個血流速度的周圍，多高於此。一旦低於這個血流速度值，患者的心臟病症狀就會格外明顯，難以忍受。可以這樣理解：在此值以上的主動脈血流速度已經包含了心臟的代償性保護

作用，維持供血不變，但是只可以保持最低生理水準的供血。低於 100 cm/s 的主動脈血流速度一定會使一般臟器的血供發生障礙，功能受到影響。例如，胃腸道功能、生殖系統功能、免疫系統功能等。儘管此時的心、腦、腎也可能會感到缺血的壓力，個人的反應情況不同，臨床症狀也會有所不同，只要與心、腦、腎相關的某些缺血症狀在短時間的調整過程中逐漸緩解，就不足以中斷人們的各種活動，就不會發生急性左心室心臟衰竭。因為機體調整了自身的不同臟器的供血比例，以更微弱的供血維持著心、腦、腎的低水準活動。其他臟器的供血明顯降低，功能可發生紊亂，這可能是其他臟器疾病發生的根源之一。如果此時的心臟功能持續低迷，可以逐漸進入慢性心臟衰竭的功能狀態。

如果說 100 cm/s 的主動脈血流速度大致可以表示收縮力正常與收縮力降低之間的血流速度值的轉捩點，那麼，關於心臟衰竭的主動脈血流速度的轉捩點有可能需要一個量化的範圍來顯示，而且這樣的量化範圍有待於進一步研究。心臟衰竭是一個複雜的病理生理過程，各種生理因素都已經被調動起來保衛心臟功能，一旦失代償，心功能的惡化就不可阻擋。

雖然筆者並不強調以下的關於血流速度的劃分、定性，但是鑒於有人對射出分率進行了劃分和定性，作為診斷心臟衰竭的參考，我們不妨嘗試按主動脈血流速度的劃分來定性心臟衰竭。例如，如果把主動脈血流速度 100 cm/s 當作正常心功能的低限水準，那麼 95～100 cm/s 就可以作為心肌早期缺血的指標，90～95 cm/s 可以認為是嚴重缺血的階段，應給予積極的觀察和治療；85～90 cm/s 就可以認為是心臟衰竭的前期表現，應給予臨床監護；≤ 85 cm/s 可能屬於典型的急性心臟衰竭，應及時給予救治措施；≤ 80 cm/s 可能已經進入了心因性休克的階段。按這樣的主動脈血流速度劃分，可供臨床醫生判定心臟衰竭時參考，雖然這樣的劃分帶有線性思維的色彩，而進入心臟衰竭和嚴重心肌缺血時，無論射出分率還是主動

脈血流速度的變化與射出分率的關係很可能為非線性關係。儘管如此，面對極其複雜的心臟衰竭，這樣的劃分也是有意義的。

在筆者診斷的幾位因外傷造成中樞神經損傷的患者，當時患者的主動脈血流速度已到 75±2 cm/s，心率達到了 120 次／分，臨床醫生著手針對心因性休克進行治療。快速加壓補液已成為重要的手段，很快使患者心率降為 100 次／分以下，隨後血流速度也恢復到了 95 cm/s。

主動脈血流速度比射出分率更適合作為判定心臟衰竭的指標，更少受人為的操作因素影響，是相對客觀的測量指標。主動脈血流速度的指標特別有利於觀察臥床不起的患者，他們無法行動，神志不清，醫生無法判斷其心臟衰竭的程度，更不能預測心臟衰竭何時發生，不了解其個體原因，這時血流速度指標明顯優於射出分率。

在許多場合，定性研究比量化研究更有用。我們經常說高血壓是腦出血的直接病因，這只能是一個定性的指標；不能說血壓高到一定程度，例如 150/96 mmHg 才是腦出血的病因。臨床上最關心的首先不是出血量的多少，而是腦中風的種類。或者說，臨床首先關心問題的性質是什麼？然後才考慮量的多少。事實上，確定一個人的最低的正常主動脈血流速度也不容易，但是量化不容易的事不等於可以忽略定性研究。它的現實意義在於承認每個人都有一個最低限度的主動脈血流速度，有些人可能不是 100 cm/s，但是也不會遠離此值。這樣的思維認識可以給每個心臟科大夫一個概念清晰、界線稍微模糊的認識。把握好每一個人的最低正常血流速度值，有利於把握每個人具體的收縮功能狀態、預防心臟衰竭和猝死，以及隨時發現各種心臟病的功能惡化。

在觀察針對病因的治療效果時，應將心率作為輔助觀察指標，因為心率的快慢是最敏感的指標，雖然它的特異性很差。心率的快慢並不主要反映心肌射血的情況，它對全身各個臟器的功能變化都會做出明確的反應。

在確認心臟射出分率減弱原因的情況下，心率的特異性也變得更好了。雖然隨著心臟衰竭的好轉，血流速度指標可能會很敏感地回升，可是這樣的回升速度有時也慢於心率變化，因為凡是心臟衰竭的心臟可能都有心肌的損傷，即使脫離了心臟衰竭狀態，射出分率的恢復也需要一定的時間，在主動脈血流速度還沒有充分恢復時，心率可能反應更快。

　　根據這樣的思維方式，很容易區分心因性還是肺因性的呼吸困難，及時排除非心臟病病因，這在急診科首診急症患者時很有用處。我們的目的就是要獲得科學預測心臟衰竭的指標，主動脈血流速度指標在平時可指導一般患者調整自身狀態，使患者遠離缺血，逐漸中斷缺血，遠離心臟衰竭，它具有重要的臨床意義。

## 三、整體理解心臟衰竭，中斷心功能惡化過程

　　面對複雜的心臟衰竭狀態，上述的研究策略是否合理，是否有被遺漏、有被誤解的重要因素？是否以偏概全？我們要利用整體觀念對上述思維方式進行整理、分析。

　　（1）主動脈血流速度是一種可以接受的非損傷性指標，與射出分率同屬整體層次的概念，只是這個指標會受到其他許多因素的影響，其中包括年齡、原發病情、用藥種類、損傷持續時間，甚至個性心理。或者說，主動脈血流速度這個指標擁有很強的代表性，代表了許多相關因素，也是個性很強的指標，這也是無法應用統計學方法建立心臟衰竭評價指標的原因，因為統計學是專門為共性特徵設計的認識方法。

　　（2）討論心肌收縮力的問題不需要過多考慮細胞學基礎。收縮力的降低說明心肌整體的平均收縮功能正在降低，所有的心肌細胞都脫不了干係。如果細胞學機制的研究成果不支持臨床有關心臟衰竭的力學解釋，那

麼，應該修改的是細胞學的研究成果。

（3）心率和心臟前、後負荷作爲心功能的指標也是需要認眞考慮的，而且二者都是與心臟衰竭「綜合症」有密切關係的整體指標。在心臟衰竭的心臟負荷增加時，心率會更快，這表示心功能繼續降低。只要一時代償不充分，心率就會加快，十分敏感，但是反過來，僅根據心率加快不能判斷何種代償不足。事實上，心臟的各種代償機制總是同時出現的，絕不會只出現一種代償，而不出現另一種代償。心臟衰竭情況下的心率是不可忽視的指標。心臟的負荷包括心臟的前、後負荷，它們將分別引發容量和壓力代償，對這兩種負荷的代償確保了心臟每搏量的平穩，而心率的變化是爲了使心輸出量保持平穩。因爲心臟的每搏量和心輸出量是充分評價心臟供血能力的指標，所以，利用心率和心臟負荷作爲心功能的評價指標是合理的、充分的。

（4）討論收縮功能還需要考慮患者的年齡，因爲不同年齡患者的心肌彈性特徵不同，以至於對缺氧的耐受性不同，對缺血的代償能力也不同，心肌受損以後的恢復能力也不同。

（5）對各種心臟衰竭的預防要從整體的定性研究開始。透過先定性、後定量的研究，我們可以合理地把複雜的生物現象簡化。嚴格地說，不是客觀的生物現象太複雜了，而是我們總是把定性研究和量化研究兩個步驟混合在一起，甚至對立起來。由於只追求量化研究，甚至拒絕定性研究，把應該分作兩步驟的研究都歸結到量化研究之中，造成了邏輯上的混亂。眞正的功能主義研究只能從整體研究開始，其研究優勢在於能夠全面掌握資訊資料。

（6）研究心臟衰竭問題還應該注意時間因素的影響。醫生面對不利於患者病情的因素時，不可驚慌失措，應採用系統思維的方法，只要應對有序，方法得當，在一時尚未見效時，不急躁、耐心等待，不可急於

求成。

從某種意義上講，討論心臟衰竭就是討論病因。心臟衰竭的持續存在說明使原發病的功能持續惡化的原因依然在產生作用。積極預防心臟衰竭的措施就是要積極去除使心功能惡化的原因。這樣的病因也是整體意義上的病因。能夠促成心肌缺血的各種因素都可以成爲心臟衰竭的原因，去除病因的同時也要注意中斷危險因素的作用。

在這裡，應該重新明確一下病因的概念。病因不同於發病機理，發病機理是指可以代表生物功能過程實質的一套完整的由許多功能轉化的環節構成的鏈條，它由一系列物理的、生化的、生物性的功能環節組成，其中任何一個環節的斷裂都會暫時中斷功能的惡化。而病因是指發病機理鏈條中最初始的環節，最後的環節被稱爲結果。因果之間可以透過不同的機理鏈條相互連接。雖然疾病的機理與疾病的因果關係密不可分，但是，避免疾病發生的根本措施是去除病因，防止功能惡化，而不僅僅是中斷它的因果鏈條。只要不能去除病因，疾病就可以再發生。如果只阻斷疾病發生的機理的鏈條，在條件成熟的情況下，這個鏈條還可以被重新接起來，疾病就有可能再次發生。

眞正的病因是可以人爲控制的，不需要任何附加條件。吸菸是肺癌的第一位病因，這個因果關係對任何人都成立。至少它可以作爲肺癌的一種促發條件，完全可以透通過人爲控制而降低肺癌的人群發病率，減少個人的發病機會。這是病因的第一種特性，杜絕一切可控的病因，有利於疾病的預防、有利於調動每個人的自我責任感。我們所面臨的心臟衰竭難題有時只注重對症治療和中斷疾病的機理鏈條，不能夠去除病因的搶救策略只能是一種臨時的策略，而不是根治病因和針對病因的預防策略。

病因的第二個特點是外在不良的生活和工作環境對健康的惡劣影響，它有時也是可以經過人爲的努力得到某種程度控制的。有效地控制發病的

環境條件，有時也可以說去除了病因。心臟代謝性疾病主要是外界的不良條件激發了體內的不良反應，或者抑制了體內的積極的免疫反應的結果。所以，預防心臟的代謝性疾病和預防心臟衰竭都要從戒菸限酒開始，採用合理的生活方式，適當鍛鍊，徹底去除形成心臟病和加重收縮功能損傷的外界條件。

病因的第三個特點是帶有充分的個性化特徵，每個人患心臟病既有共同病因，也有個性化的病因，因而，需要注意確認每個人不同的個性病因，並告知患者採取相應措施。應該努力向患者講清真實情況及良好的預後，因為功能醫學有能力協助患者確認病因，與患者一起共度難關。

第四個特點是病因的多樣化，多種危險因素各自導致心肌缺血的結果可以疊加。任何心臟病都應該是幾種病因共同作用的結果。舉凡相對穩定的慢性病因與快速變化的急性病因相互疊加、心肌的缺血與代償交互作用、各種心臟病的危險因素與個人體質特性互動作用等，都使醫生準確判斷患者的病因變得十分困難，但這卻是十分關鍵的醫療活動。

第五個特點，心理因素幾乎是每個人都會有的、個性十足的致病因素。舉一個例子：

有一個 32 歲的女性，長期處於精神緊張、抑鬱狀態，常有各種疑慮，擔心自己已經得了某種疾病。極度精神興奮過後，頭腦已經疲憊不堪，但是長時間的高度興奮狀態使她很難入睡。經過多次嘗試，都睡不著覺，每次閉上眼睛都會有一種恐懼感，感到「可能自己會睡死過去」。這樣的恐懼已經使她沒有走路的力氣了，需要坐輪椅。這是一種精神異常。如果在心臟功能正常條件下，努力使自己精神平靜下來，的確是一種有助於睡眠的努力，但是，常識告訴我們這樣的平靜過程會降低心臟的興奮性。如果覺得心臟功能已經在勉強維持了，還繼續對它抑制，自然就會產生一種窒

息死亡的聯想。當時，該患者的超音波心圖的檢查結果正常，可以看到她的心臟室壁運動強而有力，心率偏快（92 次／分），聽診肺底也沒有溼性囉音，呼吸平穩，談話自然。主動脈血流速度爲 105 cm/s。當該患者一聽說自己的心臟尚屬正常時很高興，克服了心臟病的臆想，心情愉快了，很快就從輪椅上站了起來，就像正常人一樣走回了病房。這說明精神因素在起作用。精神因素有時足以擊垮一個健康的人，醫生們以及醫學理論有責任爲這些患者的心理狀態撥亂反正（詳見第十章）。

　　爲了眞實澄清每個患者個人的致病病因，我們應努力與患者充分交流，以獲得他們生活和工作的詳細情況，並參考超音波心圖所觀察到的情況，判斷加重心臟負荷的可能因素。結合受檢者的具體情況，確認個人不同的病因，進而確定個性化的預防措施以及治療方案。所以，在判斷心臟病病因的過程中，或者說在預防心臟衰竭和各種心臟病的過程中，與患者的交流是必不可少的。眞正最了解患者實際情況的人只能是他自己以及與他關係最親密的人。不要把追求診斷疾病的客觀性結構改變當作唯一的目標，忽略最重要的功能改變的資訊。只有這樣，才能確認每個人的個性化病因，高效預防心臟衰竭。

　　到目前爲止，我們所了解到的各種疾病的危險因素，都可能成爲個人心臟病和心臟衰竭的原因。阻斷病因，或者說去除病因是從根本上戰勝心臟衰竭的有效保障，而去除病因的前提是確認病因。

# 第四節　系統理論探討

## 一、定性研究與量化（二）

　　人體的許多量化數據幾乎都是受多種因素影響的。為了充分理解一個數據，需要同時了解各個相關指標及其關係。定性研究並不是粗放的研究，而是要對所有的相關因素和相關關係進行不遺漏、不歪曲的綜合討論。定性研究應該更謹慎、更細緻、更周到。

　　在系統的許多個變量同時發生作用的複雜現象中，只要有一個變量沒有實現量化，就只能得出定性的結果，例如，測量主動脈瓣口的每搏量，它主要由兩個因素同時產生作用：一個是時間；一個是血流速度。二者形成的血流速度－時間積分可表示每搏量，每搏量可以用二者的積分形式表示，如果考慮血管橫斷面面積的大小，就要把血流速度－時間積分值與之相乘，取其乘積。多因素同時產生作用的過程常常是以各因素相乘的形式表示的，乘積表示共同作用的效果。其中，只要有一個因素無法定量，其結果就無法定量，所以能把量化研究進行到底的生物過程並不多見，它需要把過程中的所有環節和所有的反應物都量化，再相乘，才能得到量化的總體結果。

　　此外，在多項資訊中精心選擇有代表性的指標是正確進行定性研究的主要原則之一，確定了能夠充分代表被研究事物的本質特徵的指標，才可以進行量化研究，否則就失去了量化研究的意義。這樣的特徵性指標應該由定性研究來決定，這樣理解其臨床意義就會變得很容易，因為幾乎所有的生物現象都可以得到定性的描述。

　　如果被量化的資料是為了適應統計學的要求而人為地創建的量化數

據，那麼，這些量化數據的可信度就要打折扣，例如心理學資料，因為許多心理學資訊是主觀的感覺和判斷，很難客觀量化。如果我們量化了某人的意志的強弱或耐心的大小，就可能限定了他的主觀能動性。從醫學現象中取得任何量化資料的時候，千萬不能無意中改變了被研究資料的本來屬性。血壓升高不是單純的有害健康的因素，測量到的血壓值都是量化數據，用統計學方法處理這些數據，認為大於 140/90 mmHg（18.6/12 kPa）的血壓值就是有害的，這種看法是片面的，這樣的標準已經誤導了人們對血壓的認識和治療。

　　本書的討論主要限於定性的推理及定性的結論。隨後的綱領性方法論的討論將揭示：定性研究反映了事物的本質特性，它經得住重複性檢驗，是不能隨時間改變的基本的功能性質。這種不變的定性推理將是個性化研究的基石。對患者的疾病的病因和機理，首先應該進行定性研究。雖然表面上看，所有生物的測量指標都顯示了具體的量化值，好像量化研究更接近複雜問題的真實性，可是生物的具體測量值背後都有定性的指標左右著量化指標的臨床含義。如果脫離了定性研究的基礎，就會使我們的研究違背生物的真實性。

　　定性研究和定量研究既相互依存，又相互對立和轉化。一個變數一旦受到了資料的限定，就失去了它的包容性和概括性。定性數據料與定量數據有本質的不同。

　　定性研究是從整體的全局面觀念開始討論的，因而也很容易透過定性研究把握整體的和自上而下的病情討論，最終得到整體的科學結論。雖然我們測量到的生物資訊大都是量化的數據，但生物的器官首先都是以器官的整體功能能力存在於體內的，並構成各種功能系統；各個系統也是以系統的整體功能能力相互適應的，最終形成各種器官和系統的功能統一和平衡。這樣的整體功能表示了一種整體能力，它是一種維持生理活動範圍的

能力。超出了這個能力水準就要出現病態，就需要代償。如果代償不足以克服病因的不良作用時，就會在整體水準上發生功能衰竭，即失代償。

　　定性研究同樣需要嚴格遵循各種形式邏輯的原則，嚴格地推理、嚴格地分析。甚至可以反過來說，形式邏輯更適合於定性研究。定性研究與量化研究相比，其最大優勢在於可實行完全性的歸納推理。這樣的推理所得到的結論是可靠的，也是無法透過量化研究得到的（詳見第六章），而且這樣的結論對生理性的或者病理性的功能研究都十分重要。例如，心室的射出分率、一定血容量和外周阻力，三者可以稱為心肌收縮力的完全性資訊，它們也構成了血壓的充分和必要條件，由此推定外周阻力與射出分率構成一對力，血壓是在一定血容量的條件下，動態連接二者的重要條件，於是可得到以下結論：由外周阻力調控心臟的射出分率，形成壓力代償，由血容量的改變調控心臟的射出分率，形成容量代償，那麼壓力和容量代償構成完全性資訊，於是可以放心地根據心肌的這兩種代償討論各種心臟病血壓升高的機理。再如，我們討論預防心臟病和心臟衰竭時，需要把相關的病因考慮周全，如何證明其是否周全，需要透過確認整體的完全性資訊來證明。例如，從心血管病系統的整體來看，穩定心臟供血量的關鍵因素只有兩個：一個是每搏量；一個是心輸出量。二者成為穩定心臟供血量的完全性資訊，由此推導出心臟前、後負荷與心率也是完全性資訊，於是在面對心臟衰竭患者時，如果考慮到這些資訊已構成了完全性資訊，可以認為關於心肌的運動特性的相關因素的考慮是全面的。

　　這裡顯示了醫學研究中邏輯思維的重要性，因為，醫學的複雜難題並不是都可以獲得量化研究結果的，完全依賴於數學演算的推理和論證方法在醫學研究中會受到限制。「在非線性系統中，即使是定性的陳述也需要定量的實驗來驗證」的看法是錯誤的。與之不同的是，所有醫學科學研究都可以得到定性的研究，而且，醫學的定性研究一般不會出現不能檢驗、

難於分析的困難局面。這是解決醫學難題的重要條件。

## 二、生物學研究中的綱領性方法論

本書主要討論定性研究的理論問題，所得到的結論有可能成為整體醫學理論模型的核心，如果這樣的模型所代表的許多規律都擁有普遍性，那麼它所代表的醫學理論也會擁有普遍的結構。根據系統科學研究所建立的生物醫學理論可能都應服從一種普遍存在的理論結構模式。這是拉卡托斯在他研究科學哲學中綱領方法論的普遍原理時所涉及的概念和內容。

這種關於科學理論的結構模式的特點是：一是研究綱領不是單一的理論，而是由某種堅定的信念所支配的整個理論系列所組成，它是開放的、可變動的，因而具有很大的彈性和韌性，不是輕易可證偽的；二是綱領具有精緻的結構，分為硬核和保護帶兩部分。硬核是不可觸動的核心假說與深層的根本信念，一切理論可以說都以它們的硬核為特徵；硬核周圍有一層必須經受檢驗壓力的由眾多輔助假設所組成的保護帶。面對反常情況，保護帶可以透過自身結構的調整變形來消解反常，用以保護硬核不受侵犯，並促進整個理論通過內部的理論交替而不斷取得發展。一個理論如果能產生更多可能得到確證的新預言，並能產生更有啟發力的新理論，那麼它就是進步的，反之則是退化的。

硬核首先表現為核心假說，通常總是由一組陳述所組成，它對所研究對象的根本性質做出斷言。

醫學理論的核心部分不應該隨時改變。在任何情況下，無論任何個體，或是何種心臟健康狀態，它們都在努力保持它們本來的功能性邏輯關係。這樣的功能性關係應該首先遵循於心臟的生理學關係，缺血與代償已經偏離了正常生理狀態，缺血與代償是解釋所有臨床心臟疾病的理論硬

核。核心部分及其理論框架不可以隨著客觀情況而改變。甚至可以說，這樣的分析所得到的結論是不能根據所觀察的病例數的多少而改變的。不能因測量樣本的大小，不能儘根據實驗結果的傾向性就左右理論核心的本質。例如，舒張功能永遠不能直接形成獨立的心臟衰竭，不能與收縮功能心臟衰竭相提並論；高血壓病永遠不可能成為完全獨立的危險因素損害心肌；心肌缺血永遠是心功能惡化的直接原因等。

　　近代以來的科學發展和積累，使得研究科學發現規律的科學哲學也快速發展起來。系統論、控制論、資訊理論就是科學哲學的研究成果。科學哲學的發展必然促進生物學的發展，在達爾文之後，生物學得到了空前的發展。

　　這樣的理論擁有不變的核心和外周多變或可變的理論保護帶。二者構成了完整的理論體系。前者涉及理論的骨架，一般情況下不會改變，它主要依靠定性的理論分析和基於系統思維的邏輯分析，而形成了所有個體共有的普遍概念和普遍規律。這些規律隨後才涉及各種心臟病個體的具體機理，也會含涉所有相關的量化研究成果。這樣的成果將有明顯的個性特徵，並在普遍概念基礎上形成了主要個性化概念。個性化概念和診斷指標應該是可變的，具有鮮明的個性特徵，因人而異。高血壓的診斷標準也應該由這樣兩部分構成，包括不變的部分和個性化可變的部分。

　　當心肌缺血和心肌的壓力代償與容量代償成為所有心臟病都共同經歷的功能過程時，這樣的功能過程就應該是整個心血管病醫學理論的硬核，包括冠心病和心肌病等所有的心臟病都要涉及這樣的功能過程。硬核與保護帶是相對而言的，心肌病是在這樣的功能過程中出現的典型的過度代償的結果，使不同個體受到不同的外界影響，造成心肌本身的收縮特性發生改變的結果，這是心肌病區別冠心病或高血壓病的要點。此外，不同個體受到不同因素影響而形成各種亞型的心肌病，也成為預防該亞型心肌病的

要點。關於心肌病機理的剛性硬核不可改變，這樣的過度代償的硬核代表了心肌病的共同特點，是所有亞型心肌病的理論硬核，但對其他心臟病的缺血與代償的理論硬核來講，過度代償是不存在的，是可變的保護帶。

於是，根據這樣的理論結構可以推導出心臟衰竭的共同機理和個性化的病因。

無論醫學理論還是其他學科的理論，都應該基於本學科的基本原則展開論證，或發展其理論，這在生物科學哲學中早有討論。由波普爾的學生拉卡托斯首創的科學研究綱領方法論是一種有利於科學理論發展，對多種科學理論的共同結構特性做了綱領性的概括，在現代西方哲學界產生很大影響的科學哲學觀念。稱之為綱領是因為據此所建立的科學理論能產生更多可能得到確證的新預言，並進而導出更有啓發力的新理論。所以，它也應該成為醫學理論和醫學論證的參考模型。這種綱領性的方法論將使我們的理論擁有如下特點：

（1）科學理論應該有不可隨意觸動的「核心假設與深層的根本信念」，這代表該理論的特徵，在其周圍是可變化的保護帶。以心臟功能，特別是以收縮功能為核心的力學模型應該成為解決心臟病難題的理論框架。雖然我們不能夠逐一地把各種對心臟可能造成損傷的危險因素都轉化為力學變數，但是我們可以從心臟的邏輯分析中大致判斷出各種損傷因素的作用，甚至可以根據不同個體的不同特點進行個體化的病因診斷。而這樣的理論框架一定是由多個因素組成的，它應該包含許多方面的必然的邏輯關係，但終究離不開一個不變的心肌缺血與代償的理論核心，而其千變萬化的臨床表現都是基於這個理論硬核發展而來的。這正是我們建立邏輯醫學的基礎，相信各種心臟病的內在聯繫，將這些聯繫歸結為一個不變的理論框架。

（2）如果我們對高血壓病的診斷標準，或者其他心臟病的診斷標準

也採用剛性原則和靈活可變的個體化診斷條款相結合的形式，我們的理論就可以認為是合理的。這也是我們對人體疾病的診斷標準進行個體化改造的可行的理論基礎。個人的基礎血壓就是每個人的個性化指標。疾病的診斷標準不應該單獨為一個疾病而存在，應該趨向於涵蓋多種疾病的與個性化相結合的綜合性指標。

（3）所用的定性研究方法應該是開放式的，有巨大容量的，能夠包容已知的和未知的所有的相關因素及其關係。這就要求該方法隨時準備接納新發現的必需因素及其固有關係。這是任何科學理論必須面對的發展性問題，愛因斯坦的相對論不是推翻了牛頓定律而是發展了它。在這個過程中，絕對不應為了適應既定的某研究方法，而改變被研究資料的固有性質。遺落、誤解或歪曲任何重要因素及其相關關係，都不可能得到正確的結果。所以，澄清各種邏輯關係，搜尋、確認必要的相關因素及其邏輯關係是各種醫學系統研究的主要內容，也是逐漸深入認識疾病及其病因的基礎。努力建構一種為各方面因素和功能關係都能相互接受的理論框架，這一框架所容納的內容越多、越廣泛，它的科學穩定性越強，其理論越不容易被推翻。而且，如果一個開放的理論需要接納新加入的某種因素，只要透過某種關係，恰當地予以整合進這樣的理論保護帶中就可以了，並且這樣新加入的因素並不會改變原有的理論框架的本質，但可能會改變理論所涉及的疾病表象之認識。

（4）建立科學的理論應該注意兩個方法論規則：不要做那些違背理論核心的事，這樣做是得不到好結果的。必須時刻注意多做調整「保護帶」的工作，增加輔助假設及分析技巧，以處理沒有預料到的情況。合理解釋和預言新事實，並用實驗加以驗證。所以，本書中論述的大部分內容除了明確缺血與代價是功能理論的核心概念之外，也包含建立不同心臟病的保護帶的過程，建立理論保護帶的科學依據和靈活性絕不是統計學所能夠涵

蓋的。

（5）努力使保護帶所發展的觀點更有利於理論的進步，能更多地預言新的事實並能使事實得到確認，而不是使理論退化，新理論必須擁有可持續發展的特性。只要做好前幾項工作，特別是正確選擇和確認核心觀念，對該理論具有舉足輕重的意義。硬核變了，該理論就全面改變了。一種不斷發展的理論是其生命力強大的表現，不斷發展的理論將證明它的核心概念是科學的。上述關於建立科學理論的綱領性方法，其原理在西方哲學界造成相當大的影響。

（6）人體自身的統一性決定了醫學理論的統一性，而不是根據不同的心臟病結構改變形成沒有內在聯繫的相互獨立的理論模組，結構醫學就是以疾病為獨立單位的醫學理論。本書所涉及的許多重大觀點和研究策略都不是為了某一個疾病而設立的，它們貫穿於全書的始終，相互融合、相互支撐，形成了理論的框架，證明了複雜的生物現象也有其簡單性的一面，顯示了醫學理論的相互融合、相互支持、相互論證的整體性和可簡化性。這樣的整體觀念所支持的理論體系在解決實際問題時應該有能力把大部分難題全部收入該理論的框架之中，進而尋求一條統籌解決問題的總途徑。這可能成為系統科學指導中，下一個為整體解決其他系統難題所構建的新理論的最突出之特徵。可以預測，其他醫學領域解決臨床難題的情況也應該類似，將來或許也會得到全盤的、統一的解決，而不是逐一的解決。

# 第十章

# 特定的心理狀態是心血管病的深層次病因

## 摘　　要

　　本章重點討論心理狀態與心臟病的因果關係。病因清楚了，對疾病的早期預防和根治就容易解決了。我們在第九章討論心臟衰竭的時候，已經談到其病因是心臟的過度勞累，但是沒有深入討論什麼情況下可以形成心臟的超負荷，而這正是本章主要關注的內容。

　　心理學是近年來炙手可熱的學科，已經成為醫學關注的焦點問題之一，因為它與人體的健康和行為關係最為密切。心理學與醫學聯繫也最為密切，因為幾乎所有人都意識到心理問題對人體健康有重大影響，但是到底有什麼影響，說法不一。實務中，心理醫生和臨床心臟病醫生組成兩支完全不同的醫學專業隊伍，分別在各自的領域工作，面臨不同的問題，透過各自的研究方法，達到不同的目標。儘管心理學與臨床心臟病學理論兩個方面密切相關，相互影響，但在理論上卻無法說清楚，二者絕對分離又不符合客觀事實，這有多方面的原因。下列所述係以一個心血管病醫生的立場來說明心臟病形成的心理學病因。

# 第一節　臨床醫生的思維誤區

## 一、心臟的超負荷使心功能惡化

可以理解，任何臟器的功能改變都需要心臟加大供血量，它們的病變和功能惡化都可能導致對心臟功能的超負荷，而形成心臟病的病因。身體最健康的狀態是體內各個臟器的功能都是健康的，它們自然而然地相互平衡、協調一致地工作。這樣的生理功能協調的狀態給心臟提供了最佳的工作環境，使心臟供血最省力，心臟功能就不會降低，自然也不會得病了。可是如果身體的任何部位受到急性的、嚴重的損傷時，心臟必然要向受傷部位加大供血量，這是形成心臟超負荷的一個重要的原因。嚴重的心臟超負荷狀態可以透過超音波心圖檢測出來。

例如，在神經外科的重症監護室，就可以觀察到這樣的案例。這些重症患者的中樞神經系統遭到了重創。只要這些患者病灶沒有解除，其心臟的功能就總是處於超負荷狀態。這是因為人體的自我調節功能對中樞神經的損傷將投入最大的供血能力，以確保其功能盡快恢復。其中最常見的症狀就是血壓升高，心率加快。在這裡，在超音波心圖儀的螢幕上見到的每個患者的心臟都是強有力地搏動著。沒有經驗的醫生常常把它們診斷為正常的心臟搏動，這是一種重大的誤解。監護室的死亡率遠高於一般的病房，有一些人血壓會突然降低，因心動過速而死去，這些現象卻得不到臨床的圓滿解釋。這是一種不良竇性心動過速，心率甚至可以達到 120 次／分以上。這是一個成年人的心臟不可能長久承受的心率。這樣快的心率本身就會損傷心肌，只是由於中樞神經的損傷也不可長期存在，兩種損傷都可直接威脅生命，大腦是心臟首先保護的臟器，才促使心臟以超越常規的

方式努力工作。只要心臟能夠跳動，或是中樞神經的損傷依然存在，心動過速就難恢復，這可能導致心因性死亡，即心臟因過勞而死。全身沒有哪個臟器的功能可以與大腦的重要性相比，以至於心臟不遺餘力地爲之康復而捨生忘死。

再如，肝膿腫較大的患者幾乎都形成了菌血症，一定伴有高燒和心率加快。由於目前醫療條件改善，肝膿腫可以得到及時有效的治療，不至於死人，但只要這樣的病灶存在，心臟功能的過度消耗就不會停止。反過來，只要解除了肝臟的病灶，再高的體溫也會在一天之內恢復正常，心臟的勞累情況也會解除。這樣的疾病經治療後，患者心率和體溫都恢復正常了，精神情緒的好轉只代表了肝臟功能轉危爲安，並不代表心臟功能完全康復，患者仍會有疲勞無力的感覺，疲勞是心臟功能降低後的重要表現。幾乎所有的患者的心率都是加快的，心率增快本身就是心臟功能的低效率、高能耗的反應，更不用說心動過速了。

另一方面，只要臟器的功能損傷不直接威脅生命，或者說，病灶對健康或生命的威脅沒有心臟和大腦的損傷的威脅更大，一般就不會形成心臟功能的急性超負荷。簡單地說，肝、腎、大腦、心臟的重大損傷，如嚴重感染、破裂出血的持續存在，就足以把心臟累壞了。也可以說人的生命的頑強存在，對神經系統的保護，特別是對大腦功能的保護已經達到了極致，心臟將竭盡所能地保護大腦。因爲生命中樞就在腦幹，神經系統是集中整合一切生理活動資訊的中樞器官。

從這樣的分析中可以得到這樣的認識：心臟病是由心臟功能的負荷過大或消耗過快形成的，負荷超出了心臟能夠承擔的範圍。它除了與人體器官的不同病情的輕重有關，還與臟器的重要性有關。重要的臟器受傷，且病情嚴重者可以形成心臟衰竭，甚至可能危及生命；形成心衰也與心功能承受意外傷害的耐受性有關，這一點涉及患者的年齡、基本體質以及損傷

的作用時間和嚴重程度等。這是一種綜合性的邏輯分析方法，並不以發現特異性的病理解剖改變爲唯一的依據。這也是一種功能性的分析方法，包括了結構改變可能帶來的病理結果。這也是一種定性分析方法，事實上許多有經驗的臨床醫生都自然擁有這樣的分析能力。

值得慶幸的是，因體內器官的疾病加重心臟負荷的情況並不難診斷：第一，原發病灶的嚴重程度已經遠遠超出了心臟缺血所造成的症狀。第二，這樣的疾病雖然很嚴重，但卻有相應的治療手段，一般不會對生命和健康形成很大的威脅，而且這樣的疾病隨著醫學認識的提高和臨床手段的豐富已經在逐漸減少，就像烈性傳染病一樣有望得到根除。這些損傷一般都是急性損傷，雖然急性期病情十分兇險，但是它們的預後大多數都比較好。也就是說，由此形成的心臟超負荷幾乎不會形成眞正的冠心病和高血壓病，也不會成爲通常的心臟衰竭。第三，對於心臟負荷的增加，我們已經有了超音波的檢查手段。正如第九章所談到的那樣，根據心率和主動脈血流速度的改變，就可以及早判斷心臟負荷的增加，這爲早期診斷心功能下降提供了有效方法。只要心臟功能不持續惡化，就不會產生心臟衰竭，也不會威脅生命。儘管中樞神經系統的損傷並不常見，人體對此仍有超強的自我保護意識和能力，甚至可以下意識地對任何衝擊性損傷顱腦的行爲做出強烈反應性的防衛動作。

## 二、脫離心理狀態討論心血管病病因的尷尬

前述的可以引發心功能降低或心臟衰竭的病因近年來已經很少見，但是它所體現的醫學邏輯卻是簡單而明確的。只要心臟有超負荷工作的機會就可以使心功能惡化，甚至可引起心臟衰竭。因爲這樣的醫學邏輯一直得到結構主義的研究策略的證實：在機體的範圍以內發現嚴重的病灶，它的

存在加大了心臟的負荷，形成了必然的因果關係。但是機體範圍內缺少明顯病灶的話，心臟衰竭又是如何形成的呢？這樣的情況應該占心臟衰竭的絕大多數。

所有人的言行都是受其思想、意識所支配的，同時，人體還有自主神經系統所支配的一系列內臟功能，它們並不受人的主觀意識所支配。自主神經維護這些器官的功能也是人體生存的必要的生理條件，一般認爲它們對心臟的功能消耗不會形成心臟超負荷。我們的心血管病理論中幾乎沒有心理學的內容。或者說，我們無法從有關心臟病病因的理論中發現任何對心理學因素的深入討論。日常的心理活動眞的可以形成心臟超負荷的工作狀態嗎？

或許有人不承認在我們的醫學認識中，一直就把心理活動排除在臨床疾病的病因之外。那麼，就讓我們回顧一下我們已有的醫學認識吧！

一方面我們承認正常人體的生理功能都是平衡、協調地進行著，知道神經、體液控制系統有效地管理著身體，可是它們是如何精細地工作著，許多細節我們並不了解；同時我們也承認，每當心臟出現缺血時，人體的功能自動控制系統就會調動起代償作用，保障循環系統的正常供血，但是，在結構醫學對臨床心血管疾病的認識中，很少提及心肌缺血與心肌的代償功能。這是一種只見結構改變，不見功能惡化的思維方式，不知道心臟的功能是如何惡化的，也不理解心臟功能與腦功能的關係，甚至一些主張系統理論的人體科學專家也認爲：腦的功能就是思考，是心理和情緒的發生地，在腦中也會形成各種心理狀態。臨床醫學即使把人體當作生物系統來研究，也沒有準備把大腦的精神和神經的活動與心臟的功能作爲因果關係加入到生物系統的研究中來。或許他們還認爲大腦的所有活動充其量只是對各種人體內、外資訊的加工、轉換、存儲和生成，不會消耗多大的能量，也不會形成心臟的超負荷。專家的認識在醫學理論構建中產生很大作用。

　　心理學研究與臨床心臟病學研究的確是兩個界限清晰的不同領域，由心理科醫生和心臟科醫生分頭研究，絕大多數時候互不干擾，現代醫學理論對心臟疾病的討論和對大腦及神經疾病的討論是各自獨立地完成的。

　　心和腦本來就是兩個器官，各行其是。心理成熟標誌著個體結構發育的成熟，而心理成熟的標誌是大腦結構的發育成熟。研究心理的著作會把大腦的結構解釋得很詳細，並把許多大腦結構的分區與人體的各種情緒、各種心理過程聯繫起來。關於腦血流、腦血管系統的結構和功能、腦和神經系統的結構和功能的研究也有了較快的發展。神經心理學主要研究大腦與心理活動的關係，如心理活動的腦機制；主要研究心理或行為與生理變化的關係，如研究心理刺激條件下人體生理功能的改變過程的學科被稱為心理生理學；還有普通心理學、實驗心理學、比較心理學、社會心理學、行為心理學、變態心理學、精神病學等。這些學科幾乎都成了心理學的重要分支。只有健康心理學、臨床心理學和康復心理學與臨床疾病關係最密切，其目的在於調整和解決人類的心理問題，改變和改善他們的行為方式以及最大限度地發揮人的潛能。

　　與心身醫學密切相關的莫過於心理生理學了，也稱為心理生物學。它研究心身疾病的發生、發病機制、診斷、治療和預防，研究生理、心理和社會因素相互作用及其對人類健康和疾病的作用。但是，這些與臨床醫學密切相關的學科也沒有把臨床疾病的病因說明得很詳細、透徹，讓人更充分地理解心身之間的關係，更了解臨床疾病的病因。甚至心身醫學的概念也並沒有在臨床工作中得到確認、發展，並最終成熟起來，以至於在臨床醫學領域至今沒有形成獨立的心身醫學模式。這裡有一個令人驚訝的事實：經過深入了解發現，心理學一方面已經成為世界範圍內炙手可熱的學科，但是在它是否屬於科學的範疇的問題上還存有爭議。導致國內30多年來相當部分心理工作者（如心理健康工作者、心理治療工作者）身分認

定的困難，甚至在圖書館學科分類中，至今仍將心理學歸入哲學大類，這至少說明心理學不全是自然科學。

這樣的現實狀態使心理學和臨床醫學之間形成了學科差別，以至於形成兩個領域相互難以融合的局面，無法充分地交流和溝通。儘管各個心理學學科和臨床醫學的學科都宣稱自己已獲得輝煌的成就，可是從探索心臟病病因的角度看，這兩個領域之間並沒有發現共同融合的理想途徑，也沒有取得相互促進的成果。儘管一般人都相信心理作用在任何時刻都指導著人的言行舉止，相信心理狀態隨時改變著人的生理或病理的功能狀態，也必然會影響心臟的健康。

或許有人並不關心類似的這種漫無邊際、似是而非的理論背景的陳述，儘管如此，必要的鋪墊還是應該的。因為這的確涉及一個最嚴肅、歷史最悠久的哲學問題：人有沒有靈魂——一種主觀的世界？它和人體的物質世界——一種客觀世界之間如何溝通、聯繫和轉化？這就是著名的笛卡兒二元世界問題。

早在 17 世紀，笛卡兒就肯定了人的主觀的精神世界和人體的物質世界的客觀存在，並且指出二者的相互關係十分密切。精神可以作用於人體，改變或左右人的行為，而人體的健康狀態也可以極大地影響人的精神和情緒。這些觀點曾經得到了廣泛的認可。因為這些觀點已經充分概括了絕大多數人的經驗認知。笛卡兒的二元論與我們的常識非常吻合，相關的醫學理論幾乎沒有理由推翻這些認識。然而，在進一步的深入研究過程中，哲學家們所提出的問題，已經把哲學家自己帶進了無法圓滿回答的兩難境地。科學界至今沒有能夠充分地闡明兩個世界是如何溝通與聯繫的。

笛卡兒的支持者認為，心理與身體是兩種不同類型的實體，兩者之間的明顯區別在於：

第一，物質的對象是占有空間的，心理狀態是不占有空間的；心理具

有「思維」的功能，笛卡兒把有關於心理的「感覺、印象、情感、信念、願望」等狀態都看作思維形式，而有機體的物質實體卻沒有思維功能。

第二，從性質來看，物質的對象是可以客觀觀察到，並可得到具體的測量資料的，容易形成人群的共識。而個人心理的性質和狀態只有自己能夠直接察覺到，他人無法直接體驗到，我們可以直接感觸到自己的心理狀態，但是感觸別人的心理狀態卻是間接的，而且這些主觀經驗的性質完全不同於任何可以感觸到的客觀物質對象的性質，也就是說，心理的性質在類別上不同於物理的性質。

第三，從認知角度看，儘管個人可以直接察覺到自己的心理狀態，但心理的大部分狀態和活動卻不能被人意識到，每個人都有自己的潛意識。

第四，每個人的心理狀態都是「私密的」，心理狀態具有鮮明的個性化特徵。它們只能被擁有它們的人（或生物）直接感知，因而帶有強烈的主觀性和功能性。相反地，物質性實體所擁有的特性帶有明確的客觀性。

上述明顯不同的物質實體和心靈實體之間是如何形成相互之間的密切聯繫呢？這個問題仍然是哲學問題，需要哲學家給出答案。在這個問題上，哲學界一直處於糾結中，形成了許多不同的觀點。支援笛卡兒的、承認心理實體存在的一派最終走向了唯心主義，強調物質實體的一派走向了唯物主義。可是，為了充分解釋人體心身之間的相互影響，又要給出令唯心與唯物各方面意見都能統一的哲學答案，談何容易。笛卡兒的核心思想認為，心理與身體之間可以相互產生因果關係。

與此同時，生物醫學界卻只專注自己領域，而忽略了哲學界的這種爭論和各種哲學思維的特點。他們似乎不需要哲學界的介入，一門心思建立自己學科的理論。儘管他們也在絞盡腦汁地試圖解釋各種心理和行為之間的相互作用，但是收效甚微。他們所遇到的困難其實仍然是哲學家們所遇到的困難，在他們所研究的問題中仍離不開哲學觀念的指引。心血管病理

論不斷犯了哲學、邏輯學方面的錯誤，其結果是找不到科學的結論。這可能就是找不到心腦血管病病因的總體根源。

另一方面，在所有心理學的專著中，只要涉及心理學的歷史，都要鄭重地提及德國心理學家馮特（Wilhelm Wundt, 1832-1920）。1879 年，他在德國萊比錫大學創建了世界上第一個心理學實驗室，把科學的研究方法引入了心理學。在經典物理學引領科學時代之際，實驗室手段已經成為科學研究的核心手段，能夠把最先進的實驗研究帶入心理學，當然是心理學發展的里程碑。心理學界把馮特所建立的內容心理學當作科學心理學誕生的標誌。言外之意，從此以後的心理學才能夠算作科學。然而，經過了 130 多年研究之後，當人類對於心理學有了更深入的了解，心理學蓬勃發展的時候，心理學的科學地位卻顯得模糊起來了。人們還是無法充分客觀測量各種心理活動。心理學也遇上了笛卡兒「實體二元論」的哲學難題。

笛卡兒二元論的本質是只知兩種實體之間的密切聯繫，卻不知二者是如何相互轉化的。有學者認為，既然二元論難題無法解決，何不考慮把二者結合在一起研究，因為它們畢竟是在同一個人體內同時發生，又相互作用的。這是哲學二元論的另一種說法，被稱為二元論的同一論。它能夠為二元論所分別指稱的現象提供更好的統一的說明。它代表了一種重要的思維，它把心靈的狀態說成它們的生物功能狀態，而非物理狀態。單純地強調生物的功能狀態雖然有些偏頗，但是，它所提供的功能主義的線索，給現實的醫學研究帶來了重要的啟示。

# 第二節　邏輯分析

## 一、確立心臟病病因的邏輯判斷原則

　　儘管在第九章談到了預防心肌缺血就能預防心臟衰竭的觀點，也爲預防心臟病提出了初步的看法：只要不斷檢測心臟的缺血狀態，就有可能隨時發現並糾正每個人的缺血，就有可能減少心臟的超負荷，從而避免心功能惡化和心臟衰竭。可是上述的觀點只是限於人體的物質世界的範圍。如果提及了笛卡兒的二元論的觀點，就一定涉及心理世界，看看人體的精神和心理方面是如何與人的機體相互作用的，然後再了解這些複雜的過程是如何使心臟變弱的，只有釐清心理作用如何導致心肌缺血的機理，才有可能在實務中更有效地預防缺血和心臟衰竭。不管我們是否有能力回答這一哲學問題，現實的問題已經擺在每個心理學家和心臟病工作者面前。

　　在實務中，儘管我們可以借助超音波心圖儀和其他檢測手段充分觀察心臟的結構和運動情況，我們幾乎可以獲得所有與心臟相關的資訊。我們的任務只是分析和判斷心臟功能的優劣及其發展趨勢。但是，我們仍然沒有能夠有效阻止心臟功能逐漸惡化，在漫長的心臟功能減弱的過程中，我們竟然無能爲力。不能揭示每個人的更深層次的病因，預防心臟病就只能永遠處於被動的防禦狀態。我們總不能把臨床問題推給哲學家。

　　在我們找到生活環境中促使缺血發生的眞正原因之前，有必要先確定評價臨床心臟病病因的理論原則，統一了原則才有可能形成對病因的一致看法。

　　從上述的系統分析中，可以確定導致心臟病的因果關係首先應該是功能性的關係，因而對病因的邏輯判斷原則也應是定性的、整體的評價原

則。它應該滿足以下條件：

（1）疾病的陽性證據。凡是擁有陽性患病條件的都應該擁有患病傾向，沒有例外。

（2）疾病的陰性證據。凡是沒有陽性證據的患者都不應該擁有患病的傾向，沒有例外。

（3）經過針對病因的治療和休養可以使疾病出現較快的好轉，至少比簡單地糾正危險因素有明顯的效果，這與去除病因的快慢和程度有關。

（4）病因徹底去掉後，不容易復發。病因與危險因素的本質區別就是去掉病因後不容易復發。根據這個認識，證明冠狀動脈狹窄完全不是冠心病的病因，因爲即使在人爲地解除了冠狀動脈的狹窄之後，再狹窄還會發生，而形成冠狀動脈狹窄的原因才是冠心病的眞正病因。

（5）在生活中，病因應該是可以主觀控制的。這不僅提醒我們糾正不良生活習慣的重要性，同時也警示比糾正不良生活習慣更重要的是，減輕思維和心理方面的負擔。這些看似與心臟負荷無關的事情是形成心肌缺血、各種心臟病和心臟衰竭的更爲普遍的原因，也是本章討論的核心內容。

上述的邏輯原則將有利於確定人群心臟病的共同病因，也便於判斷個體的具體病因。這將成爲統一認識病因的必要的尺度。如果我們所確認的病因能夠達到這樣的邏輯判斷標準，就一定會增強我們在實務中預防和根治心血管病和心臟衰竭的信心，激發我們的鬥志。

## 二、人類是大自然的產物

所有的生物，包括人類在內，都是大自然的產物。達爾文的生物進化論講述了生物與自然的關係，該理論應該位居所有生物醫學相關統一理論的最高層次，有能力解釋和回答其下屬各層次理論的疑難問題，因而也

是建立人體科學理論的總指南。在臨床研究中，似乎很少有人關心進化理論，因為我們的注意力似乎只侷限於身體內的一切細節了，似乎人類進化歷史與我們患病和治病無關，就像大多數臨床心臟病的功能研究都不需要考慮患者周圍的氧氣是否充足一樣，雖然這至關重要，但是疾病的病因研究卻不能忽略周圍的環境條件，因為每個人都生活在各自的特定的環境之中，人類所患疾病受到環境的極大影響。進化論就是講述人類進化的總趨勢以及生物與環境關係的科學。人們常把糖尿病、冠心病看成富貴病，把結核病看作窮病，把塵肺稱為職業病，沒有環境的變化就沒有這些相應疾病形成的可能性。可以說人體在自己的生存環境中一旦出現了不相適應的情況就有可能形成疾病。個體需要不斷提升自己適應環境的能力才能健康、長壽。

「生的本能是愛和建設的力量，它包括性本能和自我保護本能，前者的作用在於繁衍種族，後者的作用在於保存個體，二者的結合構成求生的力量──生的本能。」本能是每個個體最基本的功能。從生物進化的高度看，就更能理解功能主義的主導地位。生物個體所顯示的生物過程只不過是反映生物的總體功能進化的一個縮影和瞬間。用功能主義的觀點可以充分、統一解釋各種不同的心血管疾病，包括闡述各種病理解剖的變化，也可以解析生物進化。「生物進化的機理是自然選擇，自然選擇並不容易直接觀察到，但可以從對其他現象的觀察間接推斷出來。如果我們的推理所依賴的公理性結論在邏輯上是正確的，且沒有忽視其他相關的有效結論，那麼其推論的結果也一定是正確的，而且能夠觀察到。」達爾文堅信即使對這些理論的論證還不夠完善，但自然選擇的進化原理終將成為生命科學中不朽的基本思想。

儘管從猿科動物到能人，再到直立人，生物進化的歷史久遠，僅據線粒體 DNA 的科學推理（一種分子生物學方法）就可以判斷「現代人」已

經歷了 20 萬年漫長的進化歷史了。生物進化和科學哲學已經充分論證了上述命題的正確性，這就是說當前人體的結構和功能是經過漫長的進化得到的結果，且是與周圍環境相互協調的。醫學難題只是這樣的協調過程中的一些小的插曲，或許從人與自然的關係中，我們可以找到解決醫學難題的線索。

人類的各種生存活動、社交活動，包括自身的所有的疾病的診治問題，都受最高層次理論的指導和約束，這個理論就是生物進化論。英國生物學家查理斯・達爾文（Charles Darwin, 1809-1882）之所以偉大，就是因爲他提出了進化論，使人類對生物學研究進入了科學的軌道。進化論是生物學中最大的統一理論，生物界的複雜現象，包括形態的、生理的、行爲的適應、物種的形成和滅絕、種內和種間關係等現象都只能在進化理論的基礎上得到統一的解釋。本書從進化論中得到的最大啓示就是應該努力從環境中尋找個人疾病的病因，從人與環境的關係中尋找原則性規律。

自然選擇是生物界形成和發展的動力。

儘管在隨後的生物研究過程中，隨著時間的推移，也揭示了生物的微觀世界，先後出現了亞細胞結構、細胞結構，繼單細胞生物之後，又出現了多細胞的生物，最後進化出了複雜的生物世界。但是，宏觀的自然世界對生物世界支配和決定的地位沒有改變，宏觀世界和微觀世界的相互關係沒有改變，在生物和大自然之間不斷交換物質、能量、資訊的過程中，總是大自然的宏觀世界決定生物個體形成和發展，包括它們的微觀世界。自然選擇幫助生物個體從單細胞生物進化到多細胞的複雜生物。儘管人體的微觀世界的研究成果層出不窮，但也不能改變這樣的邏輯關係。無論孩子多麼高大威猛，母親多麼單薄弱小，親子關係不會因此改變。外環境總是變幻莫測，內環境卻要在動態中保持相對恆定。所有的生物體，無論其複雜程度，都是以個體的整體的面貌應對外界環境的挑戰，不斷接受外來資

訊，經受自然選擇，使每個個體以某種方式參與物種進化過程。從生物大分子，到亞細胞結構，再到組織器官的形成，任何生物體內的結構和功能都不可能單獨與外界進行物質、能量和資訊的交流。例如，胚胎學認爲，生物胚胎的發育過程體現了生物進化過程。心臟的結構比胎兒原始心管的結構進化了許多，但是，無論進化程度如何，它也不可能形成任何超越循環系統功能的額外功能。心臟的功能，特別是它的舒張功能，遵循於循環系統的整體生理目標和總體功能的統一安排。整體觀念的內在規律是邏輯一致的統一性。理論的統一性來源於生物功能系統的統一。生物體永遠是以整體的形式接受自然界的各種資訊，統一各種行爲，建立自己的思維意識。這是生物理論整體觀念的基礎。我們在第八章提到的生物的統一性論證，也依賴於生物功能的整體的邏輯統一的基本特性。

中醫理論的整體觀念，既包含了人體自身的整體性，也包含了人與自然的天人合一的整體觀念。中醫理論總是把自然環境稱爲天和地，把人看作天與地之間的自然產物。從中醫理論的系統闡述，到個體疾病的診治，無不堅持了整體觀念、堅持了高層次理論的解釋和論證的權威性。中醫理論首先用陰陽的概念解說世間萬物，陰陽的概念所構成的完全性資訊，只有站在整體觀的立場上才能確認，從整體的最高層次全面認識描述對象。

從邏輯上講，胎兒特定的系統發育系列（歷時性）的出現需借助生物重演律而推演出來。人體是由受精卵按照事先儲備於 DNA 等生命遺傳物質載體上的遺傳資訊，按照一定的程式逐漸發育而來的。這個過程是解剖結構和功能共同發展的過程，以保持種族的生存和進化。生命物質再神秘，只是代表自然界對個體的自然選擇的結果，讓人們看到了一種起始於 DNA 的個體系統發育過程，這個過程涵蓋了從性細胞到受精卵，再到多細胞個體的發育過程，它濃縮了整個生物進化過程。所以，它只能在子宮

內進行。生物個體把生命繁殖的資訊託付給了 DNA，DNA 對生物個體生長發育產生重要作用，個體是人類進化的基本單位，所以，DNA 對人類進化產生重要作用，但是每個物種個體及其 DNA 只是承載了生物物種進化分工的極小的一部分。任何生物個體的言行，包括基因和 DNA 的生物功能，都會在自然選擇中經受考驗，得到昇華。

當我們把一些疾病的病因歸結為遺傳因素時，可能忽略了遺傳和變異只負責優勝劣汰的發展方向這個規律，進化的結果和方向就是使生物適應環境的能力更強了，而不是促成疾病的發生。所以，把許多心臟病的病因歸結為遺傳因素缺乏說服力，生物的遺傳和變異並不對個體患病的過程負責，它們的工作只侷限於優化物種和個體。相對而言，細胞內小環境不易改變，更有利於保護生物微觀世界，確保染色體和 DNA 的生物特性的穩定，因為 DNA 不能隨外環境改變而改變。它是關係到生物種群進化的決定性的生命物質；生物個體不斷增強對環境的選擇性和適應性，更有利於生物個體和物種的發展，這就是進化。透過基因產生作用的任何生物性狀的改變也要按照人類遺傳和變異的總規律行事。因為不同基因之間是相互作用的，它們是作為一個整體發揮作用的，因而如果發現部分生物樣本中生命物質的某一部分發生改變，並不能將它作為某種疾病病因。

自然界的變化決定著人類的進化，人類基因不僅對個體的發育產生作用，更主要是對人類進化負責。自然界始終規定著人類進化的總體方向，並提供了進化的總動力。親代和子代之間的特徵總是保持一定程度的相似性，人類疾病病理性的結構和功能改變有很大的相似性。但是，人類心血管疾病的病因可能主要來源於外界的各種干擾。根據遺傳和變異的概念，人類的遺傳性疾病的發生率很低。與其說心臟病的形成可能具有某種程度的遺傳因素作用，不如說是一種疾病的家族性傾向或易感性，是一個家庭在共同的物質和精神生活條件下所形成的對某些疾病相近的發病傾向。儘

管如此，人們在尋找疾病的綜合性原因時，總是喜歡加入「遺傳因素」，美其名曰多種致病因素的綜合作用。但「遺傳因素」之說對於心血管病來說，似乎並不能成立。

此外，在討論心臟病病因時也要注意系統原則：低層次結構的所有過程受到高層次規律的約束，並遵照這些規律行事。一個生物系統的高層次病因組分對低層次病因組分的選擇力和控制關係是向下因果關係的主要形式。基因突變是低層次結構的隨機變化，而生存競爭和自然選擇則是高層次的規律，它對低層次系統（基因）的變化產生支配或選擇的作用。這是系統的整體觀決定的，用整體來解釋局部的行為的原因，也是我們討論疾病病因時所要遵守的原則。

許多看似完全無法解決的難題，在進化理論的面前就顯得非常簡單，成了順理成章的簡單邏輯。比如，在生活中常聽到「是先有雞，還是先有蛋」的問題。因為生物的進化只能以個體為最小單位，人們所說的雞，既可以指雞的種群，也可以指雞的個體。在這裡所謂的蛋，只能指母雞產的卵，它只是雞這個物種在個體繁殖中的一個必要的環節、一個特定的形式。蛋不能代表雞的進化。所以，從本質而言，只能先有進化的雞這個物種，雞才是進化的主體，而蛋只是附屬於這個物種的離體結構。這個例子證明生物進化的各項原則隨時在我們的身上和周圍發生。許多醫學難題放到生物進化的理論框架中考察就會迎刃而解。

在這裡，我們強調進化論和人類與自然界的關係是為了說明心臟病的病因主要是後天因素，我們針對病因預防心臟病的任何努力都會得到合理的回報。然而在長期的臨床醫學研究中，幾乎完全看不到生物進化的理論和觀念，似乎生物進化論與人體健康、臨床醫學毫無關係。進化論很可能成為解決臨床疑難問題的關鍵所在。

## 三、確定人腦和心臟的進化價值及其關係

從進化的角度看問題更容易理解心和腦的重要進化價值，理解它們之間關係的重要性。相對於解剖結構而言，功能起主導作用的理論基礎就是進化論。人是可以製造工具的高等動物，人類是生物界中進化最完善的物種。

人雖然沒有翅膀，不能像鳥一樣的飛翔；沒有了鰭和尾，不能像魚一樣地在水中高速游泳；奔跑速度也沒有老虎快，沒有狗的嗅覺靈敏，沒有豬的消化能力強，從衛生角度看，豬可以吃人的食物，人不能吃豬的食物等等。但是，人的大腦比所有動物進化得都快。在此過程中，人體的直立行走，使得手腳有了分工。這實際上使粗重的體力活動與精細的腦力活動得以區分，手比腳更能體現大腦思維的精細之處。逐漸增強的腦力活動也加強了手工勞動的精細程度和敏感性。腦力活動又進一步改善了人類的生活環境，並從本質上增強了生產能力、適應能力，積累了社會生活的財富，減少了手腳的勞累程度。所謂「勞動創造了人類」是說勞動為大腦的發育和進化提供了充分的外界條件，人與環境相互作用。隨著人類生活和生產水準的提高，以及人類社會的發展，人的社會交往越來越密切，生活越來越豐富多彩，人類建立了思想交流的工具——語言。語言進一步拓展了大腦的記憶和理解能力以及思維和想像的能力，進而步入大腦發育和人類文化進步的新階段。在社會分工與合作的過程中，不斷提高腦力活動能力，人類自身認識世界和改造世界的能力也不斷提高，人類也逐漸認識並改造了自己。

大腦的結構和功能已成為了人類認識自我的最重要的研究領域。正是由於人腦的發達，才使人類對自然世界和社會的適應性更強了。任何對人類進化的討論都要把人腦和物種進化的問題聯繫在一起。與人腦的高度進

化相比，人體骨骼、肌肉的功能和人體的消化功能進化相對緩慢。顯然，人腦是人類進化的代表結構和標誌性器官。人體的有形結構並不是生物界最強大的，但是人類對自然界的理解、適應能力遠遠超越了猿人、直立人，更超過了其他動物。正是人腦的活動——最高等的智力和思維活動，幫助人類逐漸擺脫了其他生物的低等、野蠻的生存狀態，創建了人類文明，這更有利於人類自我的發展和進化。

人類不必再與其他野生動物爭奪生存環境。大腦的本質是腦組織集中了人類進化和個體生存所需資訊，集中對資訊進行整合、分析、處理，並指導個體的發育，維持、優化了人類的進化。在個體的良好生存過程中，可以預測人類今後發展的方向仍然是圍繞大腦的發達和思維的完善所進行的更為高等的進化。這樣一種資訊化過程支持著所有的生物功能的複雜化和整體化，也支持著人體解剖結構和功能的平衡發展。人體是由中樞神經系統統一管理的，腦組織完全依賴於不斷接受的內、外資訊，並一直向全身發布資訊，該過程也體現了其生物功能價值。人類是生物進化程度最高的物種，在太陽系中至今尚未發現能與人類相媲美的高等動物。人類的大腦將不斷優先發展，主要表現為思維的完善和豐富，認識能力不斷提高，而且不會逆轉，大腦將成為人類進化的標誌性器官。

從胚胎的發育過程我們可以發現，胎兒的頭圍比其胸圍和腹圍都大，而且有堅硬的顱骨保護。這充分證明了大腦始終是最受保護的器官，確保大腦在生長發育的過程中不受任何微小的損傷，並維護它的資訊加工功能不受任何干擾。如果說人體的運動器官的功能強弱與肌肉和骨骼的發達程度大約成正比，人類腦組織能力的大小卻不表現為大腦形態的大小，這也從側面反映了腦組織的資訊加工能力是不依賴於自身的形態結構的。大腦的思維過程是大腦中各種資訊相互作用的過程，大腦只是為這種相互作用提供了場所而已。大腦中的資訊越多，這種相互作用的關係就越複雜。所

以，大腦思維的能力是由大腦中的資訊量多寡與個體的學習能力的強弱來決定的，而與大腦的具體結構沒有直接關係。在人體衰老的過程中，腦組織出現各種衰老的徵象也比其他臟器晚。老年人中常見的腔隙性腦梗塞是個體腦組織衰退的標記，而不是種族進化的逆轉。遺傳程序導致的個體衰老也是進化的需要，當生物個體生存到一定期限而又沒有進化上的益處時，就會開始脫離人類進化的總趨勢而走向衰老。

　　人類對生物現象和過程有兩種解釋：一種是純粹個體功能性的解釋，另一種是人類進化性的解釋。大腦是人的神經中樞，這已經盡人皆知，現代科學對腦功能的研究深刻又細緻，但是似乎絕大部分的研究內容都侷限在腦組織的範圍內，以為任何大腦的問題都可以在大腦的活動中得到解決，只強調了大腦是個體的神經中樞的功能，而忽略了大腦的人類進化功能。另外，為了確保大腦的進化作用，它必須優先得到充分供血。但是，大腦作為個體心臟的一個受供臟器，還要遵循於個體的整體性協調作用。

　　如果說人腦發達和進化表現為對各種生物資訊的加工能力增強了，而支持人腦的日常工作和進化的最重要的臟器就是心臟。心臟的生理功能就是向全身供血，在心臟面前，大腦只是一個需要重點保護的供血對象。在緊急情況下，可以縮減其他臟器的供血而優先保證大腦的血供。在神經體液的整體調配下，大腦和心臟本身總是享有供血的優先權。因為單純的資訊轉換、存儲所需要的能量可能並不多，只是由於大腦工作時所要處理的資訊量太大了，而且越來越大，任何一次資訊加工、轉換和存儲還不能走樣，所以大腦對氧氣的需求量大而敏感，血氧含量的 20% 是專門為腦組織準備的，稍有供血不足就會出現頭暈腦漲、頭腦混亂的狀況。

　　人的頭腦在清晨時最清醒，那是因為此時心臟得到了較為充分的休息，向大腦充分供血。此刻的靈感最多，解決問題的辦法也最多。可見從保障大腦正常思維能力來看，心臟的供血幾乎是所有條件中最重要的。反

過來，從腦組織結構上講，腦幹中存在人體的生命中樞，全面調控著心血管系統的供血強度和血液的不斷地再分配。看起來心臟和大腦誰也離不開誰，可是腦幹指揮心臟精細工作主要依靠自主神經的指揮，完全不受主觀意識的作用。這保障了心臟在任何情況下都可以獨立、合理地運轉，不容易出現工作的紊亂和消極怠工。大腦資訊加工的另一個特點是工作中一刻都不能缺血。心臟自身的工作也是一刻不能懈怠，不能缺少血液供應。大腦不但對供血、供氧的需求量大，而且對缺血的耐受力低。心臟供血稍有懈怠，思維就會出現混亂，嚴重者可以導致意識喪失、心因性休克等危重症狀和體徵。

另外，和大腦相比，心臟所承擔的工作完全是力氣活。它努力工作，一刻也不能停止，就連夜間睡眠時，其他臟器都會暫時停止工作，甚至大腦可以暫時不思考任何問題。但是心臟卻必須把足量血液送到全身的每個角落，儘管此時供血量較小，而且心臟的工作是與能量的消耗成正比的。心臟的射血過程，甚至包含心臟的舒張過程都是一種主動的力學過程，可以用能量的消耗量作為工作量大小的度量單位。

心臟作為個體生存的總動力機構，供血幾乎是它唯一的工作，而且沒有任何其他臟器可以替代它。每一次搏動都要把 100 多毫升的血液送到全身。只要是人體處於直立狀態或者坐位姿勢，心臟向上供血保障腦組織需要的勞累程度是可想而知的。總之，心臟的供血過程比任何其他臟器的工作負荷都大，因為心臟畢竟是一個肌肉組織構成的器官。與以生化反應為主要工作方式的其他臟器相比，在不生病和生活規律的情況下，心臟是全身所有生理活動的總動力器官，是最勞累的臟器，也是最容易疲勞和受損的器官。只是人體從結構和功能方面都賦予心臟許多優越的工作條件，才使得心臟看上去並不容易得病。心肌的舒張期供血，獨享單獨供血優勢，不與其他器官競爭，就是心臟的供血優勢。但它一旦得病，不僅危害大，

而且不容易恢復。人體給心臟所提供的最佳供血條件是爲了減少心臟供血的負荷，提高工作效率，而在某些心理條件下，可能會改變供血條件，成爲潛在的心臟負荷。例如，緊張的心理狀態可以使血壓升高，就等於改變了供血條件。心臟功能的強大或弱小直接反映了個體健康的總體水準。心臟健康是個體的正常發育和生長最基本的保障條件，是個體完成各種生理功能的直接保障，間接地支持著人類的進化。

　　心臟和大腦是人體的兩個最重要的臟器。從進化的觀點看，它們的這種分工是符合邏輯的。大腦是精細傳遞、加工、存儲和再現資訊的部位，可以極大地影響著心臟工作的正常與否，但是大腦的疲勞一般不會形成大腦的疾病；而心臟以力學活動和能量消耗爲基礎完成自身的功能，心臟的疲勞和疾病卻是形成各種心肌缺血、心臟病，甚至是形成血栓，進而引發腦中風的基本條件。爲了進化，人腦不可能病態百出，不能允許任何一種外界的損傷輕易危及大腦的健康。所以，人體特有的血腦障壁和血腦脊液障壁就是大腦的特殊保護結構，比心包對心臟的保護作用要精細、嚴格、神秘得多，甚至至今我們對這兩個障壁的工作細節仍不甚了解。從對大腦的進化定位和對它的功能的了解來看，血腦障壁主要是保護大腦功能的，而且是透過功能主義的方式保護人體進化不受外界直接干擾的。或許按照生物進化的理論和功能主義的策略研究血腦障壁，可以更好地理解心、腦之間的關係。此外，大腦把循環中樞和呼吸中樞都放在了腦幹的部位，也是爲了加強對生命中樞的保護，防止缺血。大腦皮層的一時缺血引起的疲勞不會隨意地波及生命中樞。總之，如果說大腦兼有代表人類種族進化總體水準的器官和指導人類個體發育的中心兩種身分；而對心臟而言，它是代表個體健康水準，支持機體正常發育和個體一生的生理功能，又透過支持大腦間接支持生物進化的主要器官。

　　有了這樣的認識，現在可以回答本章之初所提出的問題：人們的心理

狀態是如何影響心臟的功能狀態的。

從探討病因的目的出發，認真討論心臟與大腦的進化價值及其關係十分重要。中醫理論為我們指明了研究的方向：「心主神明」是它的一個主要的認識，而且進一步明確了「喜、怒、憂、思、悲、恐、驚」是致病的內因。這兩項認識已經強調了人們的心理因素是致病的重要因素。現代醫學當然不可忽略這個經歷了幾千年時間考驗的定律。問題是如何論證這個命題。

血腦障壁的存在讓我們想起了中醫的經絡系統。如前所述，可以用功能主義的觀念理解人體經絡的存在和功用，因而也可以用這樣的方式深入探討血腦障壁的臨床價值。在這方面，中醫的理論和實踐將為現代醫學的功能主義研究提供重要線索，並促進其發展。

# 第三節　醫學理論再認識

## 一、心臟的精確供血及血液的再分配

前面提到了全身任何臟器一旦出現了重大結構性病變，都會形成心臟的超負荷。但是隨著醫療技術的發展，這樣的病變已經很少見了，今後將更少見。而當今的心臟衰竭並不少見，形成心臟衰竭的更深層次的病因應該是結構醫學理論視野之外的原因，主要是身體內臟器的日常緊張狀態。在日常生活中，體內的某些臟器總是處於一定程度的功能準備狀態，或處於一定水準的功能緊張狀態，而功能的緊張狀態常常不受意識控制，自主神經所支配的所有人體活動，我們都幾乎沒有感覺，或者說處於無意識狀

態。人體在某些特殊的場合，甚至可以出現高度精神緊張狀態，我們稱之為應激狀態。這個概念不但在臨床心臟疾病的討論中可以偶然遇到，在心臟病病理生理學和醫學心理學研究中也被列為重點討論的內容。這兩個領域討論的應激屬於同一個內容和過程，但是心臟病學與心理學之間缺乏充分的理論融合，二者的研究只侷限於各自的知識範圍，溝通這兩個密切相關的領域還得從心臟和大腦兩個方面著手。

心臟是對全身臟器供血的，每個臟器功能的正常運轉都需要心臟的努力工作，而且心臟會根據各臟器的重要性、缺血的程度進行精確供血。原則上，人體器官有多少血液的需求，心臟就要供給多少血液，但是體內情況複雜多變，因為外界的環境因素提供給機體的生存條件隨時在變化。有時可能多個臟器同時要求加大供血量，有時機體需求供血量相對較少，心臟就要隨時判斷不同系統的不同臟器的功能狀態，並對各個臟器生理功能的重要性排序，根據情況的輕重緩急決定供血的先後順序。與此同時，也會自然加大心臟的代償功能以滿足更大的需求。而面臨不同臟器的不同要求，面臨隨時變化的供血需求，心血管系統必須擁有十分完善的功能評價體系，以便隨時評價各個臟器的功能狀態，才能做到有的放矢地供血，既不虧欠，也不超供。心臟的供血必須物盡其用。要知道，機體消化吸收食物，獲得可以利用的營養物質，已經花費了能量和時間，帶來足夠的養分和氧氣，把相應的廢物帶走，都需要精確地評價各種生理資訊，並作出相應的心血管反應，調整全身的供血力度和統一分配血供的比例。總之，心臟的任何生理活動都要以最小的能量代價換取最大的生理效果。既要滿足各種臟器的血液需求，也不能使有效供血發生任何浪費。事實上，不存在供血量大於需求量而加大心臟負荷的情況；任何供血不足，都會使某些器官功能下降。對此，心血管系統就要在中樞神經、體液系統的統一指揮下，在全身範圍內不斷進行血液的再分配，因為心臟的射出分率和系統供血能

力總是有限的，因而不斷改變進入不同器官的血液的流入量，即透過收縮舒張而改變某些器官流入小動脈的阻力，改變相應臟器的流入血的阻力以調整對不同臟器的實際供血量。這是一個複雜的系統工程，人類進化到了高水準階段，必然形成高度精確的可變動供血系統，這也是人體心血管系統最基本的供血能力的體現。

在這裡需要強調的是，心血管系統面對的是全身的臟器，遠不是一對一的供血，不是你需要多少就給你多少的簡單供求關係，更不是不負責任的隨意滿足任何需求，無限制地供應。心臟的供血需要中樞神經和體液系統的統一調配，心臟本身沒有能力做出對全身供血狀態的評價和血液再分配的計畫，只在客觀上有加大供血需求的時候，做到及時供血和足量供血。精確供血將涉及心肌射出分率、心肌代償能力和血管即時供血阻力等問題，這些都是血液再分配的不同環節，也是形成心肌缺血的主要環節。特別是在多個臟器同時要求加大供血，或者某一個臟器的創傷過於嚴重，以至於威脅到了生命，必須盡快加大供血量。這些情況持續存在，也會形成心臟衰竭。也可以說，心臟衰竭就是心肌嚴重缺血的持續狀態。

心臟的供血任務是艱巨的，但是它的工作內容也是單一的。只要從供血量和供血速度方面滿足了機體的總體需求，就不會發生心臟衰竭。從這裡可以再一次體會所謂的心臟衰竭只是收縮性心臟衰竭，不存在舒張性心臟衰竭。與之形成對照的是，外周血管的收縮狀態將成為體內血液再分配的關鍵環節。不同部位的外周小動脈總是處於變動的緊張和收縮狀態以調節進入所屬臟器的血量。神經、體液系統從全身的總體情況考慮，統籌安排，才能對不同臟器的不同血液需求做出準確的判斷和評價。這樣的準確判斷是心臟精確供血的基本前提。甚至在心臟無能力增加供血時，或者說，在心臟的代償能力一時不足的情況下，人體將被迫停止一切活動，包括停止思維的狀態，以減少對血液的需求量。例如，人體暈厥狀態總有一

段意識喪失階段，此時，人體停止了對自我及現實中所處環境的認知活動。該階段持續時間越長，證明原發病越重，復甦機會越小，復甦效果越差。相反地，患者短暫的意識喪失，證明了復甦的機會很大，復甦效果應該很好。

精確供血的基本事實證明了心血管系統在任何條件下都會及時對外界刺激做出應激反應，包括各種細微的精神和情緒方面的活動。心理、人格和情緒等各個方面的微妙變化都會得到心血管系統相應的應激回應。

## 二、神經、體液系統調控的邏輯特點

中樞神經系統集中了來自於體內外的所有資訊，對這些資訊的辨認、評價和比較是它的主要工作。正確評價不同來源的資訊，不能有誤解和誤判，是神經系統的基本職責。必須十分精確地評價各種臟器的功能及其變化，在這個過程中，生物體採用了一種「試錯」的方式，即參與生物化學、物理反應的各種因素逐漸增加其參與反應的量，並把與多種其他因素共同作用的結果隨時通知中樞神經系統，再由中樞神經系統判斷總體的反應結果是否滿足需要。如果不足，就發出正回饋信號指示相關因素再增加參與量，直到滿意為止；否則，就發出減少再投入的負回饋信號，使生成的結果穩定在某個水準。在這種多因素的生物回饋中，幾乎所有的參與因素都以量化的方式參與其中，精確地了解體內許多的生物化學、物理反應的量化過程，絕非易事，我們努力使自己的理論全面地反映這樣的量化過程就更不容易了，因為我們幾乎不可能在體外充分複製和即時模擬生物體內的複雜的「試錯」過程和它的反應條件；但是我們可以定性地、整體地判斷體內外的各種資訊。這也是神經系統（包括種生物感受器和回饋環結構）的基本責任和基本能力。

　　例如，面對陌生的疾病，有經驗的醫生可以大致判斷如何分析和認識它，並做出診斷。任何創新的工作、知識含量多的工作都會加大腦力活動的負擔，都需要人的智慧、膽量、心理素質和經驗。人體為生存而擁有的這些素質包括主觀的分析認知能力和定性研究的能力，主要是定性分析、判斷資訊和邏輯推理的能力。醫生能勝任診治疾病的工作也是因為各種疾病狀態也有自主神經系統參與，有規律可循，而不受患者的主觀意識所支配。

　　面對這樣的試錯過程，我們能夠測量到的生物資訊常常是量化的各種數據，於是在我們的生物數據庫中留下一系列的量化指標。就像我們在現實生活中所遇到的每一個人都是具體的、有姓名的特定的個人。但是我們醫生所要討論的人體科學首先需要理解的是人的抽象概念和普遍概念，還要從複雜多變的現象中概括出共同的生物本質。如果只因為擺在我們面前的是一系列量化數據，我們就忽略這些量化數據背後的巨大試錯能力，或者說忽略了生物不同器官擁有各自的整體生理能力，我們就永遠找不到心臟衰竭的原因。它們都是以整體定性的形式潛藏於所有量化指標背後的。我們用血壓計測量得到的數據都是量化的具體血壓值，但是所有量化的血壓僅代表特定的血容量、心室射出分率和外周阻力。血壓的任何量化值都是這三個基本因素在整體能力相互協調和相互妥協的過程中表現出的瞬時值。描述三者的關係不能僅僅依靠量化血壓的資料，尋找血壓升高和高血壓病的原因首先需要利用定性的方法，以確定三個生理因素是在何種條件下，為了達到何種目的，就一定會產生血壓的升高和高血壓病的。這就是我們尋找高血壓病病因所必須遵循的規律，透過定性研究和完全性歸納推理可以找到高血壓病因。這也證明，疾病的因果關係首先是定性的關係，忽略了這一點，僅從血壓測量和血壓量化的概念中不可能得到高血壓的病因。所有的量化資訊和定性的資訊都進入大腦，成為大腦資訊加工的工作

內容。不是生物現象太複雜，常常是由於我們的研究過於強調量化研究，過於相信客觀性了。既然人類的主觀思維參與了他們的各種言行，判斷他們的疾病和病因也就不能完全脫離開他們的思維和心理狀態。可以斷言，心臟衰竭的重要原因之一就是心理因素，這也是我們在尋找心臟病病因時一定要堅持定性研究的原因，因為心理學研究更適於定性研究。

我們可以把大腦理解為資訊加工的場所，但是不能忽略這些資訊包含了來自全身各個結構和功能的所有的定性和定量的資訊。這些資訊來源於身體內外，經過統一的加工處理，構成了指導全身物質世界和精神世界的共同指令。從這個角度說，大腦的資訊加工和處理過程只是生物整個身體功能的一個不可或缺的部分，它們有機地整合在一起，讓每個人的言行都受意識的支配，成為意識和潛意識的外在表現。只要承認人體的言行都是受個人思維、個人意志、性格、經驗等所支配的，都是協調一致的，我們就不可能只研究人體，而忽略人的主觀的精神世界。現在的問題是如何在每個心臟的生理和病理變化的過程中確認精神世界的作用，即研究心理世界對心血管系統的作用。

在這裡，我們注意到，神經生理學已經明確地提示，支持每個人形成各自的心理活動的功能系統有三個：①調節大腦覺醒水準和維持適當緊張度的功能系統；②接受、加工、存儲、分析外部和內部資訊的功能系統；③計畫、調節、控制、執行複雜心理活動的功能系統。它們參與人體各種各樣的心理活動，所謂的功能系統都有各自的神經組織結構基礎，它們分別完成上述的心理活動，也是形成各種應啟動動的三個步驟。

在我們探索心臟病病因時，我們必須清楚，生理學、心理學、精神病學和神經科學、社會學、政治經濟學等學科提供給人類的知識都是寶貴的，下一步是想辦法把這些現存的知識整合在一起，以滿足於我們的目的及需求，這需要從整體和定性的視角理順這些知識的關係。而這些知識或

者資訊一旦與心理學聯繫在一起，大致可以歸納爲神經心理學（相當於大腦的硬體系統）和生理心理學（大致相當於功能心理學，它更偏向於大腦的軟體活動範圍）。必須指出的是，腦功能不能與全身的功能割裂開。功能醫學必須包含腦功能，把腦功能與全身功能統一在一起研究。本章就是從功能學角度整合全身的各種功能研究的。

我們所做的這一切都是爲了理解心理世界的狀態是如何影響物質世界的心血管疾病的。

## 三、惡夢驚醒後心率變化的意義

我們都有過做惡夢的體驗，惡夢有長有短，但多是以驚醒的方式結束。那時，我們的心臟都會突然劇烈地跳動，心跳幅度大而有力，速度也偏快。隨著深度的呼吸，心率可以在幾十秒鐘內逐漸恢復平靜。如何解釋這樣的變化？人在惡夢期間一定是處於精神高度緊張的狀態，即一種功能應激狀態。一旦人從夢中醒來，發現這只是一場夢而已，應激的緊張狀態頓時得到了徹底的緩解。回顧一下這樣的應激變化過程：包括心臟在內的多器官的功能緊張狀態，是機體需要隨時調動心臟和相關臟器的功能而先期進行的準備，完全是應激狀態下的人體多器官功能的統一大動員，而另一些器官相對受到抑制，機體對任何威脅隨時準備做出強烈的反應，以保護自身的安全。這樣的應激狀態是要消耗相當的能量的。或者說，心臟必須首先處於一定的功能緊張狀態，才能保證相應的器官及時做出必要的反應。這個例子說明了這樣一種情況：心臟從高度緊張狀態一下子鬆弛下來，這也是心臟的應激狀態突然失去了支援，心臟很快平靜下來的過程。人們從惡夢中醒來時，常常發現原來是一隻手正好壓在了左胸前，讓心臟的搏動受到了微小的壓制。這個例子說明惡性的心境與不良的心臟供血條件相

關。心臟生理功能的變化總伴隨有心理變化的過程，這說明了幾個問題：

（1）做夢是人體過去的經驗再現的過程，不會是全部細節的完整再現，但是一定再現了事件的主要因素，夢中的因素多半是自身曾經有過的體驗，但也可以來源於主觀的對不同場景的聯想，男人不可能有懷孕、生產的體驗和夢幻，因爲他們從未有過此類經驗。因爲人有記憶，也有聯想。記憶的連續性可以中斷，也可以重新編輯。只要腦中有一定的殘留概念，就可以形成一定的場景，可以說做夢是人的日常活動在另一個虛擬世界的延續。奧地利心理學大師西格蒙德・佛洛伊德（Sigmund Freud, 1856-1939）就把夢境當作重要的心理學內容進行討論。

（2）對於夢中所遇到的環境和事件，機體的相應臟器都會做出與白天一樣的應激反應。人可以在夢中哭，直到哭醒，也可以在夢中笑，直到笑醒，可以說夢話，甚至還可以「夢遊」。

（3）這樣的情緒變化都是需要心血管系統做出相應的功能準備的。無論這種情緒變化來自於何種環境，是眞實的外界刺激，還是虛幻的夢境，無論是強，還是弱；無論來自體內，還是來自體外，機體總會做出相應的反應。而在日常平和的環境中，這一過程也有心血管及其他多系統的參與，即形成一定的情緒和心理，也形成一定的心臟負荷，並被稱爲生理應激。心血管系統處於蓄勢待發的狀態，持續的應激本身也是消耗能量的。

（4）高強度、持久的體內應激狀態始終需要消耗心臟能量，這種支持力量當然包括運動器官的血管擴張，血供增加。這是一種包括神經系統、運動系統在內的全身的應激狀態。這種應激過程主要涉及體內血管和血流的再分配過程。心臟支持應激的力量使之逐漸處於越來越強的蓄勢狀態，但心率如常，只是略有加快，不會明顯表現出來。

（5）當特別強烈的環境刺激一旦解除，應激狀態也就隨即消失，即原來支持心臟隨時準備劇烈搏動的生物勢能突然消失了。心臟功能的高度

緊張狀態就會一下子緩解下來，心臟先是激烈地快速跳動，然後迅速恢復正常心率。心臟之所以很快恢復了平靜的狀態，是因爲意識到「虛驚一場」，再也沒有必要使用額外的能量支持心臟緊張的狀態了。這說明精神的高度緊張是要消耗能量的。

可以設想，驚恐的心理不解除，緊張狀態持續下去，心臟的耗能也將持續，因爲應激狀態偏離了正常的生理狀態，但是其耗能目前無法得到客觀的確認和測量。

心臟的應激狀態會消耗掉多少能量呢？目前尚無可參考的資料。但是所有的人都會把它形容爲：就像剛剛跑完了百米比賽一樣，心臟幾乎要跳出胸口了。雖然目前無法準確測量心臟在應激狀態時消耗的能量，但是每個人都有跑百米的經驗，做惡夢耗能強度應該遠遠大於日常心臟的能耗。

類似的情況，所有人的喜怒哀樂都相當於心理狀態的變化，都需要心血管系統做出相應的功能準備和能量消耗。生理的變化總伴有心理的變化，研究二者的相互關係的內容形成了生理心理學；心理的變化也同樣可以形成相應的生理變化，與此相關的心理學分支學科就有好幾個，如行爲心理學、心理生物學等。總之，人的心理和生理之間的相互作用已經成爲融合兩個領域的熱門課題，也一定會誕生更有利於人體健康的更實用的學科。雖然從上述特定的應激狀態推廣到普遍的心理狀態的邏輯分析，不僅僅是從眾多實例當中歸納出來的結論，也是從上述定性的邏輯分析得到的結論，因而擁有深厚的理論和實務基礎。

前述的心臟的精確供血和血液在體內的再分配的生理過程，說明同一個結論：循環系統的類似活動不僅會出現在各種應激過程中，它也應該伴隨一般的心理活動而存在。這一點可以透過對照病理生理學和醫學心理學各自的相關內容得到證明。

臨床病理生理學指出：根據應激對機體影響的性質和程度，可將其分

為生理性應激和病理性應激。生理性應激指應激原不十分強烈，且作用時間較短的應激（如體育競賽、饑餓、考試等），是機體適應輕度內、外環境變化及社會心理刺激的一種重要防禦或適應性反應，它有利於調動機體潛能，又不至於對機體產生嚴重影響。而病理性應激是指應激原強烈且作用持久（如休克、大面積燒傷等），它除仍有一定防禦代償意義之外，還會引起機體的非特異性損傷，甚至導致應激性疾病，如應激性潰瘍、心腦血管病等。應激反應是一種十分原始的反應。單細胞生物就具備某些最原始的抗損傷機制，並一直保留下來，成為高等動物應激反應的組成部分之一。人類的高級精神和神經活動在生命活動中占據重要地位。

醫學應激理論提到的生理性和病理性應激有應激源的強弱之分和作用時間的長短之分，說明日常的心理因素可以形成各種應激反應，可以形成機體內的多臟器的功能應激狀態，特別是心血管系統的功能緊張狀態，對此，醫學心理學稱之為心理應激。

醫學心理學指出：人體的每一部分功能活動（不論細胞、器官、組織系統）都在一定範圍內波動，並透過各種自我調節機制，在變化著的內、外環境中保持著動態平衡。心理應激不外乎涉及事件（外部刺激）、個體（認知、感受、人格）和結果（功能變化）三方面。同時也可以看出，應激原在實質上包括了生物、心理、社會等多種因素。功能醫學主張將上述三個方面都包括進來，共同構建一個符合整體觀和系統論的應激概念。

醫學心理學和病理生理學學界在各自研究應激的過程中已經獲得很多成果。更加深入的研究證明，在這兩個不同領域的理論中，對應激的認識存在明顯的共同點，它們的認識都是來源於客觀的觀察和經驗的總結，表明應激過程都有生理和心理過程的參與，都要消耗能量。然而，也有許多差異，各自距離完全的「整體觀」和充分的「系統論」還有明顯的差距。目前的心血管理論都沒有能力明確解釋心血管疾病與心理狀態的相互關

係。即使把二者的理論內容簡單相加也並不足以解決心臟病與心理過程之間的因果關係問題。所以，還需要我們把思考範圍擴大，各種生理應激應該包括各種日常生活中的刺激，它們都有生理與心理過程參與其中，並消耗能量，由此可以推定所有的日常活動都可能成為心臟的負荷。

前面分析了惡夢結束時的心臟表現，現在還需要理解惡夢還沒有結束，為什麼心臟沒有特別的表現？就連心率都沒有加快？這樣的現象與我們對心率的理解是相悖的。簡單地說，只要心室沒有改變血液的流動狀態，心率就不可能很快。在各種不同的應激狀態下，體內許多器官的功能已經偏離了原有的較低水準的生理狀態，維持這樣的狀態需要消耗心肌的能量。主要改變的是相關組織的循環條件，例如肌肉、骨骼等運動組織的血液流動的阻力減小了，血管有所擴張；而皮膚、內臟的血流量減小了。這些都是應激的蓄勢狀態，隨時可以對不利事件做出反應。如果沒有這樣的準備，突然遇到緊急情況，不但心理會遭到重創，生理上也會手足無措，不知如何是好，反而失去了應有的應激能力。但是，比賽前的過分緊張狀態常常影響運動員的正常發揮，因為追求名次的心理狀態干擾了單純運動的心理狀態和運動狀態。

從心臟的供血效果來看，心率總是與心室的每搏量相聯繫的，二者的乘積就是每分鐘心輸出量。為了維持每搏量的平穩，心肌的壓力代償和容量代償起了決定性的作用；為了維持心輸出量的平穩，心率起決定性的作用。隨著外界應激條件的改變，人的心理狀態也會改變，心肌的收縮功能總會在心率、壓力代償和容量代償的變動中努力保持相應的平穩供血。三者相互協調，以最小的能耗換取最佳的效果為第一原則，這正是生物的血液再分配原則。儘管惡夢醒來之前心率不快。這證明在正常心率條件下，心臟同樣可以形成額外的負荷，心臟有充分的時間進入應激狀態，原則上不需要突然增加心率。心率即使稍有增加，相對隨後夢醒時的心臟的

快速、劇烈搏動也顯得很平穩。強烈的心臟搏動只是在盡快釋放不再需要的、為了維持應激狀態的能量。例如，維持運動系統的高供血狀態所占有的能量，或者說，去掉應激狀態，恢復平靜狀態。

在這樣的現象中，我們用超音波方法測量得到的心室射出分率（EF值）反映心臟容量代償的效果，用主動脈血流速度反映急性缺血壓力代償的效果，此外還必須考慮心率的情況。即使如此，忽略了特定的心理情況也不可能充分理解或無法找到最常見的心臟衰竭的原因。一方面，心臟在心理應激的功能準備階段，也在逐漸地增加能量消耗，但超音波心圖儀無法顯示這一結果，至少心率沒有明顯的增加，就容易造成誤診。如果惡夢沒有突然醒來，心理應激的準備過程會緩慢消失，而心臟並不表現出曾經的應激狀態，但是心臟的能量已經消耗了，完成並維持著應激狀態的血液供應，它不表現為 EF 值的降低，但是可以表現為超音波心圖儀螢幕上的心肌缺血。這是一種潛在的心理性的心肌缺血。

## 四、心臟的功能表現是個人意識與潛意識相互作用的結果

如果把惡夢醒來的心率的劇烈變化當作心理表現的一種典型情況，它反映了某種極端心理狀態下的心臟的生理改變，證實了心理的變化應該成為全身整體的生理變化的一個組成部分。

既然我們已經有了明確的共識：每個正常人的行為都是受個人的心理活動支配的，推理可知，人體的任何應激狀態都應有一部分內臟以它們的生理功能參與其中。心臟作為體內生理活動的總動力源，也會以增加血供和準備更多能量供給的形式參與應激狀態，包括生理性和病理性應激狀態。從人體的心理活動方面來看，心臟也反映和執行著人體的各種活躍的心理指令，其中包括有意識的指令和潛意識的活動指令。

處於驚恐的夢境中的任何人，其實不可能有什麼別的選擇，他們首先要做的事情就是盡快逃離現場，逃離對生命和健康有威脅的現場，只是苦於找不到方向，不知最安全的地方在哪裡，大家都有做夢找路的經驗，想找回家的路，但就是找不著，於是緊張的精神狀態持續下去。精神的緊張帶動了心臟的緊張和焦慮的心情，伴有持續的能量消耗，緊張的情緒得不到釋放。這樣的能量消耗，卻不伴有機體的活動，這就形成了一種強大的生物勢能。就像蓄勢待發的弓箭，箭在弦上，弓已拉滿，力量都在弦上，只是沒有得到放箭的指令。人體在應激狀態時就好比箭在弦上的狀態。在這樣的狀態中，箭雖然沒有運動，可是拉弓的上肢承受了巨大的力的消耗。

在佛洛伊德的分析心理學裡，強調了人體的意識和潛意識共同作用的心理活動。人類屬於進化最完善的高等動物，陪伴他們終生的首先還是所有動物都擁有的基本本能，支配這些動物本能的意識被稱為潛意識。佛洛伊德把本能看作心理的動力。雖然這些潛意識屬於所有動物最原始的那一部分心理功能，但是這些潛意識指令總是會想方設法指使有關內臟參與活動。這是人類和其他動物都有的，也是努力要執行的活動指令。當人體意識到處境危險時，本能使之產生強烈的逃跑欲望，或急於尋找危險的根源，形成強烈的應激狀態，於是形成了強大的生物勢能。這種強大的生物勢能由生物的意識和潛意識形成，生物勢能維持著人的應激狀態。

人在清醒狀態下，其行為由意識指導。因為人總是生活在人類社會之中，由共同生活在一起的許多人組成的社會團體對個體生存形成支援，也對任何社會成員形成一定的言行限制，否則社會將不能正常存在和發展，個人也無法生存和發展。支配每個人社會行為規範的因素是個體的意識良知、道德規範和理智等。所有的人，無論他處在什麼樣的社會團體中，包括政治團體、經濟團體、文化娛樂團體，都要受到他的意識和潛意識的雙重管理。一般來說，各種原始的本能所支配的行為都要受到意識的評價和

嚴格控制，人體內部的所有的器官和系統的生物功能都要受雙重控制。

生物潛意識所形成強大的生物勢能得不到宣洩時，因為人處於社會之中，意識往往壓抑潛意識，人體對這樣的強大勢能便形成了控制，勢能得不到釋放。生理水準的應激狀態十分消耗體力，維持這樣的強大勢能的存在本身也要消耗巨大的能量。人體釋放了所有的負荷後，變得一身輕鬆。

維持生理性應激雖然也消耗心肌的能量，但並不會直接造成身體的損傷，各種生理指標都處於正常範圍，於是很難從心臟的運動方式中發現心臟的負荷加重了。但是，只要心理狀態發生了小的改變，就會給心臟和運動系統的應激狀態帶來細微的變化，如心率稍快，但在正常範圍。研究這樣的變化更多地依靠血流動力學的精細研究。

應激功能是為了隨時解決困難，達到某種特定的目的，如果這樣的意識和潛意識狀態不解除，任由生物勢能慢慢地被消耗掉，人會感到格外的疲憊。如果心臟有機會把積攢起來的巨大勢能一下子釋放出去，這樣的勢能已經不可再回收、再存儲、再利用了，只有盡快釋放出來，人才會有解脫感、輕鬆感。

現在的問題是我們可以將從極端應激狀態中分析得到的結論應用於日常生活和工作中嗎？人平時很少會遇到生死攸關的危難時刻，心理活動的環境不一樣了，也能進行這樣的心理分析嗎？也可以得出類似的結論嗎？

正如前面的分析，醫學經驗和功能醫學的理論給出了肯定的回答！

絕大多數個人絕大多數時間都是在平靜的環境中生活的，但是只要每個人有個性，有一定的意志表現，有一定的追求，那麼每個人就難免遇到生理性應激狀態。

雖然這樣的應激狀態不會馬上引起病變，但是只要體內不斷有器官和系統處於緊張狀態，積累能量，不得釋放，本身就是一種消耗，而且有時是巨大的消耗。這樣的反應可能不會一下子使人得病，但是可以改變心臟

對組織供血的條件，如改變外周血管阻力等，日積月累的消耗會成爲心臟病的主要病因。

例如，常年的抑鬱狀態，最終會發展爲抑鬱症，此時患者的心血管系統不會很健康。再如，生活在貧困線以下的人會因爲精神和物質生活的匱乏而加重心臟的負荷，是心臟病的高發人群。

從以上的分析當中可以得出以下結論：

（1）同身體的其他器官一樣，心臟的功能也同時受到人的意識和潛意識的雙重管理，心臟參與各種應激活動。

（2）一般情況下，很難從心率的變化中發現心理方面的細微改變；但是，隨著人類社會文明程度的提升，心臟病病因中的心理因素比重將逐漸加大。

（3）要想從根本上預防心臟病和心臟衰竭的發生，就要重視分析患者心理狀態，加深對患者心理的了解，這是提高診治心臟病效率的重要環節。

（4）心理與生理相互影響和轉化的環節充分體現了人體的整體功能的生物學特性。這個環節既體現了心血管系統的生理學特性，也體現了心血管病的病理特性；既可以討論心臟疾病的心理學病因，心臟疾病也必然會對心理過程和心理現象產生影響。所以，爲了提高對心臟功能和心臟病的認識，除了心臟科醫生要學習心理學之外，心理學專業人士的加盟也非常重要，兩個不同的學術領域的專業人士的充分交流有利於問題的解決。

（5）現實中的心功能惡化、心臟衰竭的情況主要發生在這個環節，即心理因素對個體心臟功能產生影響的環節。如果心臟科醫生對此有充分的認

識和準備，可能會使我們的診治水準和預防心臟病的能力大幅度的提高。

# 第四節　系統理論探討

## 一、心理活動和應激狀態都是生物功能的適應性表現

現在我們可以更進一步理解心臟病的病因及其與心理狀態的因果關係了。總的來講：

（1）人類複雜的心理現象，包括記憶、思維、感知覺等的認知過程，人們的情感過程、意志過程和個性，是最原始的生物應激過程進化和複雜化的結果。在各種生物所共同面對的外界環境中，這些心理現象都只是人體在接受了外界環境的資訊以後，經過分析判斷，做出的適應性反應，並根據這些反應決定自身的行為的過程。

（2）任何生物對外界或體內各種資訊進行收集、判斷，做出相應的生物學反應，都是生物整體適應環境能力的表現。對於應激，人體除了表現出外在的言行，還會出現內在相關器官的系統性的反應，這些反應都是身體整體功能的反應，不是單純的外在的行為，也不僅僅表現在超音波心圖儀所能夠測量到的心臟的結構和功能方面，在某種意義上，也反映了心臟病的心理狀態。所以，醫學心理學在它的理論中不斷地強調心理的整體性和系統性，這應該是醫學心理學研究的重要原則，同樣也應該是心臟病研究的重要原則。原則的一致性應成為我們統一研究兩種學科的共同基礎。

（3）個人意志的不同，個人性格的不同，個人知識水準的高低，社會經驗的多寡，使得每個人在認識問題、評價事物、發現和解決問題、尋找方法等方面都不同，但是個人的這些心理因素在日常生活中隨時都會發

生作用，或者改變自身的言行，或者經過主觀努力提高自身對環境的適應性，所以說，心理素質是人類在適應環境和自身進化的過程中，有意識調整自身言行的重要因素，也是不斷增長經驗和提高生存能力的過程。人類適應環境的能力是各種生物中水準最高的，代表生物進化的最高水準，其標誌是人有發達的大腦。隨著人類生活水準和適應性的提高，能夠給人類心臟形成重要額外負荷的可能不再是惡劣的環境，也不是造成身體傷害的意外事件，而更多的是心理因素。就是說，隨著人類社會的發展，形成心臟病的主要病因可能來自人類深層次的內心世界。

（4）應該強調的是，形成心臟應激性負荷的狀態並不是精神病學所研究的心理疾病狀態，而是人們在正常心理條件下形成的心臟負荷。特定的心理狀態日積月累是形成心臟負荷的主要原因，也是引發心臟衰竭和猝死的重要原因。而真正有心理問題的患者，其言行已經不正常，他們的心臟功能可能較弱，也會發生嚴重的心臟病，這樣的情況屬精神病學研究的內容，暫不納入本書的討論。

（5）在複雜的生物過程中，個體的心臟為大腦和其他器官的功能提供了所有的動力，大腦收集了最廣泛的資訊，並匯總、分析和輸出了指導資訊，指導著人體的各種活動，為個體更好地生存提供了必要的條件。

以前，我們對人體的病理性應激狀態給予了較多的關注，那是因為病理性應激可以給人體造成傷害。為了更有效地預防心臟病和心臟衰竭，功能醫學應該高度關注生理性應激，雖然它可能不會很快形成對人體的傷害，但是生理性和病理性應激狀態的持續存在本身就是一種傷害。

（6）醫學心理學認為，只要有應激狀態，它就會有警戒期、阻抗期和衰竭期：①警戒期：軀體識別出威脅，進入「戰」或「逃」反應模式，應激激素（腎上腺素和皮質醇等）升高。機體為了應對有害刺激而調動體內的整體防禦能力，這個階段是機體功能的動員階段。②阻抗期：如果有

害刺激持續存在，機體會進一步提高體內的機能應激水準以增強對應激原的抵抗程度，此期軀體仍然試圖去適應所受到的挑戰，但其所需要的生理能量可能逐漸趨向枯竭。③衰竭期：應激刺激持續時間太久，或有害刺激過於嚴重，機體會喪失所獲得的抵抗能力而轉入衰竭階段，此時機體免疫系統嚴重受損，產生疾病或死亡。

這是從生物能耗的角度描述應激過程的三個階段，主要反映的是心臟及相關器官的功能狀態的改變及能量消耗水準。

收集、評價、整合、輸出各種生物資訊是神經系統的主要職責之一。如果每一類生物資訊都需要一整套對應的感應結構，那腦結構系統將高度臃腫。如何面對千變萬化的、千頭萬緒的各路資訊？有兩條分析途徑值得關注。

如果把神經科的工作範圍比作維護神經系統的「硬體」，那麼，精神科和心理科的工作範圍就好比維護腦組織的「軟體」。事實上，臨床醫生每天都會遇到如何對待心臟功能和精神世界的關係這樣的問題。除了臨床上通常關注的大腦結構、神經反射的正常與否、腦組織的供血是否不足外，我們還應該關注患者的心理，從腦組織的「軟體系統」角度探討全身功能。

正如前面所提及的，我們十分關注大腦的血流狀態。經顱都卜勒技術是專門監測腦血流狀態的醫療技術，它利用了血流的都卜勒效應，可以準確測量大腦前、中、後動脈的血流速度，它是十分重要的臨床監測技術。現實中，我們可以得到大腦血流的都卜勒資訊，也可以得到腦電圖學、神經生理學的許多資料。它們是綜合研究腦神經生理學、神經心理學的重要技術手段。像腦組織失血過多，增加了心臟負荷，心臟必須努力供血才能夠盡快恢復大腦的正常工作，這樣的情況幾乎都是偶然發生的，不能成為心臟功能惡化的主要原因。反過來看腦中風的患者，剛剛確認了腦缺血的

基本情況，當時患者的血壓都是升高的。這樣的升高可以是一過性的。隨著意識的清醒，血壓逐漸恢復到發病前的水準。一過性的血壓升高一般不會造成心臟功能的消耗性損傷，但這提醒了我們研究心臟病病因時，需要綜合分析多種因素。

心臟在日常生活中所面臨的主要是心理變化所引起的心臟負荷，其中包括各種應激狀態中的各器官的功能狀態，而不是意外的重大事件引起的心臟傷害和疾病。日常的負荷雖然只產生微小的缺血和損傷，但是它的累加會成為心臟衰竭產生的重要原因。

## 二、生物醫學資訊不同於電腦資訊

眾所周知，特定的心理狀態可以引發心臟病和腦血管病。當我們認真回顧那些心腦血管患者的時候，會發現他們每個人都有自己的特定的心理狀態，或者思維過於偏激；或者個性極端特殊，不合群；或者精神情緒較為偏執；或者家庭和工作壓力大，難以承受等。我在日常的診治工作中與心腦血管病患者交流時，往往一句話觸及患者內心薄弱的心理狀態時，許多患者會情不自禁地流下眼淚，他感到你是天底下最了解他苦衷的人，此時遇到了「知己」，再也無法控制自己了。許多人激動得說不出話來，有時連站在旁邊的妻子也感到意外，原來丈夫的內心有如此多的苦悶！另一方面，心腦血管的病變也會給精神情緒帶來必然的創傷。因為心臟病給個人、家庭帶來巨大負擔，又治不好，失望、苦悶、焦慮多種情緒致使病情惡化。

前面我們已經闡述了特定的心理狀態可以引發心臟病的因果關係，這並不是什麼無法理解的大道理，在這裡，我們可以清楚地感受到笛卡兒所提出的跨世紀的哲學問題活生生地擺在我們每個人的面前。而在這個問題

上，哲學界形成了許多哲學觀點，因爲現階段的哲學已經發展到了科學哲學階段或生物哲學階段，科學與哲學互相依賴。

　　與此同時，生物醫學界卻忽略了哲學界的爭論和各種哲學思維的特點。無論生物醫學專家們的主觀願望如何，不可否認的事實是，任何科學問題都離不開哲學觀念的指引，科學的難題也不例外。

　　實際上，我們已經知道，人體實體與心理間的中介就是資訊。它被稱爲構成世界的第三因素。因爲資訊既不是物質，也不屬於人的精神和心理世界。正如我們在前面已經提到的那樣，資訊理論是誕生於電腦時代，伴隨著電腦的發展而發展起來的。雖然醫學界也已經清楚地知道大腦的工作主要是完成對人體資訊的加工和處理，但是，如何充分利用生物資訊解決醫學難題仍然是擺在廣大醫學人士面前的難題。

　　臨床醫學所提及的資訊專指醫學資訊，而人們對資訊的認識首先受到電腦行業的影響，所謂第三因素的資訊與人體結構和心理都不一樣。這樣的認識必然給解決心臟病難題帶來更多的變數，因爲二元世界的問題尚未闡明，三元世界就更容易攪亂我們的思維。如果按照功能醫學的思維，從功能與結構之間的相對關係出發，就可以對資訊這個概念產生不同的認識。事實上人體的結構和心理之間的功能的統一，恰恰因爲有資訊做它們的中介；結構或功能都會產生資訊，也都需要資訊，各種資訊都集中於大腦進行處理。從結構與功能構成的統一體看，兩者已經構成了完全的生物體，因此我們可以把資訊當作生物統一體中機體與心理之間的生物中介，這將更有利於生物難題的解決。因爲，對生物客體進行整體和定性討論的重要前提是必須全面占有它的必要因素和它們之間的關係。也就是說，在整體討論生物難題時，必須同時掌握生物資訊的系統特性。

　　生物資訊不占據空間，雖然大量的資訊是可以客觀測量的，但是心理和精神的資訊以及思維並不能量化；雖然資訊本身不能單獨進行思維，但

是可以把它看作是思維支配言行的中介，所以，人體資訊是各種生物功能的組成部分，因而也具有功能醫學的性質。如果把生物資訊看作人體功能的一部分，參與人體所有功能的執行與展示過程，完全不會妨礙對笛卡兒的「實體二元論」問題的研究。因為把這個「第三因素」看作是功能的組成部分，使功能主義研究更完善了，更有利於理解和解釋臨床隨處可見各種臨床難題了。

如果一提到生物資訊就聯想到大資料，想到電腦資料處理，這是把生物資訊與電腦資訊混為一談的結果，不利於生物難題的解決。生物資訊絕不是計算機或現有計算軟體能夠簡單處理的，必須根據生物的功能原則理解生物資訊，包括理解生物的多樣性、主觀性和排他性等，也涵蓋任何生物資訊都擁有的邏輯性、目的性和趨利避害性等。按照生物功能原則所建立的電腦模型，才能正確解讀生物醫學資訊。

# 第十章

# 完善功能醫學，建立心身醫學新模式

## 摘　　要

　　心肌缺血是本書的核心概念，可用它來解釋心臟病的病因，心肌缺血可透過超音波心圖觀察，而造成日常心肌缺血的元凶常常是更深層次的心理功能狀態。這樣的認識幾乎可以解釋絕大多數臨床司空見慣的現象，也能較充分地解釋各種心臟病的病因。任何人的心理世界都和自身機體的物質世界緊密聯繫在一起的，一刻也不能分離。找到了這個深層次的原因才是解決心臟病難題的開始。

　　在新的思維和生物邏輯的指導下，有必要重新考察各類心臟病的病因、發展規律，從功能醫學理論高度認識疾病的病因，並著手制定預防心臟病的實施計畫，落實預防工作，建立真正的預防醫學，改變心臟病被動的診治局面，嘗試緩解和解決「看病貴、看病難」的問題。

# 第一節　臨床醫生的思維誤區

## 冠心病和其他心臟病病因的再考察

　　我們已經把心臟病的深層次病因歸結爲人類的心理活動了，與心肌缺血相比，這顯然是更深層次的病因。這對全面預防冠心病及其他心臟病有重要的意義，因爲它更深入地闡述冠心病的病因。

　　我們曾在第三章討論了冠心病的病因，強調了正常的左心室的室壁運動可以對冠狀動脈產生壓迫，形成心肌的相對缺血，而且把這種形式的心肌缺血看作是大多數的心臟病形成的原因，這是功能主義心臟病理論明顯優於結構醫學之處。在冠狀動脈發生狹窄之前，它就爲早期心功能降低建立了心肌缺血觀察指標，它也可以解釋冠狀動脈無狹窄的冠心病形成的原因，可以更合理說明這些患者的所有不適症狀等。然而，上述所有的討論無法深入闡述心肌缺血在日常生活中是如何發生的。

　　很多人常常因心前區不適、氣短或胸痛前來就診，然而其檢查結果正常，甚至冠狀動脈攝影的結果也是正常的，這給臨床醫生診斷帶來困難，醫生們無法解釋他們的臨床症狀，患者就無法採取針對病因的預防措施。

　　此後，如果再遇到這樣的就診者，醫生應該警惕就診者是否有精神和（或）心理方面的特殊情況，患者沒有心率增快、血壓增高的表現，即使啓心電圖檢測也無法確認缺血的診斷，甚至完全沒有症狀，但透過超音波心圖儀，可以發現患者心肌缺血，這樣的臨床例子很多。

　　一位男性患者，54歲，在經過冠狀動脈攝影證實冠狀動脈狹窄後，實施了內科的冠狀動脈支架的植入手術。手術後，患者臨床症狀完全消失，

體力恢復，精神旺盛，出院後又回到了原來忙碌的領導工作崗位。患者認爲經過了支架手術，解除了冠狀動脈狹窄的問題，就萬無一失了，沒有按照醫囑交代改變不良的生活方式，仍然承擔過多的工作壓力，結果三個月之後，再次發病，趕回醫院複查，證實冠狀動脈發生了嚴重的再狹窄，只好緊急實施了冠狀動脈繞道手術。

另一位男性患者，71 歲，主訴偶有頭暈，別無不適，血壓正常，其餘檢查結果均正常，只是在超音波心圖檢查時發現有心肌缺血的表現，然後追問其病史和現在的生活狀態，並無任何異常發現。患者睡眠正常，生活習慣良好，堅持鍛鍊。醫生一時無法幫助患者合理解釋頭暈現象，但在超音波檢查結束的時候，患者說了一句：「幫助一個工廠畫圖算不算問題？」經過詳細追問，原來老先生作爲廠方的顧問，全面負責工程建設，畫圖只是全部工作的一部分，更主要的是制定籌建計畫，負責解決所有施工中遇到的技術問題，雖然原則上每日只上半天班，但是責任重大，這些當然成爲心臟負荷過重的原因。經過一番解釋，老人接受了心肌缺血的診斷，因而也接受了削減工作量、減少精神壓力的建議。這樣的診斷應該有利於幫助老人解除病痛。

現在可以根據心理學知識回答西方發達國家女性冠心病患者死亡率增高的病因的問題了。

當我們把男性、女性的患病差別提交給醫學同行們，希望從差別中找到更特別的原因的時候，希望醫生們更多地關注一下男性、女性在當下的社會條件下的不同的心理變化。關於心血管病的診治，首先不是如何認識心臟功能差別的問題，而是努力發現心血管病領域內更深層次病因的問題。筆者認爲，國外集中報導的年輕女性發生急性心因性猝死的機率比同齡男性更高的情況，一定是發生在某些高度現代化的西方國家，這是和平

社會發展到一定的階段才可能產生的現象，它不會出現在兩次世界大戰期間，也不會出現在冷戰期間，也不是世界各國普遍性的問題。

嚴格地說，強調男性、女性之間的差別也只是近幾年的事情。如果我們逐個分析每位患者的具體情況，一定會發現他們都擁有獨特的使心肌缺血加重的心理學原因。歐美女性心血管病發病率、病死率高於男性，也是特定的心理狀態造成的。

全世界的發達國家早已遠離了戰爭，在長期的和平發展環境之中，男女平等，女性開始走上管理崗位。與男性領導人簡單、強硬的領導風格相比，女性的體恤、關懷、耐心、細緻、包容和溫柔，成為女性管理者的優勢。女性在追求自身的政治地位平等的過程中，逐漸產生了更高的追求，追求社會管理權，追求各種事業的平等參與權，西方女性參與社會管理的主觀積極性大大增加，政府部門、企業也為女性提供了競爭的機會，出現了少數成功女性的先例之後，更多的女性走上了與男性競爭的舞臺。西方國家的領導人中頻頻出現女性的身影，這是整個西方社會政治發展的一個趨勢。

但現實競爭的慘烈不會給風口浪尖上的女性提供任何寬鬆的條件，她們既然走進了國家行政及企事業單位的競爭舞臺，就必須與男性同台競爭，甚至要拿出更有力量和更有智慧的治理方案，否則就會遇到無限的精神壓力和難以解決的問題。這對個別的女性來講可能是獲得更大成功的機會，但是對大多數女性來講，從她們的思維方式、心理抗壓能力、臨危不懼的果敢精神和足智多謀的應變能力角度來看，她們有時會感到力不從心。社會需求與女性思維方式產生強烈衝突，最先受到傷害的還是女性。這可能是西方女性的冠心病發病率、病死率升高的原因。

這種現象發生於西方發達國家的政治、經濟生活中，但不會改變世界範圍內的性別疾病譜，不足以改變全世界的心臟病發病率和病死率。當我

們充分理解了心臟病的病因時，就不會單獨討論男性和女性的差別了。性別的差異一定要恪守醫學理論的功能模型的框架，不可隨意地改變。功能主義研究從來不否認個性因素，但是討論個性因素之前，一定要充分討論共性因素。個性因素只能在充分討論共性因素之後才能得到。女性的患病特性是針對男性整體而言的，這樣的特性反映了西方發達國家時代女性的特殊性，但是個性因素永遠不能替代共性因素。由此，我們更加認識到體現功能性因果關係的生物模型的重要價值，合理的模型包含所有致病因素的共性和個性因素。在這裡再次提示心臟科醫生應該特別關注患者的心理狀態。

# 第二節　邏輯分析

## 一、資訊化的功能醫學的概念

儘管唯心主義哲學隨著科學的發展，逐漸走向了沒落，但是，只要人體的心理學所研究的內容客觀存在，並且其行為時刻受到自己心理狀態的支配，或是這些心理狀態和過程還無法客觀地評價和測量，就還有必要深入研究唯心主義。

唯物主義的科學家們一直在做著這樣的努力，一方面，設法對心理學研究的內容進行客觀化的處理，努力發現人的思維規律，使心理學成為一種真正的科學，以促進人類對思維和行為的統一認識。因為真正的科學必須走一條客觀、公開的研究道路，使各項研究規範化，以求各種成果得到充分的應用，但是我們改變不了人的思維主觀性。另一方面，心理學作為不斷煥發出青春活力的老學科，近年來不斷受到各方關注。精神學科的研

究、政治經濟學以及生態學的研究都按照自己的規律發展著，而且這些學科都是與人類的生存、認識和心理狀態密切關聯著的。儘管哲學二元論研究進展甚微，人類飛速發展的智慧、思維完全不受腦結構的約束和限制，臨床研究從大腦的「硬體世界」走進大腦的「軟體世界」，即從神經科學的觀察走進心理學的研究，任重而道遠。但是為了解決心血管疾病的難題，不可能迴避心理學研究與神經科學研究不統一，甚至矛盾衝突的現狀。

心血管病醫學研究與心理學、神經科學、精神科學的研究關係密切，但也無法單獨解決這樣的哲學難題。為了解決心血管病的專業難題，我們應設法透過功能主義的研究策略，把精神世界與機體物質世界有機地溝通起來。

功能主義研究會成為解決醫學研究難題的必要的途徑，包括腦血管病的難題。以往的研究具有相當大的侷限性，因為它在總體的研究策略方面沒有尊重生物體的系統性這個基本事實。結構的系統性遠遠不能概括生物功能的系統性。另一方面，從哲學二元論的難題中，我們也似乎感到了眼下的功能醫學研究的困難，因為我們目前涉及的功能主義概念和邏輯關係，都是脫胎於既往結構主義對功能的認識，缺乏更成熟的意見。更加深入、細緻的研究還在於如何在功能主義研究中加入資訊的概念，應正確認識和應用生物資訊，建立資訊化的功能主義研究的概念。

當一個物體具有一種屬性是由於該物體扮演了特定的因果角色，這種屬性就是一種功能屬性。前面的第二、三章已經對功能主義研究策略有了專門的理論論述，因為功能主義的策略應該貫穿全部的心血管病的研究，它包括整體觀念、定性研究和邏輯分析等，它可以回答以下問題：心理活動是如何支配行為的？心理活動是如何影響心臟的功能狀態的？目前，功能主義在心理哲學、認知科學和心理學領域已經占有重要地位。功能主義為考察心理狀態提供了一個新視角，這種視角滿足了多學科的需要，同時

也爲長期存在的關於心理與肉體之間的關係的哲學難題的解決提供了參考辦法。

　　哲學的功能主義強調：「功能主義把心理狀態和心理屬性看作是功能狀態和屬性的一部分」，強調了正是一個實體的功能存在才能證明該實體的存在價值和意義。站在醫學的立場來看，人體或器官有其功能的存在，它才有存在的價值和意義，功能消失了就不再是它或它們自己了。哲學不可能直接評判功能主義和結構主義的優劣，哲學的論斷沒有對與錯之分，只有有理和無理之分，它們的結論無法給功能主義醫學研究作參考。當然，僅僅根據哲學的討論斷然不可能解決醫學問題。我們有明確的解決醫學難題的目標，就要按照醫學本身的邏輯，走醫學自己的路。

　　在第十章，我們已經從生物進化方面認識了人體的心和腦的關係及其生物學分工。這是我們深入了解心理學變化是心臟病的總體病因的良好開端。

　　功能主義研究有利於充分描述生物體千變萬化的功能狀態，可以充分展示或解釋疾病的因果關係。在資訊概念的支援下，功能主義更便於討論疾病的功能性因果關係；因爲解剖結構多表現爲固定不變的狀態，它們所提供的資訊很難充分描述動態的生物功能；生物的進化與發展越來越走向功能的複雜化、集約化，突破結構主義的描述水準是必然的趨勢。因爲人類的最大優勢就在於有發達的大腦，大腦可以充分處理各種資訊，形成智力優勢，提高人的生存能力和健康水準。每個人的智力水準可以透過後天學習日益提高，人的知識和科學認識也可以利用交流和教育活動迅速得到普及。而結構的變化不可能日新月異，以充分適應日常的內、外界環境的變化。要保證大腦思維具有無窮無盡的變化能力，就必須「使大腦的具體思維不能直接依賴於大腦的結構，使大腦思維的變化能力與大腦形態結構的複雜程度脫鉤」，因爲人類不斷進化的思維能力是以資訊加工爲基礎的。

　　外界環境千變萬化，體內的環境還要保持穩定。人體一方面要接受外界的資訊，又要「以不變應萬變」，就要綜合考慮體內外的各種資訊。發達的人腦代表了人類的進化趨勢，而心理學研究直接對心理現象進行分析與推理，只是目前尚無法把心理研究與神經科學的研究直接掛鉤；哲學的功能主義一直把心理學、認識論和精神科學當作人的功能主義研究的內容。研究這些科學門類應該成為突破心腦血管疾病難題的重要環節。於是資訊和資訊化的功能主義研究把人體結構與心理連接為一體，對解決心血管病難題將起決定性的作用，其實質是指生物資訊必須按照功能主義研究的規則納入臨床研究。

　　人們常常注意量化的生物資訊。例如，血壓的高低、體溫的高低等。但選取不同的量化資訊，結果是不一樣的。如果我們在建立舒張功能概念的時候，錯選了二尖瓣流入血的血流速度資訊來表達舒張功能的概念，就會對整個舒張功能理論產生系統性的誤導。如果把二尖瓣流入血的血流速度概念換成血流速度－時間積分的資訊，結合其他條件，就可以較充分地把握心肌缺血和各個心臟病的演變過程。這對臨床觀察每一個患者的心臟功能狀態都有十分重要的價值，而以往的心臟病研究恰恰沒有充分合理地應用心臟的各種資訊，特別是血流資訊。

　　資訊理論的創始人香農（C. E. Shannon, 1916-2001）對資訊作了如下的定義：資訊是用來消除某種不確定的東西。現代控制論創始人維納認為：資訊就是資訊，不是物質，也不是能量。他同時指出：資訊就是我們在適應外部世界，並且使這種適應反作用於外部世界的過程，同外部世界進行交換的內容的名稱。

　　電腦的發展、資訊理論的誕生、無線網路的普及使我們對資訊有了新的理解，目前醫學界習慣於將資訊與雲計算、大資料等時髦的概念聯繫在一起，甚至在醫學資訊學的專著中也強調將電腦技術應用到醫學領域以處

理醫學資料是這門學科的最大特點。但是這樣的概念和對生物資訊的認識與我們解決醫學難題並沒有直接的關係。

我們的目的是要解決醫學難題。資訊在功能主義的研究中可以充當什麼樣的角色？我們已經知道資訊只是大腦的加工對象，資訊也成為了人體整體功能的一個重要部分，它是介於心理與機體之間功能轉化過程中的媒介；或者說資訊是相互作用的不同的生理、病理功能之間的度量和轉化的中介。發生在人體內部的各種資訊無法直接用現有電腦處理，只能依靠個人的大腦創建符合生物功能邏輯的軟體，形成新的資訊，支配生物功能的研究。

生理學與心理學之間互為因果關係是人類的共識，更是醫學領域的共識。而我們在深入研究各種心臟和大腦疾病的時候，可能忽略了大腦功能這個主要的功能性特點。更確切地說，我們仍然習慣於傳統的結構主義的研究策略，希望能夠從大腦的病理性結構變化中得到一些啟示，以解釋精神科的某個疾病與另一個疾病的差別，並設法尋找它們的病因。雖然提出了資訊的概念，甚至建立了醫學資訊學專業，並認為我們已經進入到了資訊化時代，但是對於生物資訊的理解還停留在電腦專業的最初水準，而它遠遠解決不了臨床複雜難題。

現實中，我們可以把資訊的概念放進精神與物質的轉化過程中，也可以列入功能主義與結構主義交流的過程中。總之，按照功能主義的原則，生物資訊應具備如下特徵：

（1）生物醫學資訊沒有品質，不是能量，也不是結構，它只是人體組織器官運行並行使其功能的伴隨產物。它並不只屬於大腦，只是因為人類大腦的發達，將全身的各種資訊集中於此處理，這是提高生物整體適應性、減少能量消耗的措施，是進化的結果。

（2）生物資訊的功能性本質是對功能變化的描述和度量；應該結合

各種功能的變化來理解生物資訊，功能主義研究必須圍繞資訊展開。

（3）生物醫學資訊既涵蓋了生物功能產生的資訊，又包括生物結構所擁有的資訊。

（4）功能主義研究把精神世界的資訊與機體的物質世界的資訊整合在同一種系統的活動空間裡，有利於闡述心理的變化與心臟病的形成之間的因果關係，為心血管病領域和精神領域的共同研究提供了必要平臺。

（5）功能主義研究確定了生物資訊的功能性特性，結合心臟與大腦的功能分工，並納入明確的研究目的和既定的研究策略和研究方法，才可能完成功能醫學的研究任務，這是其取得科學結論的必要前提。

（6）在宏觀的功能領域裡，生物醫學資訊屬於宏觀的研究內容，它可以不涉及微觀世界的資訊內容。即使在生物整體性的功能研究裡，它也可以為十分細微地研究整體功能的變化提供幫助。

　　生物醫學資訊並不是孤立存在的概念和現象。生物醫學研究必須走系統研究之路，在其中加入資訊的概念有利於提高醫學功能研究的精度，便於研究者調整和把握研究的方向。資訊本身不可能左右研究的方向和主導研究策略，但可以提高系統研究的深度、廣度和精度。雖然資訊和功能主義的概念都是首先由電腦研究提出的，但是，醫學所提出的問題應該先由醫生確定各種資訊的性質與研究目標，而不是首先由電腦來直接處理。沒有合理的軟體系統和模型，電腦是不可能進行科學處理的。資訊和功能主義的概念有利於各行各業廣泛應用電腦，但它們應用於醫學時，需要接受功能主義醫學研究策略的掌控和指導。

## 二、在功能主義研究中引入生物資訊的合理性

　　站在資訊的立場上，可以清楚地看到功能主義在創新理論方面的優

勢：

（1）生物功能是一種連續不斷的過程，資訊就以連續的變數形式存在；

（2）生物功能總是動態變化的，資訊也就成了資訊流；生物功能相對靜止時，資訊可以相對不變；

（3）功能存在，資訊就存在；功能徹底消失了，功能資訊就不再產生了，也變得無意義了；

（4）資訊可以分為單純的基礎資訊，如壓力、溫度、尺度；也可形成綜合性生物資訊，如血流速度、脈搏、收縮與舒張壓等。

（5）功能主義研究只能在資訊化的基礎上得以實現，資訊可以把功能研究和結構研究完美地結合起來，共同開創功能主義研究的新領域。

我們對大腦的工作原理的另一個共識是大腦以網絡狀態工作。無論從神經系統結構，還是從心理作用的工作狀態，或者從生物工程學的角度看，大腦都是在多層次結構的系統網絡條件下工作的。即使把心理系統看作是生物功能的一部分，或者把它看作是大腦的一種非物理性的「實體」，按照系統理論研究心理活動或進行網絡化心理分析都是合理的。生物資訊並不干擾系統理論的各項原則和方法的實施。這種多層次網絡結構是形成大腦邏輯思維基本模式的基礎，它屬於功能主義研究的模式，而神經科學的專家們正在試圖對此做出更為客觀的結構方面的說明。如果我們尊重大腦的這種思維模式，它將提示我們：

（1）功能主義研究不僅僅是單純地研究生物功能，它是按照功能進化統帥結構進化的模式研究生物現象和疾病的病因的。生物資訊做為中介溝通了機體和心理兩個世界，使我們能夠從功能的角度毫無障礙地把這兩個世界整合在一起。在這裡，功能主義研究認為特定的心理狀態是心臟病的深層次病因，由此類推，這恐怕也是深入研究其他人體疾病的唯一的選

擇。

（2）人類的邏輯思維是科學研究的基礎，也是各生物醫學學科發展的共同的科學基礎。一門學科是否屬於科學並不在於它是否可以得到客觀的測量資訊，也不在於強調研究內容的去主觀性，而是取決於該學科是否擁有自己的邏輯客觀性或邏輯獨立性；是否有專有的研究領域、專有目標和特定方法；是否能夠解決本學術領域中的各類難題。如果人類對科學的定義與人類心理學研究成果發生衝突的話，或者說，如果因為心理學的許多資料無法得到客觀的展示和測量而否認其科學性的話，那麼，對人類自身的研究就難以深入。為了使心理學真正成為科學領域的一個組成部分，就應該突破原有的科學定義，使科學的研究內容更符合人類的需要，因為任何科學的誕生和發展都離不開人類在主觀上的心理活動，科學研究是為人類服務的。

（3）在大腦功能研究領域內，應該尊重人類思維的基本邏輯模式，首先確認所要解決的醫學難題所處的層次、位置。如果是宏觀問題，那麼就應在整體研究中努力找到恰當的研究方法，按照醫學自身的規律獲取相關資訊，解決問題的答案就蘊含在整體研究之中。

（4）從功能主義的角度看，由於生物資訊成為功能主義研究的組成部分，而人類的思維又主導著自身的言行和醫學研究，那麼生物資訊也相應擁有了生物功能的相關屬性，包括生物功能的目的性、連續性、個性、主觀性、排他性等。生物資訊能夠幫助人類滿足生物功能的多樣性、思維的開拓性、實現自我價值等需求，也一定有助於醫學難題的解決。

在醫學領域應用生物資訊還要依靠醫學自身的規律。這與上述各章的討論原則是一致的。

觀察心理方面的活動相當於觀察精神世界，並判斷它是如何影響心臟結構和功能改變的。心臟科醫生應該努力了解心理變化的規律、盡可能研

究許多心理現象產生的因果關係，以及密切觀察心理變化與心臟功能之間邏輯性的因果關係，這將成爲綜合性的、高層次的心血管病醫學研究領域的重要內容，這也是我們把屬於心理的「軟體資訊」和屬於心臟的「硬體資訊」整合在一起的目的。統一研究空間、統一資訊系統，由此建立起跨身心的系統認識，是解決心血管病難題的重要一步。

資訊化的功能主義研究進入了更高的層次，還體現在人體與外環境的資訊交流中。隨時獲取人體外環境的資訊變化，也是考察人體功能適應性的一個重要的方面。研究人體功能不能不考慮外界環境給人體提供的生存條件。當我們觀察兩個相同年齡、相同性別的人的心臟功能時，一定會發現他們的心臟結構的資訊和功能的健康水準是不一樣的。這是因爲兩人生存的外在環境不同造成不同的精神和心理狀態，個人內心的反應也不同。較低等動物的適應能力可能要靠解剖結構的自我保護，如節肢動物，它們具有堅硬的外骨骼，更高級的動物則將憑藉本身的運動功能和在自然選擇中所獲得的強大的競爭力，以及對不良環境的耐受能力。人類的適應和發展能力主要表現在他們的智慧和學習能力上。這說明人類的所有行爲是以智力和心理爲基礎的，這種基礎就是資訊以及大腦對各種資訊的加工過程。

中醫理論還有更爲精彩的論斷：「喜傷心，怒傷肝，悲傷肺，恐傷腎，思傷脾」。所謂的喜、怒、悲、恐、思等都是典型的心理狀態，以上表述主要是指臟器的功能受損，也不排除臟器的解剖結構的改變。這是把心理活動與疾病聯繫在一起的經驗總結，歷經數千年驗證，指導著臨床醫學的診治活動，因而它們都屬於高層次的整體功能的研究結果。在西方醫學理論中，完全沒有如此經典、複雜的高層次的專論，這恐怕是結構主義研究策略無法取得的研究成果。

在這裡，有必要再次提及「心主神明」。就是説心臟主管著人的思維

和智慧。多年來，常常聽到一些醫生要糾正這樣的論斷，說應該改爲「腦主神明」。其實，在上述極端複雜的心臟病功能性病因分析中，我們已經了解到：論證這樣的命題不可能尋找到像冠狀動脈狹窄論證冠心病那樣的形態學根據。所有的已知條件、論證方式和討論的結果，都是以功能描述的形式出現的。這是中國古代醫生們站在尋找病因或確立因果關係的立場上，根據特定的心理活動，確定受傷的主要靶器官爲心臟之後所得出的結論。中醫理論並沒有充分列出複雜的心理過程中各個環節的細微變化。用簡單的四個字就概括出了一組因果關係，當然這也是最精練的結論。所謂的「腦主神明」只是說了大腦的功能，並沒有說明它在過勞狀態下對心臟的危害，忽略了醫療的高層次整體討論，醫學的主要任務是確定疾病的因果關係，兩種論斷，一字之差，表現了兩種討論的層次的不同、研究策略的不同、目的的不同、思維方式的不同。顯然，「心主神明」更有價值，它指出一旦腦力勞動過度，受傷的首先是心臟，而不是大腦。

# 第三節　醫學理論再認識

## 一、嘗試解決心血管病難題的必要性和緊迫性

我們所做的一切努力都是希望在緩解當前的「看病難、看病貴」問題方面做些工作。

隨著醫改的深入進行，政府加大了補助，醫療社會保險服務惠及了廣大群眾。但是，目前「看病難、看病貴」問題並不僅僅是單純的社會經濟問題，它需要修正醫學理論的認識、調整醫療組織結構，不用更高的資助

就可以解決問題。當前的醫療問題還應包括結構醫學理論的不完善，指導醫學研究的方法使用不當，醫學理論所涉及的系統觀念尚未應用於臨床，所以難以正確認識人體科學等。各種醫學改革的目的應該是強化醫務人員的積極性、推動醫學理論的突破和破解醫學難題。在我們所有的努力中，改造我們的醫學思維方式，確認人體是開放的複雜巨系統，這並不需要投資。但是卻需要我們的醫學體制爲這樣的探索提供更寬鬆的環境，也期待更多的醫生們共同努力，敢於剖析現代醫學理論，探討新觀念下的理論構建和實踐等。

所謂的「看病難、看病貴」問題的本質是大病難治。如果冠心病、高血壓、糖尿病、心肌病等，甚至心臟衰竭和猝死等疾病從確認病因開始就可以得到基本控制，人們的生活和健康水準將會有一個極大地提升，人均壽命將延長，到那時看病還難嗎？

從醫學理論看，「看病難、看病貴」是所有已開發國家在進行醫療改革時都要面對的一個問題，西方福利國家的債務危機也有醫療投入過大的原因。美國前總統柯林頓、俄羅斯前總統葉利欽因爲得了冠心病而在心臟裝入支架，這其實只是心臟恢復健康的補救措施。至於心腦血管病、癌症、愛滋病等疾病的治療，卻對全世界任何一個國家來說，都是難題。即使百姓們個人看病不花錢了，但是政府花的錢同樣也是納稅人的錢，只是維持醫療活動的出資人不同而已。只要患者不斷湧現，只要大病不能徹底治癒，不管由誰來付款，都無法解決「看病難、看病貴」的問題。無止境地資助就是「看病貴」的根源。看病貴的本質是「看病難」，而「看病難」的本質是疾病本身的難以治癒和對病因認識不充分，而解決這樣的問題就需要醫學理論的突破，這也是解決醫學複雜性問題的關鍵。

我國政府曾多次強調中西醫相結合的發展模式，希望兩種醫學模式相

互學習，取長補短，共同進步。但事實上，兩種醫學模式在醫學理論、醫學思維、醫學哲學觀念、醫學研究方法和醫學邏輯學等多個方面都存在著明顯差異。爲了廣大群眾的健康，也爲了眞正實現中西醫的共同進步，必須正視兩者的差異。中西醫在理論和實踐方面衝突的原因，是因爲缺乏共同的哲學認識基礎。但至今沒有發現有誰堅決反對系統科學，反對把人體看作巨大的活系統，現代科學的「三論」（資訊理論、系統論、控制論）大體奠定了現代醫學的新的發展方向。我們相信現代醫學的系統醫學之路將會與中醫理論融合。但願今後的中西醫理論不會再有大的矛盾衝突了。能夠看到雙方攜手合作那將是全國人民的幸事。兩種醫學將合力奮鬥，共同打造現代預防醫學，使現代醫學更適合於人體健康。

　　本書寫作的最終目的是要爲建立眞正的預防醫學提供理論支持。如果能夠從病因的角度切實預防各種心臟病，那麼心臟病就可以像烈性傳染病那樣得到徹底的控制，不再發生猝死，心臟衰竭不會再置人於死地。及時提示心肌缺血，有利於杜絕心功能惡化，那麼像冠心病、高血壓病這樣的核心疾病對人類健康和生命將不再構成威脅。隨時中斷、逆轉它們的發生、發展的過程，恢復心臟的健康狀態。到那時候，患者不再把去醫院看病當作生活中的一項重要內容，而是把預防疾病、鍛鍊身體、保持健康放在第一位。看病還會難嗎？看病不用無休止地花錢了，看病還會貴嗎？

　　就目前實際情況看，我們在緩解「看病難、看病貴」方面有許多有利條件可以利用：

　　（1）解決心血管病難題應該是每位心臟科醫生心中最大的願望。提出這個課題可提高醫生研究的積極性，這也是心血管病醫學的歷史使命，是對臨床醫生工作的鞭策和激勵：不少心血管患者發生心臟衰竭、猝死，無計可施；患者終生服藥，不解決問題；發病率沒有下降，發病年齡更年

輕化了；根治心血管病無從下手。這些問題首先不是基礎醫學的微觀問題，而是臨床醫學的宏觀問題，是醫學研究方法、思維、策略的問題。這個共同目標有利於統一行動、統一認識、統一早期診斷標準，激發相關專業醫務人員的工作熱情，更容易明確行動路線、確定研究範圍（臨床研究的責任似乎比基礎研究的責任更大，而不是相反）和制定實施計畫。

（2）明確臨床研究工作的輕重緩急，急患者所急，急醫生所急，少走彎路，爭取時間，盡早實現全民預防心血管病。

（3）不是等到所有的科學研究都成功了，才能解決心血管病難題。猝死等任何具體的臨床難題都有具體的難點，如研究範圍、目標、機理、原因。只要提出合理的問題，確定合理的研究方法，就能解決問題。

（4）轉變醫學觀念的問題。我們已經獲得了充分的醫學知識，經過廣泛討論，統一認識，糾正醫學研究背後不恰當的思維方式和研究策略，從而解決認識問題、醫學體制問題、行醫習慣問題。克服這樣的困難不需要更多的時間等待，而是需要在實踐中討論、鑑別、選擇、確認正確的功能主義醫學觀念，並得到廣大醫生和患者的支援，並應用於實踐。

（5）再好的醫學理論也必須得到實際臨床的檢驗，才能獲得醫學專業團體和廣大群眾的認可。新理論的實施更需要某些管理體制的調整和支持。許多有膽識的臨床專家反覆強調了基層醫療機構的重要性。社區基層醫院遍及我國城鄉的每一個角落，他們與廣大群眾朝夕相處，最了解當地的疾病譜、人群的健康狀況，了解人群的易感病和高發病，了解當地的社會經濟狀況、人員構成、心理動態等情況，這些都是醫生們有效預防心血管病的基本條件，如果他們掌握和理解了功能醫學的統一模型的基本原則，就會充分發揮他們的優勢，在很大程度上把心血管病扼殺在萌芽階段，大幅度降低發病率和再入院率，甚至可能杜絕心臟衰竭、猝死。功能主義醫學為基層醫務工作者帶來了更為簡便的理論，全科醫生很容易掌握它。

（6）基層醫務人員還肩負著宣傳醫學基本知識，調動群眾防病、治病的積極性的重任，只要在實務中能夠充分證明預防心臟病有效，所有人都會努力參與其中，醫生與患者的攜手是取得預防醫學輝煌成果的基石。

## 二、嘗試解決心血管病難題的可能性和可行性

解決心血管病，只能走預防為主的道路，預防疾病不但代價小，而且效果好。這是人人皆知的道理。只是以往的醫學理論不能明確解釋各種心臟病的病因及其機理，也就不可能實現心臟病的早期診斷和早期預防。所以，本書的所有努力都是嘗試提出各種心臟病的病因，為更好地預防心臟病做準備。

廣大群眾對預防心臟病有極大積極性。因為沒有人願意得病！得了病，再花錢治病，既痛苦又傷身體，還沒有好的預後。當丈夫心因性猝死了，年輕的患者家屬帶著年幼的孩子，無望地盤算著今後的日子的時候，你還需問她願意預防心臟病嗎？當一位心肌炎的患兒休學在家的時候，你還要問他焦慮的母親，願意預防心肌炎嗎？只是由於目前的醫學理論沒有給群眾充分預防心臟病的信心，他們幾乎不知道心臟病可以預防，因為他們對心臟病的認識都是來源於醫生們的言傳身教，而醫生們的認知則來源於滯後的結構主義理論。

只要醫生們帶領心臟病患者逐漸走出心臟病的困境，讓患者病情好轉；只要醫生給人帶來健康，就一定會有一大群人跟醫生走，跟醫生一起鍛鍊身體，讓每個人逐漸走出一條自己的預防心臟病的路。預防心臟病是群眾自己的事，他們會有很高的積極性。

廣大醫務工作者，特別是基層醫生們，承擔預防心臟病的重任。

現行的醫療機構體制是一種寶塔型體制，廣大基層醫生擔負著最基本

的醫療任務，負擔重，勞動強度大，而且很難提升自己的學術能力，在學術方面晉升的空間又小，這常常損傷了基層醫務工作者的積極性，而在大醫院工作的醫生們每天忙於搶救和治療，哪裡有時間和精力考慮預防心臟病的事，認為那都是預防醫療機構的事，而預防醫療機構也無法超越現有結構主義理論，他們的任務主要是針對某些重大疾病，擔負人群防病治病的宣傳和指導工作。

功能主義的醫學理論對心臟病的病因提出了自己的看法，它所建立的定性的醫學模型會給每個基層醫生一個簡單的認識疾病的藍圖。面對熟悉的患者，按圖索驥，醫生很快就能摸索出適合於本單位、本社區的醫學診治規範和程序，因為醫學理論不再是雜亂無章的龐然大物，經過提煉的功能主義理論很容易被人接受，醫生們可以把大量的時間和精力投入到實務中，應用和體驗該理論，了解患者真實病情等。患者從此不再苦悶，不再手足無措。每個醫生和患者都有機會參加預防心臟病的活動，基層醫院和醫療體檢機構更便於組織患者，完成預防心臟病的任務。這是功能醫學理論實現早期診斷、早期防治的結果。

醫生們可以準確解釋患者的各種主訴，可以理解心臟病理論中的很多原則和細節，他們可以把自己更多的精力和時間服務於每個來訪的患者，不斷學習，不斷提高，並不單純依賴高精尖的醫療設備，他們可以獲得最大的自我發展、相互交流、共同提高的機會。

理論上能夠實現上述願望的可能性並不在於醫學研究範圍內的某些具體問題是否解決，而是取決於思維方式、選擇的研究方法、實行的研究策略等方面存在的偏差是否得到糾正，糾正了這些偏差就能看到解決問題的希望。能夠解決實際問題才說明理論是可靠的、有用的。

把早期診斷和早期預防的主動權還給患者和醫生，使他們更積極主動地參與到預防工作中來，真正協調醫患關係，少花錢，辦大事。提出這

個課題本身就是一種挑戰，要走一條前人沒有走過的路，這需要探索的勇氣，需要不斷增強醫生和患者克服困難的信心。

## 三、考慮建立心臟亞健康的診斷標準

建立心臟亞健康的預防性診斷標準，強調早期診斷心肌缺血，但不是要否定冠狀動脈攝影的標準，預防性診斷標準只是該診斷標準的補充。在這裡，超音波心圖診斷早期心肌缺血大有可為，但它不是唯一的工具，幾種臨床常用診斷方法都應配合使用，相互補充。

建立心臟亞健康診斷標準應注意以下幾點：

（1）應該重視心臟亞健康的概念，努力實現預防為主的醫療方針需要改變我們的醫學理念，改變現有的強調確診性的病理學標準，建立以功能性診斷為主導的預防性診斷標準。這是所有關心心臟健康的醫務人員和非醫務人員的共同願望。

（2）改變患者在心臟不適的情況才到醫院就診的習慣。患者希望得到醫生的具體、確實的解釋，如身體不適的原因是什麼？如何避免？如何治療？預後如何？如何預防？醫生們有責任向每個患者解釋其不適症狀和體徵，解釋其心臟功能的真實水準和改善功能的方法。在現有醫院體系中應該進一步加強健康體檢的研究工作，並增加體檢實體單位。允許醫院的體檢部門和各輔助檢查科室直接接待患者。

（3）因為正常的心臟室壁運動是協調一致的同步運動，節奏緩和，所以，節段性的室壁運動異常、心室形態改變、血流資訊的改變都有可能成為診斷心臟亞健康的指標。亞健康的診斷指標應該早於、精細於目前現有的臨床指標，但它也不是憑空設想的指標，超音波心圖技術應該成為診斷亞健康的重要工具。

（4）心臟亞健康的診斷指標可能不是某一個指標，也不是一個具體的量化範圍，而是一組相關指標。通過這組相關指標發現每個患者心功能的發展趨勢。心率加快（如 ≥ 90 次／分）可能是一個對任何人都有效的指標。任何臨床醫生診斷任何疾病時，都要依靠多方了解的資訊才能獲得初步印象，任何疾病的診斷都要經過多方面的論證才能確立。就像多種不良因素同時作用才有可能促成冠狀動脈栓塞和冠心病一樣。

（5）心臟亞健康的診斷指標應該能隨時提示受檢者的心功能水準，既不能令人草木皆兵，也不能使人喪失對冠狀動脈堵塞、心肌細胞壞死的警惕。簡單地說，這樣的標準應該成爲醫生面對患者時的基本思維模式，是前述醫療模型（參考第五章）的高度概括，它能夠幫助醫生縮短診斷時間，減小誤診機率。

# 第四節　系統理論探討

## 一、建立心身醫學新模式的思考

20 世紀 70 年代，以美國爲代表的西方發達國家的醫生們開展了一場關於醫學模式轉變的大討論。許多證據顯示，當時西方醫學模式面臨許多問題，需要由一種新的醫學模式來替換。「因爲傳染病的地位被心臟病、惡性腫瘤、腦血管病等所取代 …… 現代心血管病發病率升高的原因是多方面的，其中一個重要因素是由於社會生活節奏不斷加快，對人的內部適應能力提出了更高的要求 …… 疾病的治療也不能單憑藥物或手術來解決。」於是，新的生物－心理－社會醫學模式被提出來了。

「所謂生物－心理－社會醫學模式，是一種系統論的模式，它要求醫

學把人看成是一個完整的統一體即系統，其核心的人不僅是生物的人，而且是社會的人。根據這種醫學模式，能更全面、更正確地認識人，認識健康和疾病的關係。」

關於臨床醫學模式的討論時間很長。當人們發現人體是二元的實體的時候，就知道人的行為是由意識決定的了。當人們發現社會因素對人體健康有巨大影響時，就已經確立了心理學的價值和它對疾病形成的作用了。實踐和理論都告訴我們：人類發展到今天，隨著生活水準的提高和社會的複雜化，心理因素在人類日常工作和生活中的影響占的比重將越來越大。心理活動不僅僅是指大腦中所發生的資訊的處理、儲存和加工的過程，任何心理活動都將導致體內多器官的功能水準的改變，至少會引發相關器官的血流阻力和容量改變，使之處於一種應激的狀態，隨時準備做出相應的反應。這樣的功能狀態並不是病理性的應激狀態，並不形成直接的機體損傷，但它有明顯的能量消耗；大部分的應激狀態是以潛在的方式增加心臟的負荷，卻並沒有明顯的心室收縮功能測量值的異常改變。

社會因素主要影響人的心理。在我們探討心臟病病因時，在日常生活中，心理因素常常決定心臟的健康狀態。本書的所有努力都是為了嘗試澄清心和腦之間的功能關係。這兩個器官各自的重要性及其密切關係，決定了這樣的功能性研究一定很有價值，可能會成為左右今後心血管病醫學發展方向的重要研究內容。

當西方醫學專家們專門討論創新醫學模式時，他們似乎只是感到了原有的生物醫學模式的不足，但是並不清楚有什麼不足？是什麼阻礙了這樣的心身醫學模式的臨床應用和推廣？如何糾正？不清楚為什麼一定要走系統醫學模式之路？貝塔朗菲在60多年前就已完成了一般系統論的研究，但是他的理論至今也沒有在臨床醫學領域占據主導地位。筆者認為是功能醫學的缺失使醫生們沒有認識系統理論的重要性，他們沒有意識到系統理

論在解決臨床難題時可以產生到決定性作用。只有把所有機體以外的各種因素都看作是每個人心理變化的外界條件時，我們才能充分理解心臟病的病因。

我們可以把心臟的功能狀態與心理變化聯繫在一起，在實務中共同探討心臟疾病的病因和發展趨勢，我們將走上一條心身醫學模式的道路。這樣的醫學模式應該得到心理學界、心臟病學界以及眾多患者的更廣泛、更深層次的支持和配合。在臨床中，當我們提高了診斷心肌缺血的精度，就會對早期預防冠心病有所幫助，進而改變被動的醫療局面，相信也會對醫學心理學的認識有所幫助；同樣的道理，心臟病理論的進一步發展也需要心理學的進一步發展。這兩個領域的理論研究必然會催生一個醫學新局面的誕生，以心身醫學的新模式呈現在大家面前。

## 二、展望

放眼未來，實施預防心臟病的宏大計畫將如何使我們受益呢？大致勾勒如下：

簡單估算一下，未來醫療費用的個人支出將大大降低。按照冠心病40歲發病，每年做一次健康檢查，以中國而言，每次按1000元計，其中關於心臟病檢查只需要300～500元，檢查一次心臟超音波245元，做心電圖一次25元，生化檢查一次不到200元。在得到心臟功能的健康警醒以後，剩下的任務就是保持個人健康，避免心肌缺血，不再讓心臟出現過勞的現象。醫療單位的主要任務將從診治心臟病，搶救心臟衰竭和猝死患者，逐漸轉向了預防保健，即提高民眾的預防意識的普及教育。屆時，群眾積極參與預防心臟病的活動，不得病、少得病了，大部分的醫療機構將轉變為健康檢查機構，從現今的被動接診患者逐漸轉變為主動送醫上門。

醫生們將不再疲於奔命，他們的生活變得安定，有充分時間看書學習，筆下的心臟病學專著越寫越簡練、明確，醫學生的學習壓力將減小，學習效果也更好。一般人心臟的健康狀態都得到提升，其他器官的疾病也會相應減少。個人健康檢查費用也會進一步減少。

就中國情況而言，如果心血管病沒有額外的任何消耗，一次住院的基本診治費用按 10000 元計算，少住一次醫院就可以為國家至少節約 9000 元，10 年累計 9 萬元。如果能夠確保 50 歲以前不得病，每個人每年就只有 1000 元左右的醫療支出，無論家庭、醫療保險單位還是國家都將「減負」，更利於社會和諧。

即使 50 歲以後，開始進入了心臟病高發的年齡，發病人群也將成比例地縮小。原來 10,000 個患者，即使仍有 9,000 人發病，病情也會減輕。心臟功能強了，心臟病發病年齡推遲了，相應的其他年齡組患者也會推遲發病。大家都遠離了心臟衰竭，遠離了猝死。那時的醫生們看病從現在每天接診幾十位患者，無暇和患者充分交流，變成了一對一的充分的醫學交流。那時想成為職業醫生會更加困難，不是因為醫療行業更加熱門，而是醫生的職位逐年減少，醫療機構也不再擁擠，不再人滿為患了。隨著人們預防意識的提高，人人都以保持健康，少進醫院為榮。醫生們有了充足的時間鑽研業務，醫學理論也變得更深入人心，因為所有的心臟病都可以按照既定的理論找到它們的病因，針對每個患者的個體情況採取積極措施，疾病都能得到有效的控制，患者住院時間縮短，住院費用也將大幅度減少。醫生們也不再因過多開藥、過度醫療而受到非議，醫患關係將變得更加和諧，患者「終生服藥」的歷史將逐漸終結。

以上只是筆者的設想。從思考到理論，再到實踐，再到成熟，還有很遠的路要走。還需要心血管病以外的專業密切配合，大家共同走上一條個性化診治和預防為主的醫療之路。本書所提出的問題涉及面廣，寫作時筆

者常有力不從心之感，書中必定有許多不足和錯誤，筆者誠摯地希望得到醫學同行和非醫學人士的指點與幫助。本書所涉及的觀點和支撐這些觀點的思維方式、醫學研究方法和對今後醫學發展的建議也希望得到大家的指正。如有錯誤和瑕疵是筆者能力有限；如果這些內容能對醫學理論的補充和完善有些參考價值，那是筆者夢寐以求的事。

推測今後的醫學理論可能不僅僅是描述性理論，有可能會形成一整套支持醫生們獨立思考、獨立判斷的邏輯理論。那時的理論將變得少而精，指導實務的能力更強了。醫學理論的核心觀念變得更清晰了，同時還提供個性化十足的診斷標準和預防、治療方案。醫學理論與實務相結合的程度越高，這樣的理論的普及程度也會提高。這個局面正是醫療改革所希望達到的目標。醫療改革需要醫學理論水準的本質性的提高，勢必將引發醫學模式的改變。

本書只是筆者理論上的「試水之作」，希望發揮拋磚引玉的作用，真正的理論只能出現在充分的討論之後，即不斷地去粗取精、去偽存真的過程之後。

中醫理論在研究人體疾病方面是正確應用系統理論的科學典範。它的理論原則已被系統科學透徹說明了。中醫理論是我們應用系統科學原理，解決醫學難題方面的榜樣和嚮導，為我們理論聯繫實際提供了可靠的參照物。中國醫生有著得天獨厚的優勢，更了解中醫的理論原則，更容易接受系統科學的各項原理和基本觀念，醫生將為人類的醫學健康事業做出更大的貢獻。

中西醫理論和實踐都是為了人類的健康，都是面對人體的研究，兩者沒有根本的利害衝突，理應相互取長補短，共同奮鬥。系統論、資訊理論、控制論為中西醫的合作找到了共同的理論基礎。系統醫學的理論原則並沒

有直接涉及醫學，但中醫的理論和實踐卻給今後的系統醫學研究提供了活的注解，我們期待著中西醫前所未有的合作高潮的到來。

# 📖 參考文獻

[ 1 ] 顏澤賢、范冬萍、張華夏。系統科學導論 [ M ]。北京：人民出版社，2006。

[ 2 ] 中國系統工程學會，上海交通大學。錢學森系統科學思想研究 [ M ]。上海：
上海交通大學出版社，2007。

[ 3 ] 王新房。超音波心圖學 [ M ]。北京：人民衛生出版社，1981。

[ 4 ] 那日蘇。科學技術哲學概論 [ M ]。北京：北京理工大學出版社，2006。

[ 5 ] 高奇。自然學導論 [ M ]。濟南：山東大學出版社，2003。

[ 6 ] 陳國偉、鄭宗鍔。現代心臟內科學 [ M ]。長沙：湖南科學技術出版社，
1994。

[ 7 ] 楊樹森。邏輯修養與科研能力 [ M ]。合肥：安徽人民出版社，2006。

[ 8 ] 張運。多普勒超音波心圖學 [ M ]。青島：青島出版社，1988。

[ 9 ] 申傑、韓萍、何爲等。醫學科研方法學 [ M ]。北京：人民軍醫出版社，
2007。

[ 10 ] 賀達仁。醫學科技哲學導論 [ M ]。北京：高等教育出版社，2005。

[ 11 ] BARRY B GOLDBERG, JOHN P MCGAHAN。超音波測量圖譜 [ M ]。張緝
熙，譯。北京：人民軍醫出版社，2008。

[ 12 ] 費多益。科學的合理性 [ M ]。北京：科學出版社，2004。

[ 13 ] 陳主初、王樹人。病理生理學 [ M ]。北京：人民衛生出版社，2001。

[ 14 ] 錢學森。論人體科學 [ M ]。北京：人民軍醫出版社，1988。

[ 15 ] 張宗明。奇跡、問題與反思 —— 中醫方法論研究 [ M ]。上海：上海中醫藥
大學出版社，2004。

[ 16 ] 李建明。社會心理學 [ M ]。合肥：安徽師範大學出版社，2003。

[ 17 ] 張平柯、陳舊曉。自然科學基礎 [ M ]。北京：人民教育出版社，2006。

[ 18 ] 余振球。實用高血壓學 [ M ]。北京：科學出版社，2000。

[ 19 ] 曾健。生命科學哲學概論 [ M ]。北京：科學出版社，2007。

[ 20 ] 李廣生。心肌病理學 [ M ]。上海：上海科學技術出版社，1983。

[ 21 ] ROBERT M BERNE, MATTHEW N LEY。心血管生理學 [ M ]。許實波、鄺

燕玉、王任光，譯。廣州：中山大學出版社，1986。

［22］丁寶芬。實用醫學信息學［M］。南京：東南大學出版社，2003。

［23］李漢松。心理學史方法論──西方心理學發展階段論［M］。濟南：山東教育出版社，2011。

［24］李創同。科學哲學思想的流變──歷史上的科學哲學思想家［M］。北京：高等教育出版社，2006。

［25］約翰 C 埃克爾斯。腦的進化：自我意識的創生［M］。潘泓，譯。上海：上海世紀出版集團，2005。

［26］唐一源。探索大腦，優化人生［M］。北京：科學出版社，2009。

［27］江鍾立。人體發育學［M］。北京：華夏出版社，2003。

［28］保羅·薩加德。病因何在──科學家如何解釋疾病［M］。劉學禮，譯。上海：上海世紀出版集團，2005。

［29］祝世訥。系統醫學新視野［M］。北京：人民軍醫出版社，2010。

［30］郭遠航。心肌病與心肌炎診療 400 問［M］。北京：中國醫藥科技出版社，2008。

［31］楚玉榮。醫學遺傳學［M］。北京：人民衛生出版社，2007。

［32］馬特·里德利。先天、後天、基因、經驗及什麼使我們成為人［M］。陳虎平、嚴成芬，譯。北京：北京理工大學出版社，2005。

［33］高申春。心靈的適應──機能心理學［M］。濟南：山東教育出版社，2008。

［34］張雲良。老年生物學［M］。北京：科學出版社，2007。

［35］趙雄善。大腦思維的邏輯原理［M］。成都：四川大學出版社，2005。

［36］桂起權、傅靜、任曉明。生物科學的哲學［M］。成都：四川教育出版社，2003。

［37］張大松。科學思維的藝術──科學思維方法導論［M］。北京：科學出版社，2009。

［38］徐斌。創新頭腦風暴──方法、工具、案例與訓練［M］。北京：人民郵電出版社，2009。

［39］武宏志、周建武、唐堅。非形式邏輯［M］。北京：人民出版社，2009。

［40］姜乾金。醫學心理學［M］。北京：人民衛生出版社，2005。

［41］董湘玉、李琳。中醫心理學基礎［M］。北京：北京科學技術出版社，2003。

［42］王家良。循證醫學［M］。北京：人民衛生出版社，2005。

［43］FRED C BOOGERD, FRANK J BRUGGEMAN, HENDRIK S HOFMEYR。系統生物學哲學基礎［M］。孫之榮，譯。北京：科學出版社，2008。

［44］周長發。生物進化與分類原理［M］。北京：科學出版社，2009。

［45］林振武。中國傳統科學方法論探究［M］。北京：科學出版社，2009。

［46］叔本華。叔本華人生哲學［M］。李成銘，譯。北京：九州出版社，2010。

［47］王金道、劉勇、郭念鋒。臨床疾病心理學［M］。北京：北京師範大學出版社，1994。

［48］岳麗豔。建立統一的人的科學［M］。北京：中國社會科學出版社，2008。

［49］中央財經大學邏輯教研室。邏輯學新教程［M］。北京：經濟科學出版社，2001。

［50］姜全吉、遲維東。邏輯學［M］。北京：高等教育出版社，2004。

［51］羅奈爾得 N・吉爾。理解科學推理［M］。邱惠麗，譯。北京：科學出版社，2010。

［52］任曉明、楊崗營。新編歸納邏輯導論——機遇、決策與博弈的邏輯［M］。鄭州：河南人民出版社，2009。

［53］賀善侃。辯證邏輯與現代思維［M］。上海：華東師範大學出版社，2010。

［54］黃志宏、方積乾。數理統計方法［M］。北京：人民衛生出版社，1994。

［55］李甘地、來茂德。病理學［M］。第五版。北京：人民衛生出版社，2001。

［56］姜乾金。醫學心理學——理論、方法與臨床［M］。北京：人民衛生出版社，2012。

［57］歐陽欽、呂卓人。臨床診斷學［M］。北京：人民衛生出版社，2001。

［58］佛洛伊德。佛洛伊德心理哲學［M］。楊韶剛，譯。北京：九州出版社，2010。

[ 59 ] 吉伯特・賴爾。心的概念 [ M ]。徐大建，譯。北京：商務印書館，2011。

[ 60 ] 卡爾・波普爾。客觀知識：一個進化論的研究 [ M ]。舒煒光，譯。上海：上海譯文出版社，2001。

[ 61 ] 黑格爾。精神現象學 [ M ]。賀麟，譯。北京：商務印書館，2011。

[ 62 ] 布魯斯・昂。形而上學 [ M ]。田園，譯。北京：中國人民大學出版社，2005。

[ 63 ] 約翰・海爾。當代心靈哲學導論 [ M ]。高新民，譯。北京：中國人民大學出版社，2005。

[ 64 ] 魏景漢、閻克樂。認知神經科學基礎 [ M ]。北京：人民教育出版社，2008。

[ 65 ] 黃蓓、陳安濤。精神分析療法 [ M ]。北京：開明出版社，2012。

[ 66 ] 劉力紅。思考中醫 [ M ]。桂林：廣西師範大學出版社，2003。

[ 67 ] 卡耐。臨床睡眠疾病 [ M ]。韓方，譯。北京：人民衛生出版社，2011。

[ 68 ] 哈爾濱醫科大學。生物學 [ M ]。北京：人民衛生出版社，1978。

[ 69 ] LIONEL H OPIE. The heart physiology from cell to circulation [M]. 3th ed. New York: Lippincott-Raven, 1998.

[ 70 ] ERIC H AWRTY, CATHY LEON, MOLLY G WARE. Cardiology [M]. New York: Blackwell Publishing, 2006.

[ 71 ] HERBERT J SCHLESINGER. The texture of treatment on the matter of psychoanalytic technique [M]. London: The Analytic Press, 2003.

[ 72 ] ERIK MOSEKILDE, OLE G MOURITSEN. Modelling the dynamics of biological systems, nonlinear phenomena and pattern formation [M]. Berlin: Springer, 1995.

[ 73 ] NICHOLAS RESCHER. Complexity, a philosophical overview [M]. New Jersey: New Brunswick, 1998

[ 74 ] GERALD MIDGLEY. Systems thinking: vol. I general systems theory cybernetics complexity [M]. London: SAGE, 2003.

[ 75 ] GERALD MIDGLEY. Systems thinking: vol II systems theories and modeling [M]. London: SAGE, 2003.

[ 76 ] GERALD MIDGLEY. Systems thinking: vol. III second order cybernetics, systemic therapy and soft systems thinking [M]. London: SAGE, 2003

[ 77 ] GERALD MIDGLEY. Systems thinking: vol. IV critical systems thinking and systemic perspectives on ethics, power and pluralism [M]. London: SAGE, 2003.

[ 78 ] JAMES B FREEMAN. Acceptable premises, an epistemic approach to an informal logic problem [M]. London: Cambridge University Press, 2005.

[ 79 ] GEREON WOLTERS , JAMES G LENNOX. Concepts, theories, and rationality in the biological sciences, the second Pittsburgh-Konstanz colloquium in the philosophy of science [M]. Pittsburgh: Pittsburgh University Press. 1993.

[ 80 ] IMRE LAKATOS. The methodology of scientific research programmes, philosophical papers Vol. I [M]. London: Cambridge University Press, 1980.

[ 81 ] MARTIN BLAND , JANET PEACOCK. Statistical questions in evidence-based medicine [M]. Oxford: Oxford University Press 2000.

[ 82 ] KENNETH W GOODMAN. Ethics and evidence-based, fallibility and responsibility in clinical science[M]. London: Cambridge University. Press, 2003.

[ 83 ] SANGMO JUNG. The logic of discovery: an interrogative approach to scientific inquiry [M]. New York: Peter Lang, 1996.

[ 84 ] GEORGE MYERSON. Darwin's origin of species — a beginner's guide [M]. 大連：大連理工大學出版社，2008.

[ 85 ] JONATHAN HOWARD. Darwin: a very short introduction [M]. Oxford: Oxford University. Press, 1982.

[ 86 ] ANDREW P SELWYN, EUGENE BRAUNWALD. HARRISON S. Principles of internal medicine [M]. 14th ed. New York: McGraw-Hill, 1998.

[ 87 ] D A DILLIES. An objective theory of probability [M]. Routledge Revivals: Taylor & Francis Group, 2011.

[ 88 ] MARIA CARLA GALAVOTTI, ALESSANDRO PAGNINI. Experience, reality, and scientific explanation, essays in honor of merrilee and wesley salman [M]. Rome: Kluwer Academic, 1999.

〔 89 〕JULIO CRUZ. Neurologic and neurosurgical emergencies [M]. London: Harcourt, 1998.

〔 90 〕TIBOR MULLER, HARMUND MULLER. Modelling in natural sciences. design, validation and case studies [M]. Berlin: Springer, 2003.

〔 91 〕DUANE P SCHULTZ, SYDNEY ELLEN SCHULTZ. A history of modern psychology [M]. 10th ed. New York: Wadsworth, 2012.

〔 92 〕LUDWIG VON BERTALANFFY. General systems thinking, foundations, development, applications [M]. New York: George Braziller, 1973.

〔 93 〕LUDWIG VON BERTALANFFY. Problems of life: an evaluation of modern biological thought [M]. London: Watts Co, 1952.

〔 94 〕ROBERT C PINTO. Argument, inference and dialectic, collected papers on informal logic [M]. London: Kluwer Academic, 2001.

〔 95 〕SHAHID R, JOHN S, DOV M GANNAY. Logic, epistemology, and the unity of science [M]. London: Kluwer Academic, 2004.

〔 96 〕ERED WILSON. The logic and methodology of science in early modern thought: seven studies [M]. London: University of Toronto Press, 1999.

〔 97 〕BARRY J MARON, WILLIAM J MCKENNA, GORDON K DANIELSON, et al., American College of Cardiology/European Society of Cardiology Clinical Expert consensus document on hypertrophic cardiomyopathy: a report of the American College of Cardiology Foundation task force on clinical expert consensus documents and the European Society of Cardiology Committee for Practice Guidelines [J]. Eur Heart J, 2003, 24: 1965-1991.

〔 98 〕PERRY ELLIOTT, BERT ANDERSSON, ELOISA ARBUSTINI, et al., Classification of the cardiomyopathies: a position statement from the European Society of Cardiology Working Group on myocardial and pericardial diseases [J]. Eur Heart J, 2008, 29: 270-276.

〔 99 〕GAETANO THIENE, DOMENICO CORRADO, CRISTINA BASSO. Revisiting definition and classi.cation of cardiomyopathies in the era of molecular medicine [J].

Eur Heart J, 2008, 29: 144-146.

[ 100 ] ANTHONY TRWAVAS. A brief history of systems biology: every object that biology studies is a system of systems [J]. The Plant Cell, 2006, 18: 2420-2430.

[ 101 ] RAMON CORAL-VAZQUEZ, RONALD D COHN, STEVEN A MOORE, et al. Disruption of the sarcoglycan-sarcospan complex in vascular smooth muscle: a novel mechanism for cardiomyopathy and muscular dystrophy [J]. Cell, 1999, 98: 465-474.

[ 102 ] MAYNMI AOKI, KAZUMI UEKITA, HIROMI OBATA, et al. Assessment of pathophysiology based on the left ventricular shape in five patients with midventricular obstructive hypertrophic cardiomyopathy [J]. J Carol, 2007, 50(1): 29-38.

[ 103 ] EMILY L BURKETT, RAY E HERSHBERGER. Clinical and genetic issues in familial dilated cardiomyopathy [J]. J Am Coll Cardiol, 2005, 45: 969-981.

[ 104 ] LESLIE T COOPER. Current role of endomyocardial biopsy in the management of dilated cardiomyopathy and myocarditis [J]. Mayo Clin Proc, 2001, 76: 1030-1038.

[ 105 ] ROBERT DENNERT, HARRY J CRIJNS, STEPHANE HEYMANS. Acute viral myocarditis [J]. Eur Heart J, 2008, 29: 2073-2080.

[ 106 ] ALLEN CHENG, TOM C NGUYEN, MARCIN MALINOWSKI, et al., Heterogeneity of left ventricular wall thickening mechanisms [J]. Circulation, 2008, 118: 713-721.

[ 107 ] CHUNGUANG CHEN, LIJIE MA, WILLIANM DYCKMAN, et al. Left ventricular remodeling in myocardial hibernation [J]. Circulation, 1997, 96 (2): 46-50.

[ 108 ] SHAHBUDIN H RAHIMTOOLA. Hibernating myocardium has reduced blood flow at rest that increases with low-dose dobutamine [J]. Circulation, 1996, 94: 3055-3061.

[ 109 ] BHARATI SHIVALKAR, WILLEM FLAMENG, MONIKA SZILARD, et al. Repeated stunning precedes myocardial hibernation in progressive multiple

coronary artery obstruction [J]. J Am Coll Cardiol, 1999, 34: 2126-2136.

[ 110 ] STUART D ROSEN. Hearts and mind: psychological factors and the chest pain of cardiac syndrome X [J]. Eur Heart J, 2004, 25: 1672-1674.

[ 111 ] ELIZABETH A ASBURY, FRANCIS CREED, PETER COLLINS. Distinct psychosocial differences between women with coronary heart disease and cardiac syndrome X [J]. Eur Heart J, 2004, 25: 1965-1701.

[ 112 ] RACHEL E ANDREWS, MATTHEW J FENTON, DEBORAH A RIDOUT, et al. New-onset heart failure due to heart muscle disease in childhood: a prospective study in the United Kingdom and Ireland [J]. Circulation, 2008, 117: 79-84.

[ 113 ] IANFRANCO BUJA, N A MARK ESTES III, THOMAS WICHTER, et al. Arrhythmogenic right ventricular cardiomyopathy/ dysplasia: risk strati.cation and therapy [J]. Prog Cardiol Dise, 2008, 50: 282-293.

[ 114 ] RICHARD L COULSIN, PAUL J FELTOVICH, RAND J SPIRO. Cognitive .exibility in medicine: an application to the recognition and understanding of hypertension [J]. Advances in Health Science Education, 1997, 10: 141-161.

[ 115 ] RANDOLPH M NESSE. On the dificulty of de.ning disease: a Darwinian perspective [J]. Medicine, Health Care and Philosophy, 2001, 4: 37-46.

[ 116 ] MITCHELL A B S. Hypertension— a disease or a state of doctor's minds? [J]. Cardiovascular Drugs and Therapy. 1993, 7: 733-734.

[ 117 ] TOM TYMOCZKE, JIM HENLE. Sweet reason, a field guide to modern logic [M]. New York: W.H. Freeman and Company, 1995: 1-5.

[ 118 ] BEN GOERTZEL. The hidden pattern: a patternist philosophy of mind [M]. Florida: BrownWalker Press, 2006: 17-26.

[ 119 ] RUSINOV KATERINA POCHARD, FREDERIC KENTISH BARNES, NANCY CHAIZE, et al. Qualitative research: adding drive and dimension to clinical research [J]. Critical Care Medicine. 2009, 37(1): 140-146.

[ 120 ] ARY L GOLDBERGER, C-K PENG, LEWIS A LPSITZ. What is physiologic complexity and how does it change with aging and disease? [J]. Neurobiology of

aging, 2002 (23): 23-26.

[ 121 ] MATS FREDRIKSON, BERNARD T ENGEL. Learned control of heart rate during exercise in patients with borderline hypertension [J]. Eur J Appl Physiol, 1985 (54): 315-320.

[ 122 ] WILMER W NICHOLS, MICHAEL F O'ROURKE, ALBERT P AVOLIO Ventricular / vascular interaction in patients with mild systolic hypertension and normal peripheral resistance [J]. Circulation, 1986, 74: 455-462.

[ 123 ] FREDERICK ENGELS. II Dialectics [M]//CLEMENSDUTT. Dialectics of nature: vol. XXVII. New York: International Publishers, 1940: 26-35.

[ 124 ] FREDERICK ENGELS. III Basic form of motion [M]//CLEMENSDUTT. Dialectics of nature: vol. XXVII . New York: International Publishers, 1940: 35-55.

[ 125 ] NESSE R M. On the dif.culty of de.ning disease: a Darwinian perspective [J]. Medicine, Health Care and Philosophy. 2001, 4: 37-46.

[ 126 ] COULSON R L, FELTOVICH P J, SPIRO R J. Cognitive flexibility in medicine: an application to the recognition and understanding of hypertension [J]. Advances in Health Sciences Education, 1997, 2: 141-161.

[ 127 ] THYGESEN K, URETSKY B F. Acute ischemis as a trigger of sudden cardiac death [J]. Eur Heart J, 2004, 6 (4): 88-90.

[ 128 ] WONG C K, WHITE H D. Recognizing "painless" heart attacks [J]. Heart, 2002, 87: 3-5.

[ 129 ] DICKSTEIN K. Appearance can deceive: even brave hearts cab fail [J]. Eur Heart J, 2004, 25: 1181-1182.

[ 130 ] KASKI J C. Pathophysiology and management of patients with chest pain and normal coronary arteriograms (cardiac syndrome X) [J]. Circulation, 2004, 109: 568-572.

[ 131 ] ZHANG Y, TUOMILEHTO J, JOUSILAHTI P, et al., Lifestyle factors and antihypertensive treatment on the risks of ischemic and hemorrhagic stroke [J]. Hypertension, 2012, 60: 906-912.

［132］CANNA G L, ALFIERI O, GIUBBINI R, et al., Echocardiography during infusion of dobutamine for identification of reversible dysfunction in patients with chronic coronary artery disease [J]. J Am Coll Cardiol, 1994, 23: 617-626.

［133］PIESKE B. Reverse remodeling in heart failure—fact or fiction? [J]. Eur Heart J, 2004, 6 (4): 66-78.

［134］CHEN X, WANG Y. Tracking of blood pressure from children to adulthood, a systematic review and meta-regression analysis [J]. Circulation, 2008, 117: 3137-3180.

［135］ERIKSSON, FORSEN J G, Kajantie T J, et al. Children grouth and hypertension in later life [J]. Hypertension, 2007, 49(6): 1415-1421.

［136］NICHOLLS M G. Treatment hypertension, prevents heart failure [J]. Current Hypertension reports, 2008, 10: 424-425.

［137］SOLLI H M, SILVA A B D. The holistic claims of the biopsychosocial conception of WHO's international classi.cation of functioning, disability, and health (ICF): a conceptual analysis on the basis of a pluralistic-holistic ontology and multidimensional view of the human being [J]. J Medicine and Philosophy. 2012, 10: 1-18.

［138］K M JOHN C, PRAKASH P P, MARCUS F, et al. Coronary artery bypass with or without mitral annuloplasty in moderate functional ischemic mitral regurgitation, final results of the randomized ischemic mitral evaluation (RIME) trial [J]. Circulation, 2012, 126: 2502-2510.

［139］SEEMA P, FREDERICK K, RAVINDRA G, et al. Percutaneous coronary intervention versus optimal medical therapy in stable coronary artery disease [J]. Circulation: Cardio Inter, 2012, 5: 476-490.

［140］MARSTELLER J A, SEXTON J B P, HSU Y-J, et al. A multicenter, phased, cluster-randomized controlled trial to reduce central line-associated bloodstream infections in intensive care units [J]. Crit care Med, 2012, 40 (11): 2933-2939.

［141］KIM B Z, FERAS M B, DEAN Y L, et al. Morbidity and mortality in heart transplant candidates supported with mechanical circulatory support: is reappraisal of the current united network for organ sharing thoracic organ allocation policy justified? [J]. Circulation, 2013, 127: 452-462.

[ 142 ] BRENNER N. Foucault's new functionalism [J]. Theory and society, 1994, 23: 679-709.

[ 143 ] SANDERSON J E. Diastolic heart failure: fact or fiction? [J]. Heart, 2003, 89: 1281-1282.

[ 144 ] PETRIC M C, CARUANA L, BERRY C, J V MCMURRAY. Diastolic heart failure or heart failure by subtle left ventricular systolic dysfunction? [J]. Heart, 2002, 87: 29-31.

[ 145 ] MICHAEL R Z, DIRK L B. New concepts in diastolic dysfunction and diastolic heart failure: part I, diagnosis, prognosis, and measurements of diastolic function [J]. Circulation, 2002, 105: 1387-1393.

[ 146 ] MICHAEL R Z, DIRK L B. New concepts in diastolic dysfunction and diastolic heart failure: part II, causal mechanism and treatment [J]. Circulation, 2002, 105: 1503-1508.

[ 147 ] RAMACHANDRAN S V, DANIEL L. Defining diastolic heart failure, a call for standardized diagnostic criteria [J]. Circulation, 2000, 101: 2118-2121.

[ 148 ] D J P BARKER. A new model for the origins of chronic disease [ J ] . Medicine，Health Care and Philosophy, 2001, 4: 31-35.

國家圖書館出版品預行編目資料

功能醫學新思維：破解心血管病難題／耿世釗
著. -- 初版. -- 臺北市：五南，2020.11
　　面；　公分

ISBN 978-957-763-508-2（平裝）

1.心血管疾病

415.3　　　　　　　　　　108010772

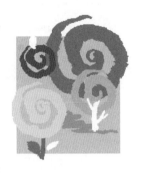

5J70

# 功能醫學新思維
## ——破解心血管病難題

審　　定 ― 施俊明

作　　者 ― 耿世釗

發 行 人 ― 楊榮川

總 經 理 ― 楊士清

總 編 輯 ― 楊秀麗

副總編輯 ― 王俐文

責任編輯 ― 曹筱彤

封面設計 ― 姚孝慈

出 版 者 ― 五南圖書出版股份有限公司

地　　址：106台北市大安區和平東路二段339號4樓

電　　話：(02)2705-5066　　傳　　真：(02)2706-6100

網　　址：https://www.wunan.com.tw

電子郵件：wunan@wunan.com.tw

劃撥帳號：01068953

戶　　名：五南圖書出版股份有限公司

法律顧問　林勝安律師事務所　林勝安律師

出版日期　2020年11月初版一刷

定　　價　新臺幣550元

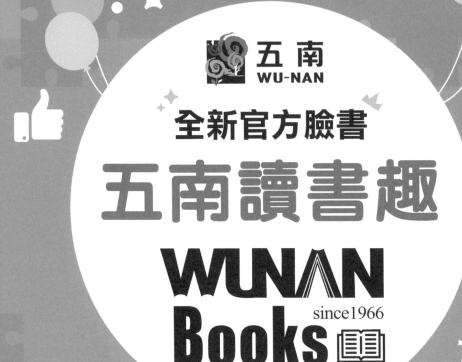

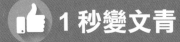

# 經典永恆·名著常在

## 五十週年的獻禮──經典名著文庫

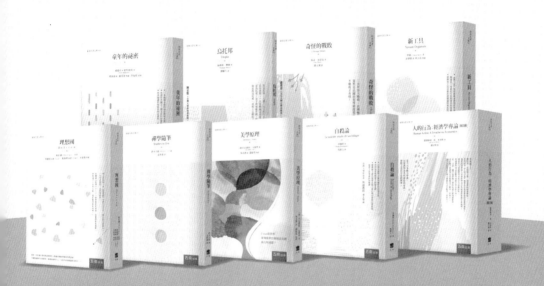

五南，五十年了，半個世紀，人生旅程的一大半，走過來了。

思索著，邁向百年的未來歷程，能為知識界、文化學術界作些什麼？

在速食文化的生態下，有什麼值得讓人雋永品味的？

歷代經典·當今名著，經過時間的洗禮，千錘百鍊，流傳至今，光芒耀人；

不僅使我們能領悟前人的智慧，同時也增深加廣我們思考的深度與視野。

我們決心投入巨資，有計畫的系統梳選，成立「經典名著文庫」，

希望收入古今中外思想性的、充滿睿智與獨見的經典、名著。

這是一項理想性的、永續性的巨大出版工程。

不在意讀者的眾寡，只考慮它的學術價值，力求完整展現先哲思想的軌跡；

為知識界開啟一片智慧之窗，營造一座百花綻放的世界文明公園，

任君遨遊、取菁吸蜜、嘉惠學子！